KB163354

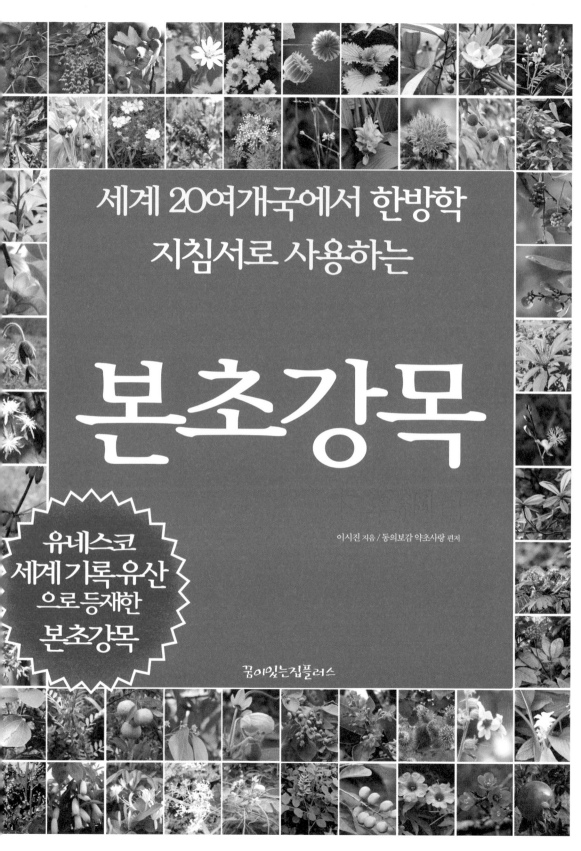

세계 20여개국에서 한방학
지침서로 사용하는

본초강목

이시진 지음 / 동의보감 약초사랑 편저

유네스코
세계 기록 유산
으로 등재한
본초강목

꿈이있는집플러스

세계 20여개국에서 한방학 지침서로 사용하는

본초강목

초판 1쇄 인쇄 – 2022년 06월 21일

지은이 – 이시진

편　저 – 동의보감 약초사랑

편집 제작 – 행복을만드는세상

발행처 – 꿈이있는집플러스

발행인 – 이영달

출판등록 – 제2018-14호

서울시 도봉구 해등로 12길 44 (205-1214)

마켓팅부 – 경기도 파주시 탄현면 금산리 345-10(고려물류)

전화 – 02) 902-2073

Fax – 02) 902-2074

ISBN 979-11-973405-6-7 (03510)

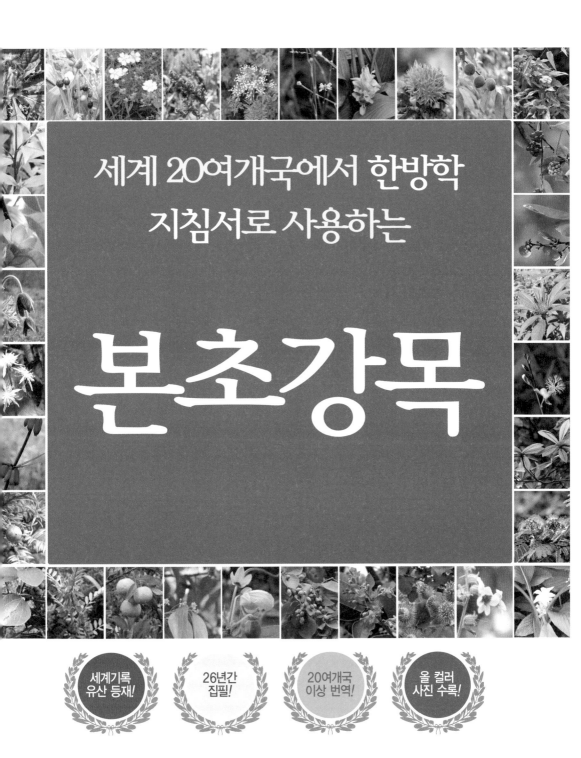

세계 20여개국에서 한방학
지침서로 사용하는

본초강목

세계기록
유산 등재!

26년간
집필!

20여개국
이상 번역!

올 컬러
사진 수록!

세계기록유산으로 등재된 이 책은 이시진의 의서醫書 본초강목으로 총 1,892종의 한약재가 기록되어 있다. 이와 함께 1,160가지의 그림이 그려져 있고 처방이 11,096 가지, 글자 수는 190만 자이며, 모두 16부 60류로 분류되어 있다.

내용은 해석, 집해, 정제, 냄새, 처방, 주치, 발명, 옳고 그름 등으로 분류되어 있다. 다시 말해 16세기 이전의 중의약학 체계에 대한 총정리로 일명 '동방약물거전' 으로 통하고 있다. 한마디로 이 책은 근대과학과 의학 등에 막대한 영향을 끼쳤다.

이 책에 기록된 약재의 종류는 1,900여종이지만, 이 가운데 해석과 집해에서 약의 특징과 그림이 빠져 있는 것도 많다. 1,200여 가지의 그림들은 모두 선으로만 그려져 있고 약재에 대한 세부적인 표현도 부정확하다. 더구나 몇 백 년 전에 쓴 책이기 때문에 현대 약재와 이름이 같아도 동일한 것인지 아닌지를 알 수가 없다. 그래서 확실하게 입증된 한약재만을 선택하는 것이 무엇보다 중요하다.

따라서 이 책에 기재된 약재는 유행어나 유산용 '본초강목' 의 중의학

약재에 대한 특징과 묘사가 책 속에 그려진 그림과 동일한 것만 선택했다. 다시 말해 정확하게 입증되고 현대에서 자주 볼 수 있으며, 자주 사용할 수 있는 약재를 기본으로 분류하였다.

 본초강목 중 대부분의 약재는 매우 상세하게 설명이 되어 있다. 특히 약재의 명칭에 대한 유래나 전고 등의 내용까지 기록된 것도 있다. 이에 따라 실용성에 근거를 두고 원작에서 약재에 응용된 것들을 보기 편하고 이해하기 쉽도록 본래의 원문에서 벗어나지 않도록 간단하고 보기 쉽도록 편집해 놓았다. 왜냐하면 본초강목의 내용과 실용성을 독자에게 전달한다는 것이 목적이기 때문이다. 그리고 약초약재에 대한 광물, 약용식물, 약재, 동물 등에 대한 컬러그림도 추가시켰다.

본초강목

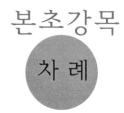

차 례

세계기록유산으로 등재된 본초강목 ● 46

제O1권　금석부 (약으로 사용하는 쇠와 돌)

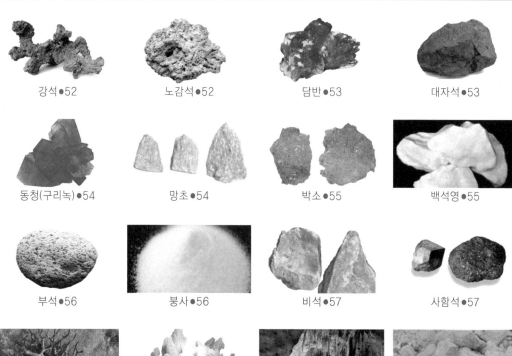

강석●52

노감석●52

담반●53

대자석●53

동청(구리녹)●54

망초●54

박소●55

백석영●55

부석●56

붕사●56

비석●57

사함석●57

산호●58

석고●58

석종유(종유석)●59

석회●59

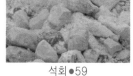

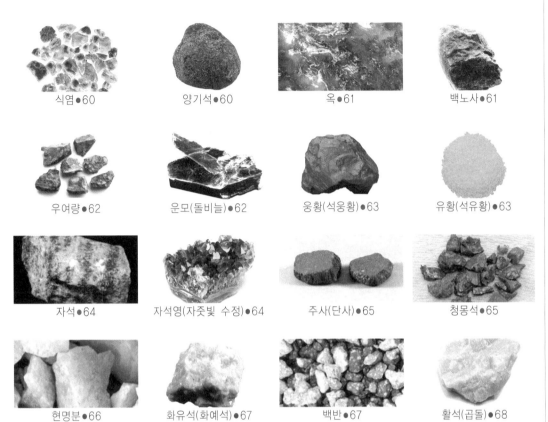

식염●60

양기석●60

옥●61

백노사●61

우여량●62

운모(돌비늘)●62

웅황(석웅황)●63

유황(석유황)●63

자석●64

자석영(자줏빛 수정)●64

주사(단사)●65

청몽석●65

현명분●66

화유석(화예석)●67

백반●67

활석(곱돌)●68

제02권 산초류 (약이되는 산에서 나는 풀)

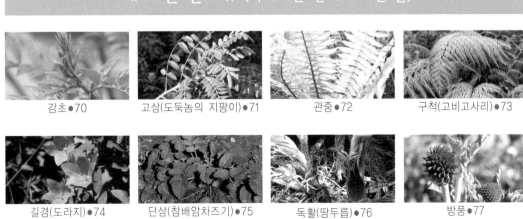

감초●70

고삼(도둑놈의 지팡이)●71

관중●72

구척(고비고사리)●73

길경(도라지)●74

단삼(참배암차즈기)●75

독활(땅두릅)●76

방풍●77

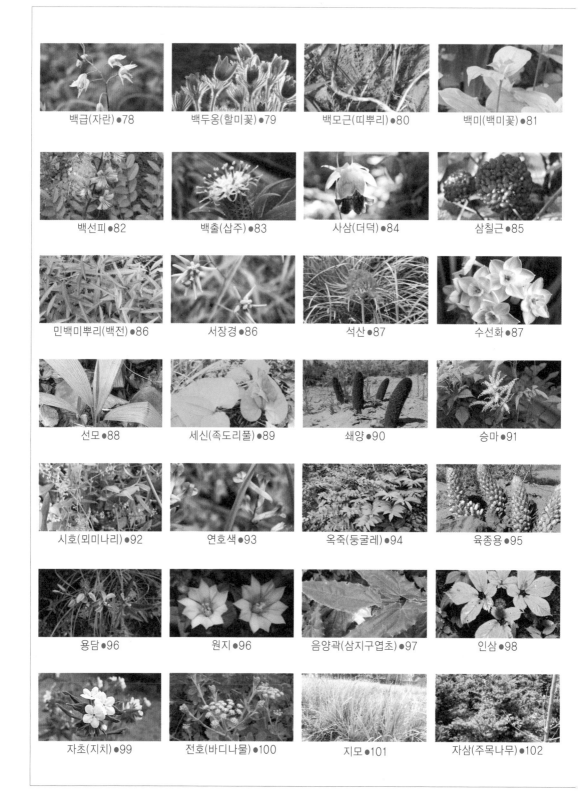

백급(자란) ●78　　백두옹(할미꽃) ●79　　백모근(띠뿌리) ●80　　백미(백미꽃) ●81

백선피 ●82　　백출(삽주) ●83　　사삼(더덕) ●84　　삼칠근 ●85

민백미뿌리(백전) ●86　　서장경 ●86　　석산 ●87　　수선화 ●87

선모 ●88　　세신(족도리풀) ●89　　쇄양 ●90　　승마 ●91

시호(뫼미나리) ●92　　연호색 ●93　　옥죽(둥굴레) ●94　　육종용 ●95

용담 ●96　　원지 ●96　　음양곽(삼지구엽초) ●97　　인삼 ●98

자초(지치) ●99　　전호(바디나물) ●100　　지모 ●101　　자삼(주목나무) ●102

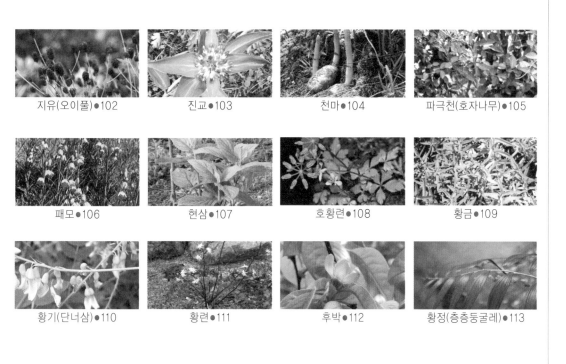

지유(오이풀)●102

진교●103

천마●104

파극천(호자나무)●105

패모●106

현삼●107

호황련●108

황금●109

황기(단너삼)●110

황련●111

후박●112

황정(층층둥굴레)●113

제03권 방초류 (약이 되는 향기롭고 꽃다운 풀)

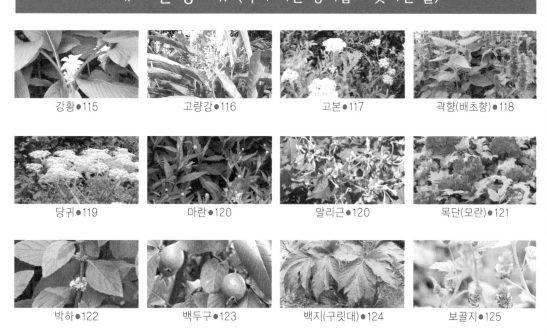

강황●115

고량강●116

고본●117

곽향(배초향)●118

당귀●119

마란●120

말리근●120

목단(모란)●121

박하●122

백두구●123

백지(구릿대)●124

보골지●125

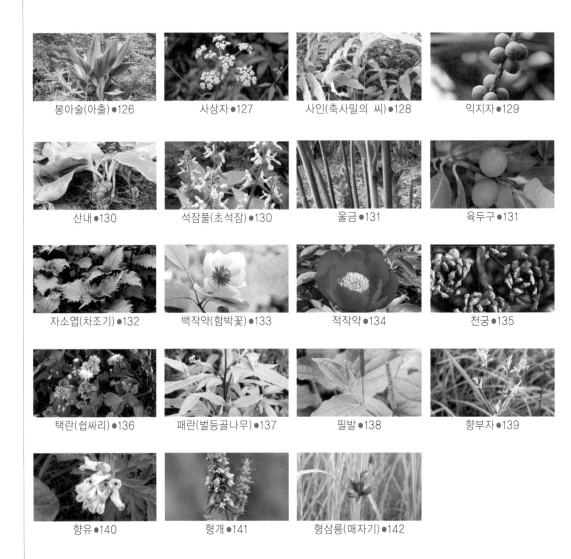

봉아술(아출)●126

사상자●127

사인(축사밀의 씨)●128

익지자●129

산내●130

석잠풀(초석잠)●130

울금●131

육두구●131

자소엽(차조기)●132

백작약(함박꽃)●133

적작약●134

천궁●135

택란(쉽싸리)●136

패란(벌등골나무)●137

필발●138

향부자●139

향유●140

형개●141

형삼릉(매자기)●142

제04권 습초류 (물기가 있는 곳에서 자라는 풀)

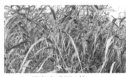

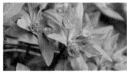

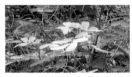

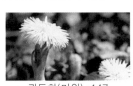

노근(갈대뿌리)●144

감수●145

결명자●146

관동화(머위)●147

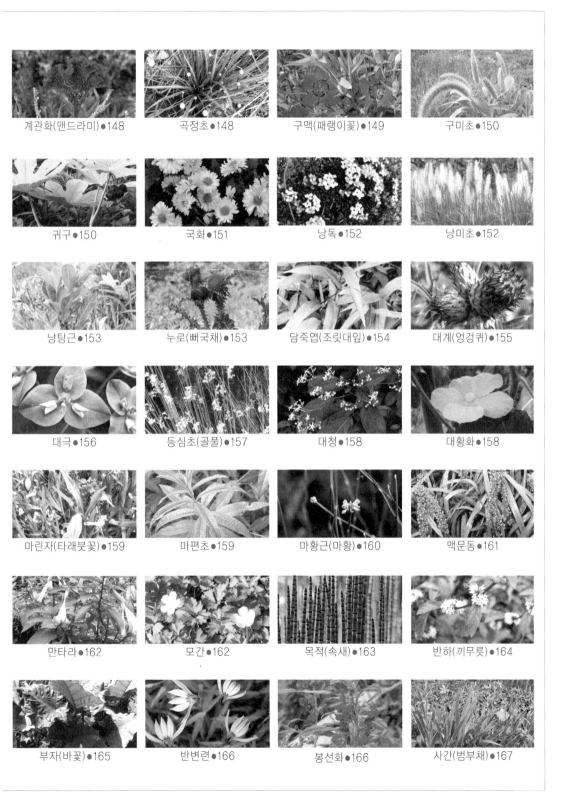

계관화(맨드라미)●148

곡정초●148

구맥(패랭이꽃)●149

구미초●150

귀구●150

국화●151

낭독●152

낭미초●152

낭탕근●153

누로(뻐국채)●153

담죽엽(조릿대잎)●154

대계(엉겅퀴)●155

대극●156

등심초(골풀)●157

대청●158

대황화●158

마린자(타래붓꽃)●159

마편초●159

마황근(마황)●160

맥문동●161

만타라●162

모간●162

목적(속새)●163

반하(끼무릇)●164

부자(바꽃)●165

반변련●166

봉선화●166

사간(범부채)●167

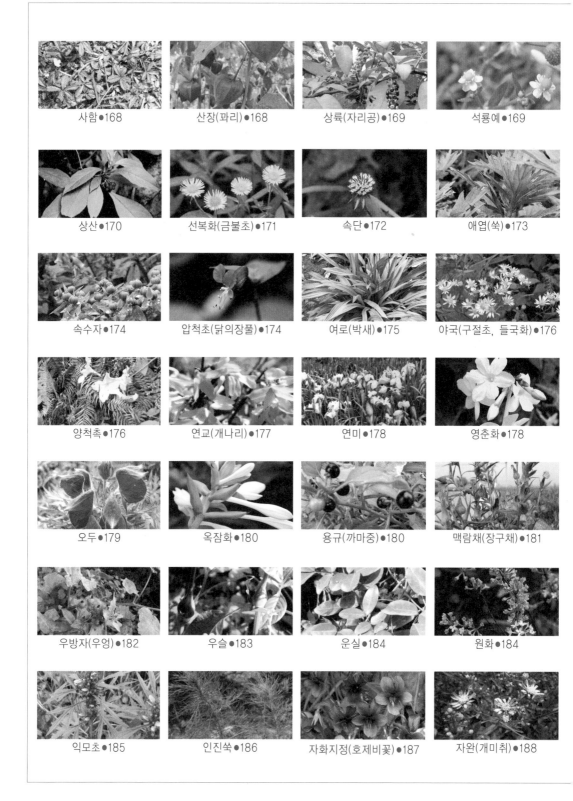

사함●168

산장(꽈리)●168

상륙(자리공)●169

석룡예●169

상산●170

선복화(금불초)●171

속단●172

애엽(쑥)●173

속수자●174

압척초(닭의장풀)●174

여로(박새)●175

야국(구절초, 들국화)●176

양척촉●176

연교(개나리)●177

연미●178

영춘화●178

오두●179

옥잠화●180

용규(까마중)●180

맥람채(장구채)●181

우방자(우엉)●182

우슬●183

운실●184

원화●184

익모초●185

인진쑥●186

자화지정(호제비꽃)●187

자완(개미취)●188

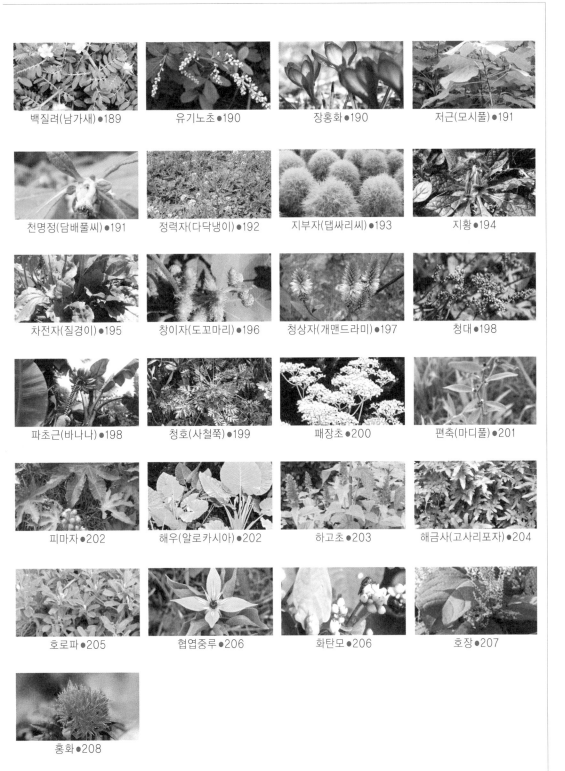

백질려(남가새)●189

유기노초●190

장홍화●190

저근(모시풀)●191

천명정(담배풀씨)●191

정력자(다닥냉이)●192

지부자(댑싸리씨)●193

지황●194

차전자(질경이)●195

창이자(도꼬마리)●196

청상자(개맨드라미)●197

청대●198

파초근(바나나)●198

청호(사철쑥)●199

패장초●200

편축(마디풀)●201

피마자●202

해우(알로카시아)●202

하고초●203

해금사(고사리포자)●204

호로파●205

협엽중루●206

화탄모●206

호장●207

홍화●208

제05권 만초류 (약으로 사용하는 덩굴이 뻗은 풀)

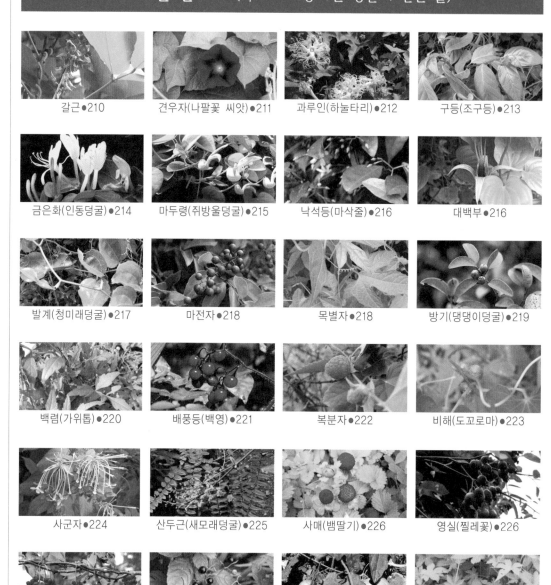

갈근●210

견우자(나팔꽃 씨앗)●211

과루인(하눌타리)●212

구등(조구등)●213

금은화(인동덩굴)●214

마두령(쥐방울덩굴)●215

낙석등(마삭줄)●216

대백부●216

발계(청미래덩굴)●217

마전자●218

목별자●218

방기(댕댕이덩굴)●219

백렴(가위톱)●220

배풍등(백영)●221

복분자●222

비해(도꼬로마)●223

사군자●224

산두근(새모래덩굴)●225

사매(뱀딸기)●226

영실(찔레꽃)●226

오미자●227

오렴매(거지덩굴)●228

왕과근●228

율초(환삼덩굴)●229

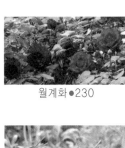

월계화●230

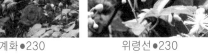

위령선●230

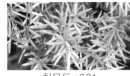

천문동●231

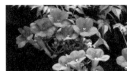

자위(능소화)●232

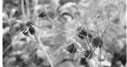

천리광●232

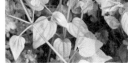

천초근(꼭두서니)●233

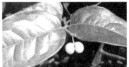

청풍등●234

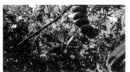

합등자●234

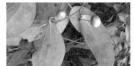

토복령●235

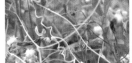

토사자(새삼씨)●236

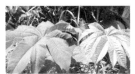

통초●237

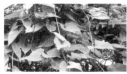

하수오●238

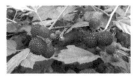

현구자(산딸기)●239

제06권 수초류 (물속이나 물가에서 자라는 풀)

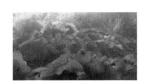

곤포(다시마)●241

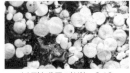

부평(개구리밥)●242

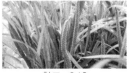

창포●243

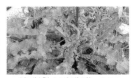

양제(참소리쟁이)●244

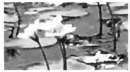

행채●244

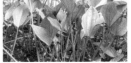

택사●245

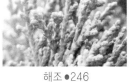

해조●246

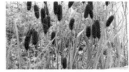

향포(부들꽃가루)●247

제07권 석초류 (돌에 붙어나는 풀)

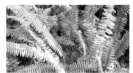
골쇄보(넉줄고사리)●249

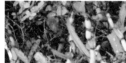
석곡●250

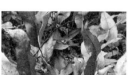
석위●251

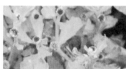
석호유(중대가리풀)●252

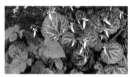
호이초●252

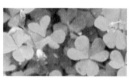
초장초●253

제08권 태류 (약으로 사용하는 이끼)

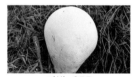
마발●255

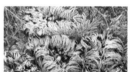
권백(바위손)●256

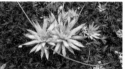
와송●256

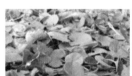
지의초●257

제09권 곡류 (약으로 사용하는 곡식)

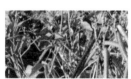
녹두●259

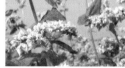
교맥(메밀)●260

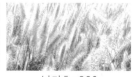
낭미초●260

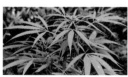
마자인(화마인, 삼씨)●261

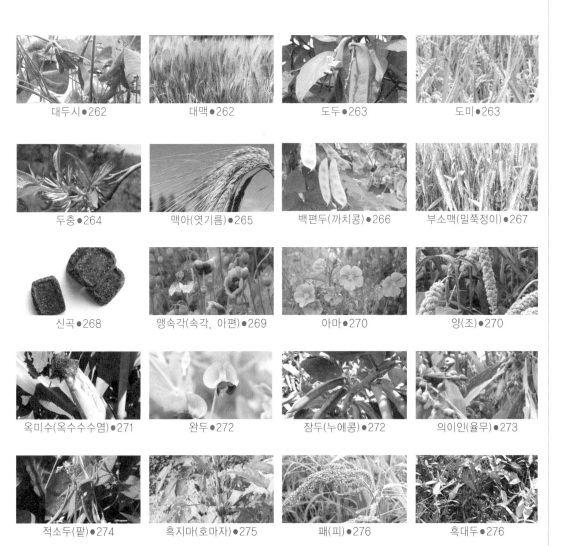

대두시●262

대맥●262

도두●263

도미●263

두충●264

맥아(엿기름)●265

백편두(까치콩)●266

부소맥(밀쭉정이)●267

신곡●268

앵속각(속각, 아편)●269

아마●270

양(조)●270

옥미수(옥수수수염)●271

완두●272

잠두(누에콩)●272

의이인(율무)●273

적소두(팥)●274

흑지마(호마자)●275

패(피)●276

흑대두●276

제10권   채류 (약으로 사용하는 나물과 채소)

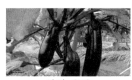

가지●278

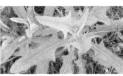

고채(씀바귀)●278

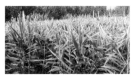

건강●279

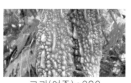

고과(여주)●280

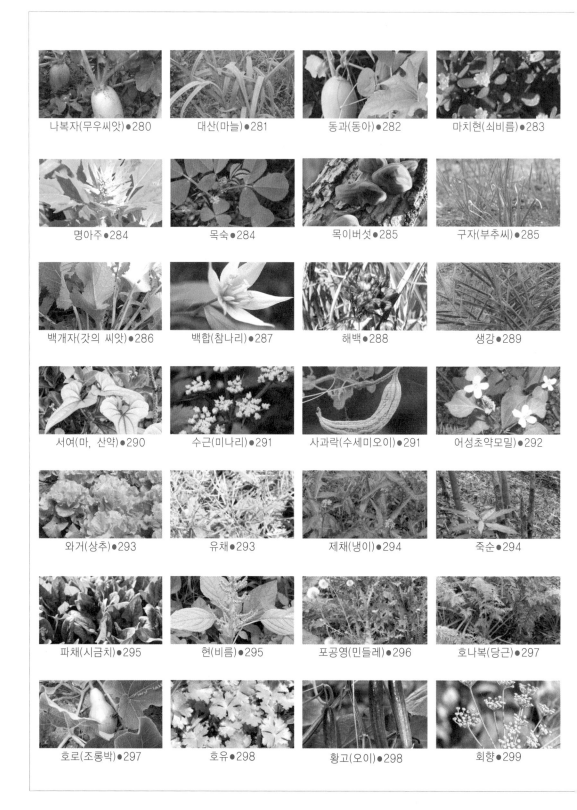

나복자(무우씨앗)●280	대산(마늘)●281	동과(동아)●282	마치현(쇠비름)●283
명아주●284	목숙●284	목이버섯●285	구자(부추씨)●285
백개자(갓의 씨앗)●286	백합(참나리)●287	해백●288	생강●289
서여(마, 산약)●290	수근(미나리)●291	사과락(수세미오이)●291	어성초약모밀)●292
와거(상추)●293	유채●293	제채(냉이)●294	죽순●294
파채(시금치)●295	현(비름)●295	포공영(민들레)●296	호나복(당근)●297
호로(조롱박)●297	호유●298	황고(오이)●298	회향●299

제11권 과류 (약으로 사용하는 과일)

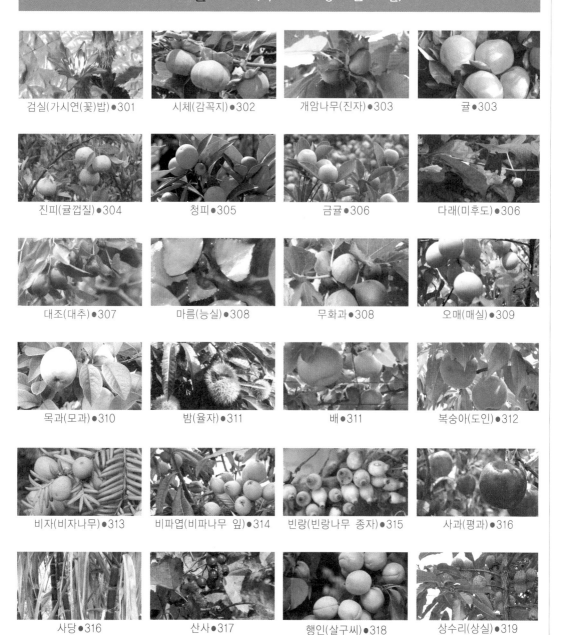

검실(가시연(꽃)밥)●301

시체(감꼭지)●302

개암나무(진자)●303

귤●303

진피(귤껍질)●304

청피●305

금귤●306

다래(미후도)●306

대조(대추)●307

마름(능실)●308

무화과●308

오매(매실)●309

목과(모과)●310

밤(율자)●311

배●311

복숭아(도인)●312

비자(비자나무)●313

비파엽(비파나무 잎)●314

빈랑(빈랑나무 종자)●315

사과(평과)●316

사당●316

산사●317

행인(살구씨)●318

상수리(상실)●319

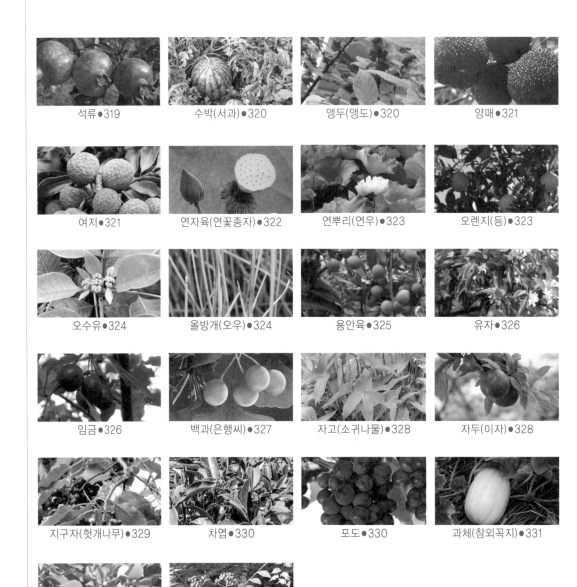

석류●319 수박(서과)●320 앵두(앵도)●320 양매●321

여지●321 연자육(연꽃종자)●322 연뿌리(연우)●323 오렌지(등)●323

오수유●324 올방개(오우)●324 용안육●325 유자●326

임금●326 백과(은행씨)●327 자고(소귀나물)●328 자두(이자)●328

지구자(헛개나무)●329 차엽●330 포도●330 과체(참외꼭지)●331

호도●332 후추(호초)●333

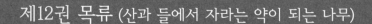

제12권 목류 (산과 들에서 자라는 약이 되는 나무)

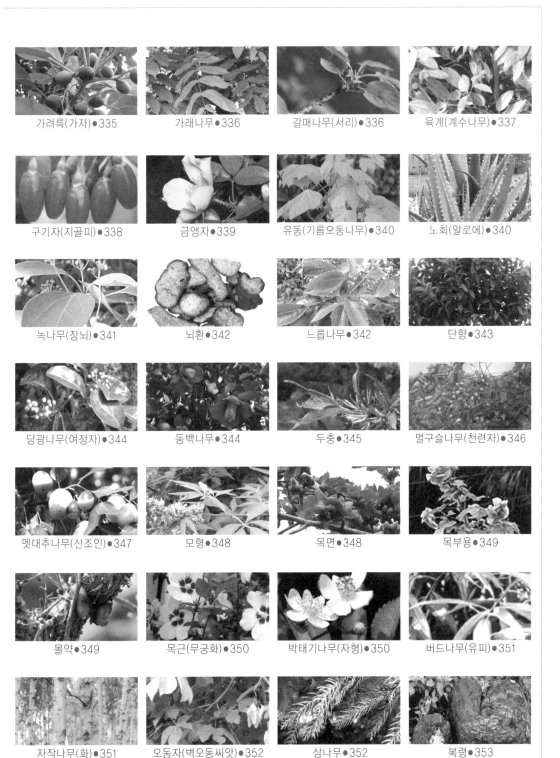

가려륵(가자)●335

가래나무●336

갈매나무(서리)●336

육계(계수나무)●337

구기자(지골피)●338

금앵자●339

유동(기름오동나무)●340

노회(알로에)●340

녹나무(장뇌)●341

뇌환●342

느릅나무●342

단향●343

당광나무(여정자)●344

동백나무●344

두충●345

멀구슬나무(천련자)●346

멧대추나무(산조인)●347

모형●348

목면●348

목부용●349

몰약●349

목근(무궁화)●350

박태기나무(자형)●350

버드나무(유피)●351

자작나무(화)●351

오동자(벽오동씨앗)●352

삼나무●352

복령●353

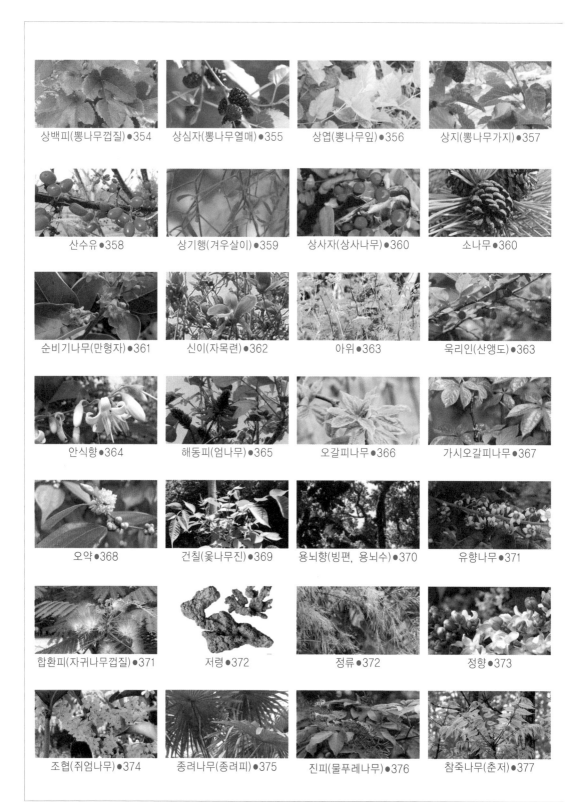

상백피(뽕나무껍질)●354

상심자(뽕나무열매)●355

상엽(뽕나무잎)●356

상지(뽕나무가지)●357

산수유●358

상기행(겨우살이)●359

상사자(상사나무)●360

소나무●360

순비기나무(만형자)●361

신이(자목련)●362

아위●363

욱리인(산앵도)●363

안식향●364

해동피(엄나무)●365

오갈피나무●366

가시오갈피나무●367

오약●368

건칠(옻나무진)●369

용뇌향(빙편, 용뇌수)●370

유향나무●371

합환피(자귀나무껍질)●371

저령●372

정류●372

정향●373

조협(쥐엄나무)●374

종려나무(종려피)●375

진피(물푸레나무)●376

참죽나무(춘저)●377

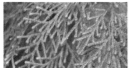
측백나무●377

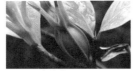
치자나무●378

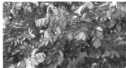
침향●379

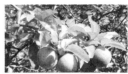
탱자나무(지각)●380

호박●381

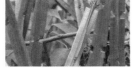
화살나무(위모)●381

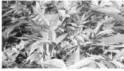
황벽나무(황백)●382

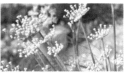
회양목●383

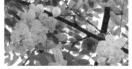
회화나무(괴각)●383

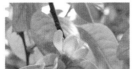
후박나무●384

제13권 충류(약으로 사용하는 벌레)

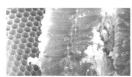
봉밀(꿀)●386

밀랍(밀사)●386

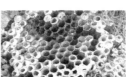
토봉방●387

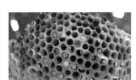
노봉방(말벌벌집)●387

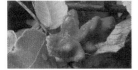
오배자●388

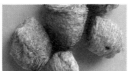
상표초(사마귀)●388

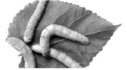
잠(누에)●389

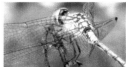
청령(잠자리)●389

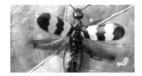
반모●390

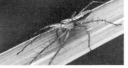
초지주●390

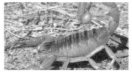
전갈●391

수질(거머리)●391

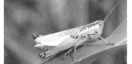
저게(메뚜기)●392

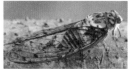
책선(말매미)●392

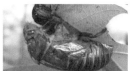
선퇴(검은매미)●393

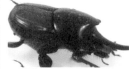
강랑(쇠똥구리)●393

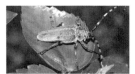
상천우(하늘소)●394

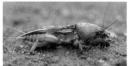
누고(땅강아지)●394

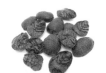
자충(황지별)●395

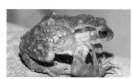
섬서(뚜꺼비)●395

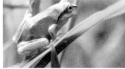
우와(개구리)●396

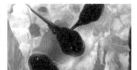
과두(올챙이)●396

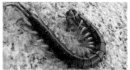
오공(지네)●397

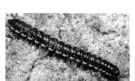
마륙(노래기)●397

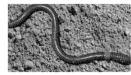
구인(지렁이)●398

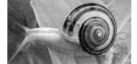
와우(달팽이)●398

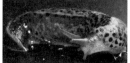
활유(민달팽이)●399

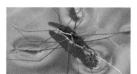
수민(소금쟁이)●399

제14권 린부(비늘이 있는 동물)

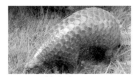
천산갑●401

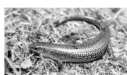
합계(도마뱀)●401

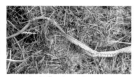
사태(홍점금사)●402

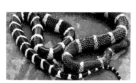
백화사●402

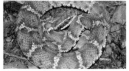
복사●403

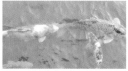
이어(잉어)●403

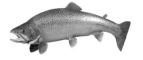
준어(송어)●404

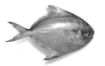
창어(병어)●404

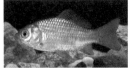
즉어(붕어)●405

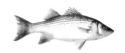
노어(농어)●405

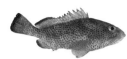
석반어(우럭바리)●406

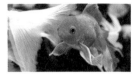
금어(금붕어)●406

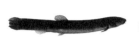
니추●407

하돈(복어)●407

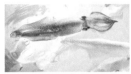
오적어(오징어)●408

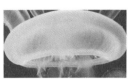
수모(해파리)●408

하(새우)●409

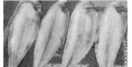
포어●409

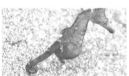
해마●410

제15권 개부(사이에 끼어있는 것들)

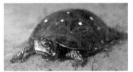
수구●412

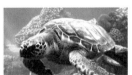
대모●412

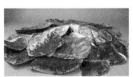
별갑(자라)●413

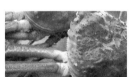
해(게)●413

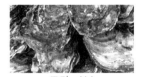
모려●414

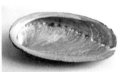
석결명●415

진주●416

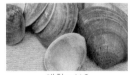
해합●416

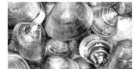
문합●417

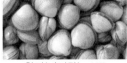
합리(바지락)●417

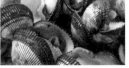
괴합(꼬막)●418

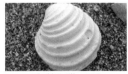
패자(조개)●418

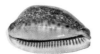

자패●419

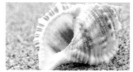

해라●419

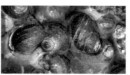

전라●420

제16권 금부(약으로 사용하는 새와 날짐승)

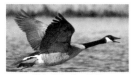

안(기러기)●422

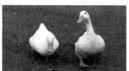

목(집오리)●422

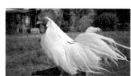

닭●423

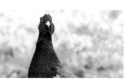

치(꿩)●423

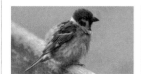

작(참새)●424

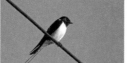

연(제비)●424

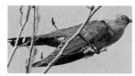

포각조(뻐꾸기)●425

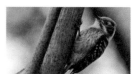

딱목조(딱다구리)●425

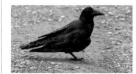

오아(까마귀)●426

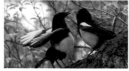

회작(까치)●426

제17권 수부(약으로 사용하는 가축과 짐승)

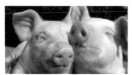

시(돼지)●428

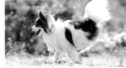

구(개)●429

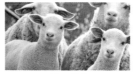

양●430

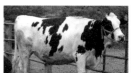

우(소)●430

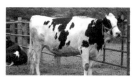
우황●430

아교●432

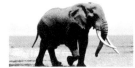
상(코끼리)●432

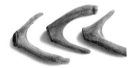
녹용●433

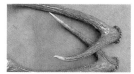
녹각●433

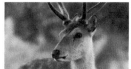
녹혈●434

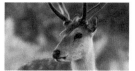
녹육●434

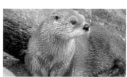
수달(해달)●435

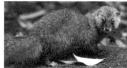
황서(족제비)●435

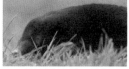
언서(두더지)●436

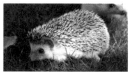
위(고슴도치)●436

찾아보기●437

세계기록유산으로 등재된 본초강목

　'본초강목'은 이시진李時珍이 명나라 이전의 본초학 성과를 기초로 하여 누적된 수많은 약물학 지식을 취재하고, 각종 관련서적 800여종을 참고했으며, 26년간 집필해 1,590년에 간행된 52권의 책이다. 특히 이 책은 과거의 본초학本草學 가운데 착오나 잘못 된 부분을 수정했다.

　특히 대량의 자료를 종합했고 비교적 과학적인 분류방법과 풍부한 임상경험까지 제시했다. 이시진은 간행 전까지 3차례에 걸쳐 원고를 수정했고, 약용藥用으로 사용되는 대부분의 것을 자연분류에 넣었다. 전체 내용은 생물, 화학, 천문, 지리, 지질, 채광, 역사 등으로 광범위하게 구분했는데, 이것은 매우 놀랄만한 결과였다.

　세부적인 편집배열을 보면, 전편全篇을 수부水部, 화부火部, 토부土部, 금석부金石部, 초부草部, 곡부穀部, 채부菜部, 과부果部, 목부木部, 복기부服器部, 충부蟲部, 인부鱗部, 개부介部, 수부獸部, 인부人部 등의 각류各類로 나눈 후 정명正名을 강綱으로, 별명을 목目으로 정했다. 그런 다음 집해集解, 변의辨疑, 정오正誤 등으로 조목을 설정해 산지産地, 형상形狀 등을 명시했고, 이어서 기미氣味, 주치主治, 처방處方 등을 기재해 실용에 사용토록 유도했다.

　『본초강목本草綱目』(약물개요서)은 16세기 이전까지 중국에서 사용된 전통약물백과사전이었다. 당시 이 책은 중의학中醫學 역사가운데 내용이 가장 방대하고 완성도 높은 의학서적이다. 특히 약용성분이 있다고 생각되는 모든 동·식물, 광물, 기타 물질 등을 목록으로 작성해 분석과 설명을 곁들였다. 한마디로 이 책은 16세기 이전의 동아시아 본초학에서 이룬 성취와 발전이었으며, 아울러 근대 약물학의 서막을 알리는 선구자이기도 하다.

이 책의 약재분류법은 매우 혁신적으로 당시 전 세계에서 최초로 시도된 것이었다. 더구나 이 책을 통해 송나라 왕조(960~1,279)에서 기술한 『증류본초證類本草, 분류약물』의 전통분류법을 크게 개선시켰다. 특히 약재의 2단계 분류법은 카를 린네우스(Carl Linnaeus, 1,707~1,778. 작위수여 후 '린네'로 불림)의 생물분류학보다 거의 200년이나 앞서고 있다.

또 자신의 저작과 연구, 현지조사 등을 스스로 채택한 저자 이시진의 경험적인 접근방법은 근대 자연과학의 발전과 연구에 많은 영향을 끼쳤다. 즉 전통약물의 분류기준과 방법을 최초로 정립했던 것이다. 또 동·식물에 대한 생물학적 분류의 신뢰성, 과학적 가치, 정확도 등을 효과적으로 개선하기도 했다.

현재 세계기록유산으로 지정된 『본초강목』판본은 1,593년 금릉(金陵; 지금의 장쑤성江蘇省 난징南京)에서 이시진의 후손 호승룡(胡承龍)이 목판에 새겨 최초로 인쇄한 간행물이다. 이 '금릉본金陵本'은 중국과 전 세계에서 인쇄된 모든 판본의 원본이기 때문에 고유하고 대체가 불가능하다. 다시 말해 이 책은 그 자체로 위대한 역사적, 문화적 가치를 지닌 역작인 것이다.

1,606년, 이 책이 일본에 처음 소개되면서 본 책과 해제

로 출간되었으며, 그 결과 에도江戸시대(1,603~1,867)의 일본의학발전에 지대한 영향을 끼쳤다. 즉 일본 자연과학분야의 역사가인 야지마 다이리(Tairi Yajima)는 "『본초강목』은 일본약초학과 에도시대 자연과학의 발전에 영감을 주었다."라고 말했다.

1,720년부터 이 책은 우리나라 의원들과 약리학자들에게도 매우 중요한 참고자료로 활용되기도 했다. 19세기, 조선학자 서유구는 관련분야에서 또 하나의 걸작인 『임원경제십육지(林園經濟十六志)』(원예 경제에 관한 16부 역사서)를 저술했는데, 『본초강목』에서 관련내용을 상당부분 인용했다.

또 1,659년 폴란드인 보임(Michael Boym)은 이 책의 식물 부문만 라틴어로 번역해 유럽에 처음으로 소개했다. 이 것을 계기로 이 책의 일부 또는 전부가 다양한 외국어로 번역돼 출판되었다. 이후 지금까지 『본초강목』은 지난 400여 년간 라틴어, 한국어, 일본어, 프랑스어, 독일어, 영어, 러시아어 등 20여 개 언어로 전체나 일부가 번역되었고 100회 이상 재 인쇄되면서 전 세계로 퍼졌다.

지금까지 전 세계 약리학과 의학 분야 학자들의 연구주제로 『본초강목』이 많이 활용되고 있다. 즉 미국의 어떤 화학자겸 자연과학 역사가는 1,981년 『본초강목』을 기초로 「수은 중독의 해독제 시금치에 관하여」라는 제목의 논문을 발표했다.

영국의 생물학자이자 『종의 기원(Origins of Species)』을 쓴 찰스 다윈(Charles Robert Darwin)도 '고대 중국의 백과사전'으로 높이 평가했다. 또 『중국 과학과 문명의 역사(History of Science and Civilization in China)』를 쓴 영국의 자연과학역사가인 조지프 니덤도 이시진과 『본초강목』에 대해 이렇게 말했다.

"명나라가 이룬 가장 중요한 과학적 업적은 본초시리즈의 역작이다. 이시진은 갈레누스(Galenus)에서 베살리우스(Vesalius)까지의 흐름과는 별도로 과학자로서 도달할 수 있는 가장 높은 경지에 오른 인물이다."

이밖에 독일의 뮌헨대학교 의학사연구소 교수 겸 소장인 파울 운슐트 박사는

"본초강목은 당시 전 세계적으로 비교할만한 다른 저작물이 없는 자연사백과사전이며 세계문화의 최고 증거물 중 하나로 평가 받을 수가 있다."

라고 강조했다.

이에 영국 도서관(British Library), 케임브리지 대학교 도서관, 옥스퍼드 대학교 도서관, 프랑스 국립도서관, 독일 국립도서관, 미국 의회 도서관, 대한민국 국립중앙도서관 등을 비롯해 러시아, 이탈리아, 덴마크 등의 여러 도서관에서 명나라 왕조 (1,368~1,644)와 청나라 왕조(1,644~1,912) 당시 출간된 여러 판본의 『본초강목』을 수집했다.

이처럼 세계적인 관심을 끌고 있는 『본초강목』은 학문이나 의술뿐만 아니라, 체계적이고 예술적인 형식과 스타일을 지니고 있다. 이 책에 삽입된 풍부하고 생생한 삽화는 형태학상의 의미와 함께 심미적이면서 예술적인 가치까지 내재되어 있다.

앞에서도 언급했지만 이시진은 과학적이고 경험적인 접근방법을 채택했기 때문에 목록에 포함된 수많은 약재에 대한 출처를 정확하게 소명했다. 더구나 그가 인용했다는 다른 수많은 원본문헌이 소실되거나 훼손된 관계로 이 책의 중요성은 더더욱 두드러지며, 과거 연구서적 중 유일한 희귀자료 임에는 틀림없다.

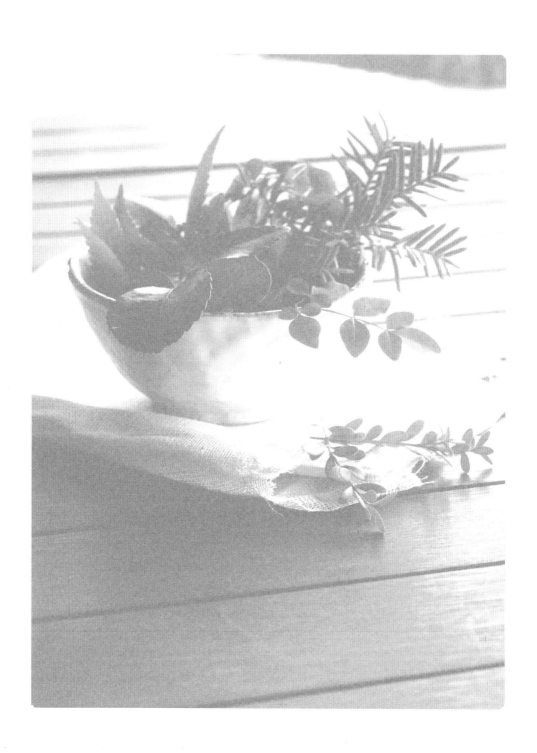

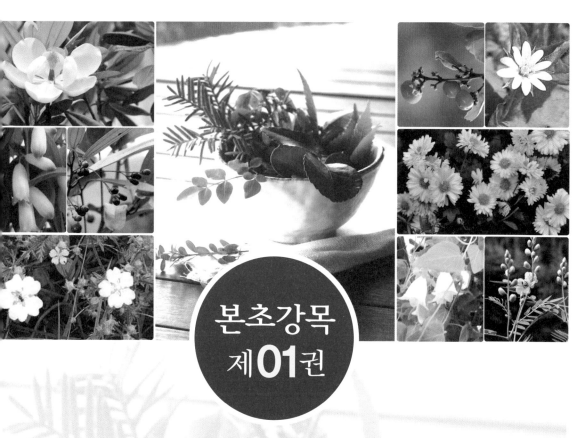

본초강목
제01권

금석부

(약으로 사용하는 쇠와 돌)

강석 薑石

황토黃土 속의 결핵(loess concretion)이다.

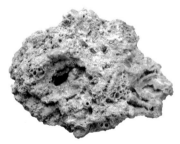

형태와 특징 불규칙한 덩어리로 표면이 고르지 못한 생강의 모양과 매우 비슷하다. 냄새가 없지만 혀에 달라붙는 성질이 있다.

주요성분 불소, 요오드, 규소, 철, 아연, 구리, 망간, 금강석, 바나듐, 크롬, 주석, 텅스텐, 몰리브덴, 셀레늄 등 14종의 미량원소가 함유되어 있다.

약리효능 효과 기가 치밀어 오르는 것을 내리는 것에 효능이 있다.

채취 및 제법 심층의 황토 속에서 채취한 다음 표면의 흙을 깨끗이 제거해 햇볕에 말린다.

복용실례 보통 가루로 만들어 환을 반죽할 때 넣고, 외용으로도 가능하다.

약초의 기미와 성질 맛이 짜고 성질이 차갑다. 산후기충, 부스럼의 빛깔이 밝고 껍질이 얇은 종기가 헌곳 또는 헌데의 독에 사용한다.

노감석

산염류광물인 능아연광(Smithsonite)이다.

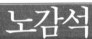

형태와 특징
탄산아연을 주성분으로 하는 탄산염 광물이다. 삼방정계에 속하고 백색, 황색, 회색, 갈색, 녹색 등을 띤다. 다소 단단하고 유리 광택이 있다.

주요성분 아연, 마그네슘, 철, 티타늄, 망간, 니켈, 구리, 납 순서로 함유되어 있다.

약리효능 효과 눈을 밝게 해주고 체내의 습증을 다스려 부스럼을 낫게 한다.

채집 및 제법 채취한 다음 잡석과 흙을 털어내고 이물질을 골라낸다.

복용실례 피부에 사용할 때는 적정량을 사용해야만 한다.

약재의 기미와 성질
맛이 달고 성질이 따뜻하다.
눈이 붉고 흐릿해 잘 보이지 않고 눈이 붓고 출혈되는 증상에 좋다.

담반

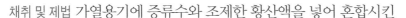

구리에 황산이 작용하여 된 결정(Pric sulfate)이다.

형태와 특징 황산구리로 이루어진 황산염 광물이다.
용액의 색은 고운 남색이고 맛이 쓰고 떫다.
주요성분 $CuSO4$, 미량의 나트륨, 칼슘, 마그네슘,
철, 니켈, 아연, 규소 등이 함유되어 있다.
약리효능 효과 구토가 나게 고 밖으로부터 들어온 풍사
를 없애준다.
채취 및 제법 가열용기에 증류수와 조제한 황산액을 넣어 혼합시킨
후 구리조각을 넣고 가열한다. 내용물을 건져 말린 다음 약간 냉각시켜 또다시 증류
수에 넣고 가열해 용해시킨다.
용량 및 용법 0.1~1g, 피부에 사용할 때는 적정량을 사용해야만 한다.
약초의 기미와 성질 맛이 시고 성질이 차갑다. 풍담이 경락에 몰려 막힌 것, 발작적으로
의식장애가 오는 것을 주증으로 하는 병에 좋다.

대자석

산화물류의 적철광(Hematite)의 광석이다.

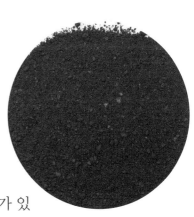

형태와 특징 산화철로 이뤄진 광물이다. 육방정계에 속
하고 퇴적암, 변성암, 열수 광상 등에서 난다.
주요성분 철, 마그네슘, 칼슘, 티타늄, 망간, 5산화 2
인, 아연, 구리, 니켈, 비소, 납 등의 순으로 함유되
어 있다.
채집가공과 사용법 채취한 다음 잡석을 제거하고 정두가 있
는 것만 골라서 사용한다.
약리효능 효과 간장의 기운을 유지해 기가 역상하는 것을 진정시키고 혈열로 토혈, 코
피, 자궁출혈 등이 있을 때 지혈작용을 나타낸다.
복용실례 천식과 놀랐을 때에 발작하는 간질에 사용한다.
용량 및 용법 내복으로 사용할 때는 10~20g, 피부에 사용할 때는 적정량을 사용해야
만 한다.
약재의 기미와 성질 맛이 쓰고 성질이 차갑다.

동청(구리 녹)

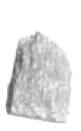

형태와 특징

다른 말로 구리에 녹이 쓴 것을 동록이리고도 한
다. 녹은 구리의 정기인데, 구리그릇에 푸른색이
나타나는 것을 말한다.

약리효능 효과

시력을 밝게 하고 피부가 벌겋거나 군살이 돋는 것을
막아준다.

약리 효과 가래가 섞인 침을 토하게 해준다.

채취 및 제법 보드랍게 가루로 만들어 물에 풀어 이물질을 제거한 다음 약한 불에 볶아
서 말려준다.

복용실례

막힌 혈기로 부인들에게 나타나는 명치통증을 치료한다.

약재의 기미와 성질 성질이 평하고 독이 약간 있다.

망초

황산나트륨을 함유한 천연광물을 정제하여 얻은 결정체

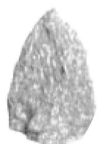

형태와 특징

장방형의 불규칙한 덩어리로 무색투명하거나 반투
명하며, 단면은 광택이 있고 냄새는 없다.

주요성분 Na_2SO_4(초산나트륨)이 96~98%로 대부분
을 차지하며, 미량의 염화나트륨 염화마그네슘 초산
마그네슘 초산칼슘 등이 함유되어 있다.

약리효능 효과 마른 것을 습윤하게 하고 딴딴한 것을 무르게
하며 열을 내리는 효과가 있다.

복용실례 대황 감초 등을 배합하여 실열로 인하여 대변이 딱딱하고 마르거나 배가 그
득하여 통증이 있는 증상을 치료한다.

용량 및 용법

연말하여 사용하며, 9~15g을 내복하거나 외용하기도 한다.

약재의 기미와 성질 맛이 짜고 쓰며 성질이 차고, 독은 없으며 위와 대장에 작용한다.

박소

망초 또는 인공 제조한 망초를 가공해 만든 정체

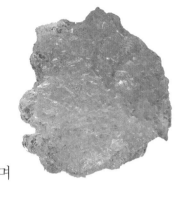

형태와 특징 질산칼륨을 1회 구워서 만든 약재이다.
주요성분 망초, 미량의 칼슘, 알루미늄, 마그네슘,
철, 규소, 구리 등이 함유되어 있다.
약리효능 효과
열을 내리고 딱딱한 것을 풀어주는 효능이 있다.
복용실례 실열로 인한 적체와 배가 창만하고 그득하며
변비가 있는 것에 사용한다.
채취 및 제법 특성과 분포 인공제품이다.
망초광을 채취해 뜨거운 물에 용해시켜 여과한 다음 냉각시키면 결정이 완성된다.
용량 및 용법 7~15g. 피부에 사용할 때는 적정량을 사용해야만 한다.
약재의 기미와 성질
무색투명한 과립상의 결정이고 재질이 가볍고 무르다.
맛이 쓰고 짜며, 성질이 차갑다.

백석영

산화물류광물인 석영(guartz)광석이다.

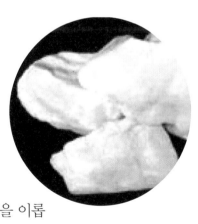

형태와 특징
육방정계의 결정형을 가지고 있으며, 빛의 강도가
고르지 않으며, 투명 또는 반투명, 불투명하다. 완
전 결정체는 암석 속에서 나온다.
주요성분 이산화규소가 들어있다.
약리효능 효과
폐신을 따뜻하게 해주고, 콩팥을 안정시키며, 소변을 이롭
게 해준다.
복용실례 발작적 기침과 해수, 심신의 불안, 황달, 풍한으로 저린 증상에 좋다.
채취 및 제법 채취한 후 순백색의 석영만 선별한다.
용량 및 용법
달이거나 환이나 기루에 섞어 복용한다.
맛이 달고 성질이 따뜻하다.

부석

화성암류암석인 부석(pumice)의 덩어리이다.

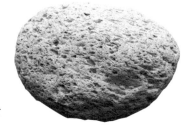

형태와 특징 부석은 화산분출 순간에는 전부 액체였지만, 급속히 냉각되면서 결정화되지 못한 화산쇄설성 화성암이다.

주요성분 보통 알루미늄, 칼륨, 나트륨의 규산염이 함유되어 있고 화학식이 SiO2(석영)로 유리와 비슷한 광물의 주요성분이다.

약리효능 효과 가래가 있는 해수에 진해와 거담작용 있다.

복용실례 열담으로 숨이 차고 기침할 때, 물혹의 증상에 핵이 생기고 단단해지는 것에 좋다.

특성과 분포 화산암 지대에서 생산된다.

채취 및 제법 사화산이나 휴화산 입구에서 채취한 다음 깨끗이 씻어 햇볕에 말린다.

용량 및 용법 9~15g.

약재의 기미와 성질 맛이 짜고 성질이 차갑다.

붕사

붕사광물인 붕사(Borax)를 정제해 만든 결정체

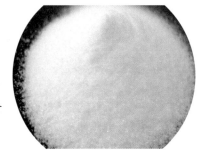

형태와 특징

연하고 가벼운 무색의 결정성 물질 붕산나트륨의 결정체이다. 천연으로는 온천의 침전물 형태와 특징으로 산출되며, 인공으로는 붕산에 탄산소다를 넣어 만든다.

주요성분 사붕산나트륨.

약리효능 효과 열을 식히고 담을 제거하고 해독하여 부종을 방지하는 효능이 있다.

복용실례 목구멍이 붓고 아픈 병과 입안과 혀가 허는 것, 눈이 붉고 흐릿하여 잘 보이지 않는 것에 사용한다.

채취 및 제법 붕염을 함유한 마른 호수에서 생성된다.

용량 및 용법 1~3g. 피부에 사용할 때는 적정량을 사용해야만 한다.

약재의 기미와 성질 맛이 달고 짜며, 성질이 서늘하다.

비석

비소와 유황과 철로 된 광물 산화비소광물을 함유

형태와 특징 비소가 삼산화된 것이다. 흰색가루 형태로 산이나 알칼리에 녹고 독성이 강하며, 목탄과 함께 가열해 비소를 추출한다.

주요성분 비소, 철, 마그네슘, 주석, 칼슘, 알루미늄, 티타늄, 망간 등이 함유되어 있다.

약리효능 효과 담을 제거하여 학질을 치료하고 썩은 살을 제거해 준다.

복용실례 담이 신으로 모여 다리와 무릎이 시고 무르며 등허리가 뻣뻣하면서 아프고 팔다리가 차고 저리며 뼈가 아픈 한담을 치료한다.

채취 및 제법 채취한 다음 잡석을 제거하고 순수한 것만 선별한다.

용량 및 용법 내복으로 복용할 때는 환이나 가루약에 0.03~0.05g 정도를 넣어 사용한다.

약재의 기미와 성질 맛이 맵고 시며 성질이 덥다. 독이 많다.

57

사함석(사황)

석탄층 속에 침적된 유황철광의의 결핵이다.

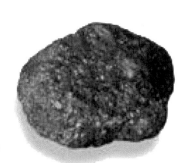

형태와 특징

등축 결정체로 은정질 또는 현정질이고 모양이 원구형이며, 지름이 0.7~3cm이다. 겉은 황갈색 또는 황홍색이다.

주요성분 철, 칼슘, 알루미늄, 마그네슘, 망간, 니켈, 바나듐, 주석 순으로 함유되어 있다.

약리효능 효과 정신을 안정시키고 경기를 진정시키는 치법, 지혈하고 통증을 가라앉히는 효능이 있다.

복용실례 심계와 경간이 있는 병과 위통, 뼈마디가 시리고 아픈 병에 사용한다.

채취 및 제법 채취한 다음 잡석과 진흙을 깨끗이 제거한다.

용량 및 용법 5~10g을 사용하다.

약재의 기미와 성질

맛이 달고 성질이 차갑다.

산호

산호과에 속하는 해산동물의 총칭이다.

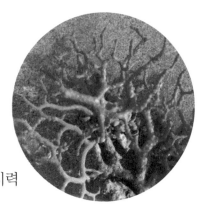

형태와 특징
바다 밑에서 자라고 모양이 나무처럼 가지와 줄기가 있으며, 빛깔이 붉고 윤택하다. 어부가 그물로 건져낸다. 붉은 색에서 분홍색까지 여러 가지이다.

약리효능 효과
마음을 안정시키고 놀라는 증상을 멈추게 하며, 시력을 밝게 하고 예장을 제거하며 코피를 멈추게 한다.

채취 및 제법
법제는 파려와 동일하다.

약재의 기미와 성질
성질은 평하고 맛은 달며, 독이 없다.

석고

유산염류광물인 섬유석고(Sericolite)이다.

형태와 특징 황산칼슘의 수화물로 이뤄진 광물이다.
주요성분 칼슘, 마그네슘, 알루미늄, 규소, 티타늄, 망간, 철, 붕소, 주석 순으로 함유되어 있다.

특성과 분포
염분이 많은 호수의 침적물속에 흔하다.

약리효능 효과 나쁜 기운이 인체로 침범해 생기는 병 초기에 땀이 약간 나는 증세와 해열, 번뇌를 억제하고 갈증을 멈춘다.

복용실례 질병으로 인한 열병, 가슴이 답답하고 정신이 혼미한 증세, 헛소리를 하는 증세에 좋다.

채취 및 제법 채취한 다음 잡석을 제거하고 깨끗이 씻어 햇볕에 말리면 된다.

용량 및 용법 10~30g. 피부에 사용할 때는 적정량을 사용해야만 한다.

약재의 기미와 성질 맛이 맵고 달며 성질이 차갑다.

석종유(종유석)

탄산염류광물인 종류석(Stalactite)의 광석이다.

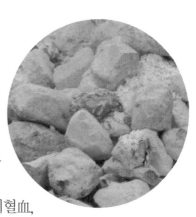

형태와 특징 종유굴 천장에 고드름처럼 달려 있는 석회암이다.

주요성분

거의 탄산칼슘이 함유되어 있고 소량의 마그네슘과 극소량의 산불용성 찌꺼기가 함유되어 있다.

약리효능 효과 폐의 기를 따뜻하게 해주고 양기를 튼튼하게 해주며 해산 후 젖을 잘 나오게 한다.

복용실례

심신이 약해 피로하고 풍한으로 생긴 천식을 낮게 하고 양기를 돕고 젖의 분비가 부족할 때에 좋다.

채취 및 제법 표면에 붙어있는 잡석과 이물질을 제거한다.

용량 및 용법 9~5g을 사용한다.

약재의 기미와 성질 맛이 달고 성질이 따뜻하다.

석회

석회암(limestone)을 불에 구워 제조한다.

형태와 특징

해수로부터 생물에 의한 침전물로 형성된 현지성 석회석은 석회를 분비하는 유기체와 유공충으로 만들어진다.

주요성분 탄산칼슘이 주요성분이고 규산, 철, 알루미늄, 마그네슘 등이 들어 있다.

약리효능 효과 조습, 인체 내의 기생충을 제거하고 지혈血, 통증을 그치게 한다.

복용실례

습창, 치질, 항문 및 직장 점막 또는 전층이 항문 밖으로 빠져 나오는 병에 좋다.

채취 및 제법 채취한 다음 석이나 이물질을 제거한다.

용량 및 용법 피부에 사용할 때는 적정량을 사용해야만 한다.

약재의 기미와 성질 맛이 맵고 성질이 따뜻하며 독이 있다.

식염

백색의 입자형 결정체이다.

형태와 특징 짠맛이 나며 흰색을 띠는데, 주성분이 염화나트륨이고 조미료와 방부제, 화학공업의 원료 등으로 사용된다.

주요성분 나트륨 30.8%, 칼슘 1.1%, 마그네슘 3.7%, 칼슘 1.2%, 염소 55.5%, 황 7.7% 등이 함유되어 있다.

약리효능 효과

해독, 위를 튼튼하게 하고 기침을 멈추는 효능, 어혈을 풀어 주고 수기를 말려주는 효능이 있다.

복용실례 상완 부위에서 먹은 것이 소화되어 내려가지 않고 정체되어 있는 것과 가슴 속이 그득하여 불편하고 눌러보면 단단한 병에 효능이 있다.

용량 및 용법 0.9~3g을 사용한다.

약재의 기미와 성질 맛이 짜고 성질이 차갑다.

양기석

규산염류의 각섬석광물인 투섬석(Tremolitum)이다.

형태와 특징

침상결정이 방사상으로 모인다. 치밀한 것은 연옥으로 부르고 장식으로 사용된다.

주요성분 이산화규소, 산화마그네슘, 산화칼슘, 산화제일철 등이 함유되어 있다.

약리효능 효과 한기를 물리치고 흩어진 기와 정을 모으고 성질이 따뜻한 보약으로 명문의 화를 보양해준다.

복용실례 하초가 허한 질환과 허리와 무릎이 시리고 차갑고 저리는 증상, 음경이 발기되지 않거나 발기되더라도 단단하지 않은 것에 사용한다.

채취 및 제법 다양한 변질암 가운데서 나타난다. 채취한 다음 진흙과 잡석을 제거한다.

용량 및 용법 3~5g을 사용한다.

약재의 기미와 성질
맛이 짜고 성질이 따뜻하다.

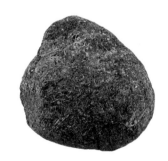

옥

투섬석 광물인 연옥(Nephrite)이다.

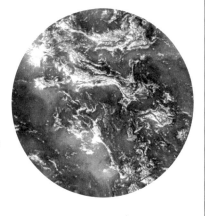

형태와 특징

흰색 또는 담녹색의 섬유상이나 주상결정이다. 저온 변성작용을 받은 석회암에서 볼 수 있다.

주요성분 마그네슘, 철, 알루미늄, 칼슘, 주석, 망간, 티타늄, 아연 순으로 들어 있다.

약리효능 효과

심과 폐를 부드럽게 해주고, 위열을 맑게 해준다.

복용실례 천식과 속이 답답하고 그득하거나, 물과 음식을 많이 마시거나 먹지만, 몸이 여위고 오줌 량이 많아지는 증상에 좋다.

채취 및 제법

채취해 잡석과 흙을 털어낸다.

용량 및 용법 3~5g을 복용한다. 외용으로 적당한 양을 사용한다.

약재의 기미와 성질 맛이 달고 성질이 평순하다.

백노사(천연 염화암모늄)

인 요사(ammonium chloride)의 결정체이다.

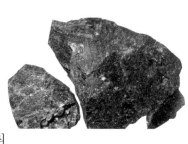

형태와 특징

등축정계이고 결정체는 보통 주상, 섬유상 및 입상이며, 흰색 또는 담회색을 띠고 있다.

주요성분 염화암모늄이다.

약리효능 효과 딱딱하게 굳은 것을 무르게 해주어 적취를 제거하는 효능이 있다.

복용실례 기혈이 꽉 막혀 통하지 않음으로써 국부적으로 일어나는 종창의 증상이나 헌데가 벌겋게 부으면서 아프고 가려우며 곪아터진 다음에 잘 낫지 않는 것에 사용한다.

채취 및 제법 채취한 다음 잡석이나 이물질, 모래와 돌을 제거한다.

용량 및 용법 0.3~0.9g을 사용한다.

약재의 기미와 성질

맛이 짜면서 쓰고 맵다. 성질이 따뜻하고 독이 있다.

우여량

산화물류광물인 갈철광(Limonite)이다.

형태와 특징

지표에서 산출되는 누런 갈색 또는 검은 갈색의 산화광물이다.

주요성분 철, 규소, 칼륨, 알루미늄, 마그네슘, 5산화 2인, 망간, 황, 비소 등의 순서로 함유되어 있다.

약리효능 효과 설사를 그치게 하고 지혈, 기침과 구역하는 것을 그치게 하는 한다.

복용실례

오랜 설사와 오랫동안 낫지 않고 있는 이질과 여성의 성기로부터 비정상적으로 피가 나오는 것에 사용한다.

용량 및 용법 10~15g, 피부에 사용할 때는 적정량을 사용해야만 한다.

약재의 기미와 성질

맛이 달고 성질이 차갑다.

운모(돌비늘)

규산염류광물인 백운모(Muscavite)이다.

형태와 특징 단사정계에 속하고 색이 없거나 아주 연하며, 진주나 비단 광택이 있다.

주요성분 규소, 알루미늄, 칼륨, 나트륨, 철, 마그네슘, 칼슘, 아연, 구리, 바나듐, 크롬, 납, 티타늄 등이 들어 있다.

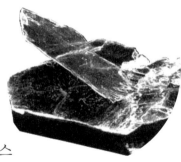

약리효능 효과 화를 풀어주고 가래를 삭이며, 지혈과 부스럼을 다스린다.

복용실례 몸의 원기가 부족해 숨이 차고 정신이 어지러운 증상과 놀란 것처럼 가슴이 두근거리고 갑작스럽게 의식장애를 일으키는 증상, 크게 번지는 악성 종기와 냉대하에 좋다.

용량 및 용법 10~15g을 사용한다.

약재의 기미와 성질

맛이 달고 성질이 따뜻하다.

웅황(석웅황)

유화물류광물인 웅황(Realgar)이다.

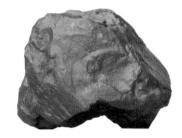

형태와 특징

천연으로 생산되는 비소의 화합물이다. 색깔은 붉은 빛 또는 주황색지만, 황색으로 염료나 화약을 만드는데 사용한다.

주요성분 황, 비소, 알루미늄, 칼슘, 철, 마그네슘, 주석, 티타늄, 망간 순으로 함유되어 있다.

약리효능 효과

체내 습을 제거하고 풍을 없애주며 독을 풀어준다.

복용실례 옴, 간질, 목구멍 속이 붓고 통증이 심한 증세, 치루, 천식, 암내 등에 좋다.

채취 및 제법 채취한 뒤 진흙과 이물질을 제거한다.

용량 및 용법 0.5~2g. 피부에 사용할 때는 적정량을 사용해야만 한다.

약재의 기미와 성질

맛이 쓰고 성질이 따뜻하다

63

유황(석유황)

백연류를 함유한 광물을 제련해 만든 유황이다.

형태와 특징

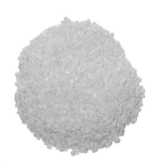

누른빛의 수지광택이 나고 냄새가 없는 결정인데, 자연상태에서 홑원소 물질로 존재한다.

주요성분 유황, 칼슘, 철, 마그네슘, 알루미늄, 티타늄, 망간, 구리, 규소, 비소 등이 함유되어 있다.

약리효능 효과 신의 양기를 북돋우고 차가운 기운을 몰아내는 효능이 있다.

복용실례 발기부전증, 노인에게 찬 기운이 장에 침입하여 발생한 변비, 변비와 정기가 허해서 생긴 천식에 사용한다.

채취 및 제법 자연유를 틀 속에 넣어 녹인 다음 상층부의 깨끗한 용액을 취한다. 또는 이황화탄소 가운데 녹아있는 것을 증류하면 된다.

용량 및 용법 2~8g. 피부에 사용할 때는 적정량을 사용해야만 한다.

약재의 기미와 성질 맛이 시고 성질이 덥다.

자석

첨정석의 자철광(Magnetite)인 자석이다.

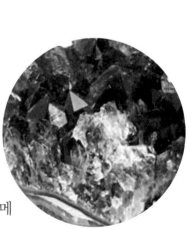

형태와 특징

산화철로 이뤄진 산화광물이다. 결정, 덩어리, 알갱이, 층상 등을 이루고 검은 광택이 난다.

주요성분 거의 사산화삼철이 함유되어 있다.

약리효능 효과 잘 놀라는 것을 진정시키고 안신하는 것과 잠양납기에 좋다.

복용실례 머리와 눈이 어지러운 것과 소리를 잘 듣지 못하는 증상에 사용한다

채취 및 제법 채취한 다음 잡석을 골라내고 흡철역이 강한 것을 선별해 약으로 사용한다.

용량 및 용법

전탕은 15~50g을 사용한다. 피부에 사용할 때는 적정량을 가루로 만들어 사용한다.

약재의 기미와 성질

맛이 맵고 짜며, 성질이 평온하다.

자석영(지줏빛 수정)

할로겐화물류광물인 형석(Fluorite)이다.

형태와 특징 등축정계에 속하는 광물로 플루오르를 함유하고 있다.

주요성분 거의 불화칼슘이 함유되어 있지만, 보편적으로 산화철과 희토원소 등의 불순물이 섞여있다.

약리효능 효과

정신을 안심시키고 심기를 진정시키고, 토할 것 같은 메슥메슥한 기운을 내려주며, 자궁을 덥혀준다.

복용실례 심신이 허약하고 피로하고 놀라서 가슴이 두근거리는 증상, 기침과 숨참이 동시에 나타나는 증상, 자궁이 허하고 냉한 불임증상에 좋다.

채취 및 제법 자색만 선별한 다음 점토를 깨끗이 제거한다.

용량 및 용법 6~12g을 사용한다.

약재의 기미와 성질

맛이 달고 성질이 따뜻하다.

주사(단사)

천연의 진사광광석(Cinnabar)이다.

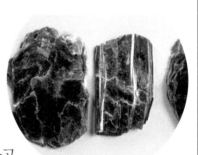

형태와 특징 수은과 황의 화합으로 만들어진 광물이다.

주요성분 황화수은의 함유가 많고 그밖에 소량으로 아연, 마그네슘, 칼슘, 망간, 철, 알루미늄, 규소 등이 들어 있다.

약리효능 효과 정신을 안정시키고, 경기를 진성시키며, 시력을 밝게 하고 독을 풀어준다.

복용실례 정신이상증세와 놀라서 가슴이 두근거리는 증세, 가슴이 답답한 증세, 잠을 못자는 것에 좋다.

채취 및 제법 진사광을 잘게 부수고 물에 풀어서 이물질을 제거한다.

용량 및 용법 0.5~1.5g을 사용한다.

약재의 기미와 성질 맛이 달고 성질이 서늘하다.

냄새가 없으며 맛이 싱겁다.

청몽석

변질암류의 녹니석편암(Chlorite schist)이다.

형태와 특징

단사정계에 속하는 광물이다. 주로 운모, 각섬석, 휘석 등 철고토 광물 등이 변해 만들어진다.

주요성분 규소, 알루미늄, 철, 마그네슘, 칼슘, 티타늄, 나트륨, 망간이 들어있다.

약리효능 효과 담을 강하게 깨뜨려 제거하여 소화를 돕고 식욕을 촉진시킨다.

복용실례 끈끈하고 잘 나오지 않는 담과 숙식이 징가를 형성한 것에 사용한다.

채취 및 제법 채취한 다음 잡석을 제거하고, 이물질을 골라낸 나머지 진흙을 깨끗이 씻어 햇볕에 말리면 된다.

용량 및 용법 8~15g, 일반적으로 환산제로 많이 사용한다.

약재의 기미와 성질

맛이 짜고 성질이 평온하다.

현명분

황산염류의 망초광물인 무수망초또는 망초의 풍화된 건조품을 현명분이라고 한다.

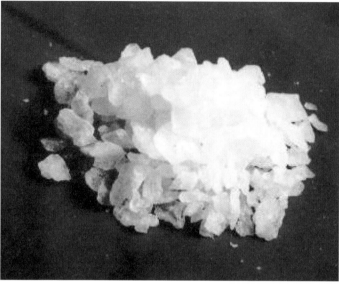
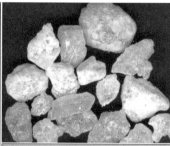
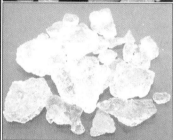

■ **전문가의 한마디** ■

맛이 맵고 달며, 성질이 차가우면서 독이 없다.

형태와 특징

다시 말해 박초와 무를 섞어 정제한 것이다.

주요성분

Na_2SO_4, $CaSO_4$, $Fe_2(SO_4)_3$, K_2SO_4가 함유되어 있다.

약리효능 효과

악성종기나 상처가 부은 것을 삭아 없어지게 하고 뭉치거나 몰린 것을 헤치는 효능이 있다. 심열로 변조한 것과 가슴의 허열을 치료하며, 5장의 묵은 체기나 징결을 헤친다.

복용실례

성질이 완화하기 때문에 늙고 약한 사람에게 박초를 사용할 때는 현명분을 대용해서 사용한다.

채집가공과 사용법

법제방법은 겨울에 박초와 무를 동일한 양으로 용기에 넣어 무가 푹 익을 때까지 달인다. 그런 다음 건져서 종이로 여과해 하룻밤 밖에 놓아두면 푸르고 흰색 덩어리가 된다.

용량 및 용법

3~9g, 피부에 사용할 때는 적정량을 사용해야만 한다.

화유석(화예석)

변질암류에서 일정량의 사문석을 함유한 대리암이다.

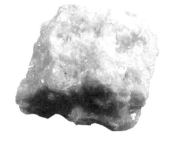

형태와 특징

불규칙한 덩어리 모양이다. 능각이 있고 빛을
반사하며, 광택이 난다.

주요성분 칼륨, 알루미늄, 규소, 철, 망간, 티타늄,
니켈, 주석, 아연, 구리, 5산화2인, 납 등의 순으로
함유되어 있다.

특성과 분포 석회암이 변질작용을 거쳐 이루어진 것이다.

약리효능 효과 맺혀 있는 피를 없애고 지혈을 해준다.

복용실례 구토, 코피가 나는 일, 변혈, 월경주기와 무관하게 불규칙적인 질 출혈이 일어
나는 병에 사용한다.

채취 및 제법 채취해서는 황색의 반점이 있는 것만을 골라 사용한다.

용량 및 용법 내복은 산제에 5~15g 넣어 사용한다. 외용으로는 적량을 사용한다.

약재의 기미와 성질 맛이 달고 성질이 평하다.

백반

유산염류광물인 명반석을 정제. 황산알루미늄칼륨 KAI(SO4)2, 12H2O을 함유

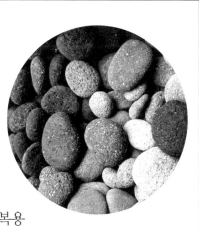

형태와 특징 불규칙한 덩어리 모양으로 무색 또는
담황백색이 나며 투명하다.

주요성분 백반은 류산알루미늄칼륨 KAI(SO4)2,
12H2O을 함유하고 있다.

약리효능 효과

구내염, 인두염, 후두염, 습진, 옴, 중이염, 등에는 외
용약으로 쓰고 위장 출혈, 설사, 이질, 황달 등에는 복용
약으로 사용한다.

복용실례 오배자, 가자 등과 배합하여 혈변과 붕우를 치료하는데 사용한다.

채취 및 제법 손질을 한 후 이용한다.

용량 및 용법 하루에 2~4g을 복용한다.

주의사항 너무 많은 양을 쓰면 위장염, 위궤양을 일으킬 수 있으므로 위가 약한 사람은 피
하는 것이 좋다. 또한 장기간 복용하는 것도 좋지 않다.

활석(곱돌)

규산염류광물인 괴상활석(Talc)이다.

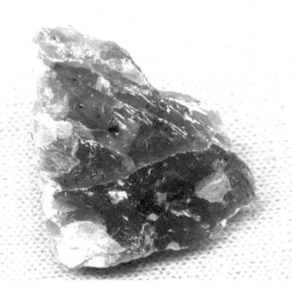
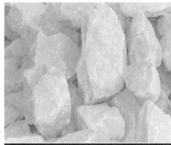
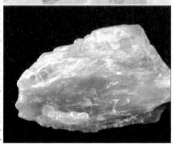

■ 전문가의 한마디 ■

맛이 달고 싱거우며
성질이 차갑다.

형태와 특징

규산염이 주성분인 가장 무르고 매끄러운 광물이다. 광택이 있고
흰색, 회색, 옅은 녹색을 띤다. 겉이 매끄럽고 약간 차며, 재질이
단단하지만 쉽게 부서진다. 전기 절연제나 종이 가공, 도자기 원료
등으로 사용한다.

주요성분

규소, 마그네슘, 철, 티타늄, 망간, 칼슘, 알루미늄, 구리 순으로 함
유되어 있다.

약리효능 효과

열을 내려주고 습을 체내로 배출한다.

복용실례

더위를 먹어 열이 나고 번갈이 나타나는 것과 피부가 썩어 문드러
지는데 좋다.

채취 및 제법

진흙과 잡석을 제거한 다음 잘게 부셔서 사용한다.

용량 및 용법

15~20g을 사용한다.

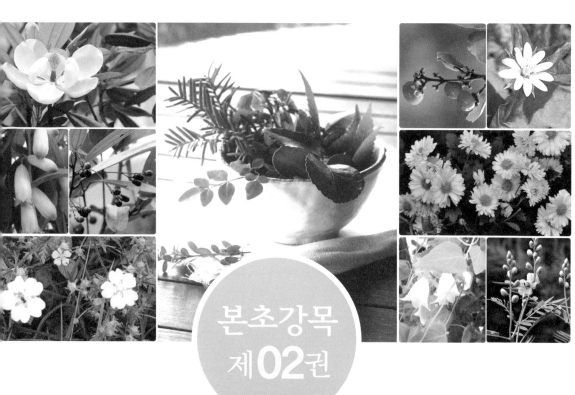

본초강목
제02권

산초류

(약이되는 산에서 나는 풀)

감초

학명: Glycyrrhiza uralensis, G. inflata
이명: 국로, 미초, 밀감, 첨초, Glycyrrhizae radix

다년생 초본인 감초의 뿌리

산초류 (약이 되는 산에서 나는 풀)

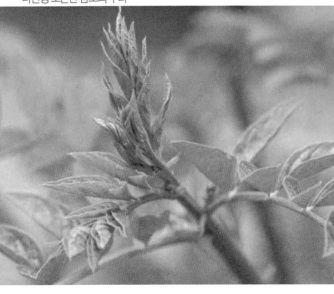
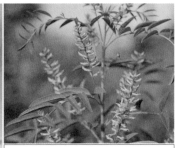
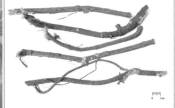

70

■ 전문가의 한마디 ■

맛은 달고 성질은 평하다. 비위기능의 허약을 도와주며 정신을 안정시키는데 사용하며 독극성 물질의 해독에도 많이 사용한다.

형태와 특징

뿌리는 땅속 깊이까지 뻗고 줄기는 1m 가량 자라는데 잎은 어긋나며 우상복엽으로 타원형이다.

주요성분 Glycyrrhizin, Liquiritigenin, Glucose, Mannitol, Malic acid, Asparagine 등이 함유되어 있다.

약리효능 효과

해독, 강심, 간보호, 항염증, 항궤양, 진정, 항알레르기, 억균, 항암, 콜레스테롤배설, 위산도 저하, 기침과 가래를 삭힌다.

채취 및 제법 봄과 가을에 뿌리를 캐서 잔뿌리는 제거하고 물로 씻어 햇볕에 말리어 사용한다.

복용법

하루 2~9g을 가루약, 알약, 달여서 먹는다.

복용사례 위궤양과 십이지장궤양 등으로 배가 아파 복부를 펼 수 없는 경우 감초, 작약을 각 8g씩 물에 넣고 달여서 수시로 복용하면 통증을 완화시킬 수 있다

주의사항

열을 내리며 해독을 목적으로 사용할 때는 생으로 그대로 쓰고 비위를 따뜻하게 하며 기를 보할 목적으로 사용할 때는 볶아서 사용한다.

약초로 활용하는 처방전

• 감초 한 가지로 된 감초탕은 위경련, 약물중독, 인후두의 급성염증, 편도염, 기침 등에 복용하면 좋다

• 감초 8g, 도라지 12g을 섞은 감길탕은 인후두의 염증에 쓴다. 물에 달여 하루에 3번 나누어 복용한다.

고삼(너삼, 도둑놈의 지팡이)

학명: Sophora flavescens, Echinosophora koreensis
이명: 고삼, 수괴, 지괴, 고골, Sophorae radix

콩과식물인 고삼의 뿌리

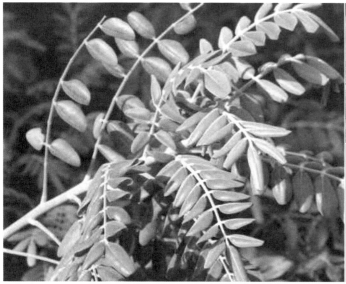

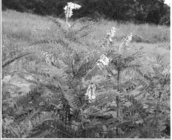

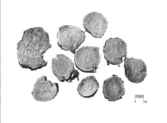

산초류 (약이 되는 산에서 나는 풀)

형태와 특징

동아시아, 시베리아에 분포, 크기 0.8~1m, 잎은 홀수깃꼴겹잎으로 작은 잎은 15~40개, 가지 끝에 20cm 정도의 연한 노란색 총상화서로 핀다.

주요성분 알카로이드의 d-matrine, d-oxyma trine, d-sophoranol 등과 플라보노이드류인 xanthohumol, isoxanthohumol 등이 함유되어 있다.

약리효능 효과

강심작용, 이뇨작용, 건위작용, 자궁수축작용, 항궤양작용, 억균작용, 살충작용 등이 밝혀졌다.

채취 및 제법

봄과 가을에 파내어 깨끗이 씻고 썰어서 햇볕에 말려 약으로 사용한다.

복용법 3~10g을 달여 복용한다.

복용사례

용담초, 치자 등과 배합하여 황달을 다스린다.

주의사항

비장과 위가 좋지 않아 식사를 못하고 설사를 하는 환자는 쓰지 말아야 한다.

■ 전문가의 한마디 ■

맛은 쓰고 성질은 차며 독은 없으며 습기와 열기를 제거하는 성질이 있다. 급성 세균성 이질, 만성 아메바성 이질, 소변을 잘 못보고 아픈데 사용하며, 그 외에 황달, 음부 소양증, 대하, 습진, 옴 등에도 사용한다.

약초로 활용하는 처방전

• 고삼 9g, 뱀사상자열매 9g, 초룡담 8g을 섞어 옴, 악창에 쓴다. 달인 물로 환부를 씻는다.
• 고삼 8, 토목향 8, 감초 6을 섞어 환약을 만들어 열리, 세균성적리에 쓴다. 한번에 4~5g씩 하루 3번 복용한다.

관중

학명: Dryopteris crassirhizoma
이명: 면마, 관중, Crassirhizomae rhizoma

관중의 경근과 엽병기부를 건조한 것

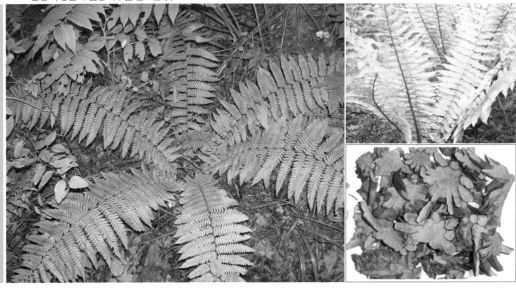

 산조류 (약이 되는 산에서 나는 풀)

72

■ **전문가의 한마디** ■

쓰고 서늘한 성질이며 약간 독이 있으며 간과 위에 작용한다. 구충작용이 있고 출혈증상 즉 코피, 피토하는 것, 대소변에 피가 나오는 것을 다스린다.

형태와 특징

약재는 긴 원추형으로 둔원형, 하부는 약간 뾰족하고 구부러져 있으며 길이 10~20cm, 지름 5~8cm 정도 표면은 황갈~흑갈색, 횡단면은 갈색이다.

주요성분

filmarone, aspidin, albaspidin, aspidinol 등을 함유하고 있다.

약리효능 효과

구충작용, 출혈증상, 코피, 토혈, 대소변 출혈 등 치료에 사용한다.

채취 및 제법

봄, 가을에 채취하여 줄기, 잔뿌리를 제거하고 햇볕에 말림, 수렴성을 높일 경우에는 볶아서 사용한다.

복용법

5~12g을 복용한다.

복용사례

사군자, 빈랑 등을 배합하여 기생충으로 인한 복통을 다스린다.

주의사항

진액이 부족하면서 열이 있는 사람과 임신부는 피해야 한다.

┌─────────────────────────────┐
약초로 활용하는 처방전

• 관중 20g, 약능쟁이 10g, 멀구슬나무껍질 10g, 차즈기잎 10g을 섞어 촌백충증, 회충증에 쓴다. 달여서 한번에 복용하거나 하루 3번에 나누어 복용한다.
• 관중 한 가지를 가루내어 기름에 개어 칠창에 바른다.
└─────────────────────────────┘

구척(고비고사리)

금모구척 뿌리줄기를 말린 것

학명: Cibotium barometz
이명: 구척, 금모구척, 백지, Cibotii rhizoma

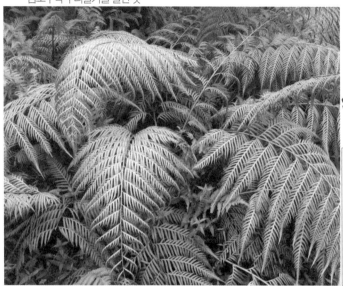

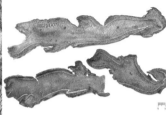

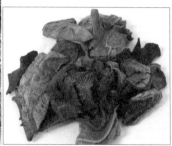

산초류 (약이 되는 산에서 나는 풀)

73

형태와 특징

불규칙한 덩이로 길이 10~30cm, 지름 2~6cm, 바깥면은 짙은 갈색, 황금색 융모가 골진데 밀생되고, 위쪽에는 적갈색의 목질 엽병이 있다.

주요성분 fillxic aldehyde 와 starch, Methanol 추출물은 물에 녹여서 kaempferol 을 생산하며 금황색의 조각은 tannin과 색소를 함유한다.

약리효능 효과 간장과 신장보호, 허리, 다리, 관절 등 강건, 요통, 무릎 통증, 유정, 유뇨증, 대하 등에 사용한다.

채취 및 제법

불에 살짝 그을려 털을 제거하고 씻은 후 잘게 찧어 술에 하룻밤 담근 후 6시간 동안 찐 다음, 찐 것을 건조하여 사용한다.

복용법 하루 5~9g을 탕약, 약 엿, 알약 형태로 복용한다.

복용사례

목과, 오가피, 두충, 구척 각 4g 녹용 4g, 대추 4g, 감초 4g을 매 식후 물 250㎖ 달여서 먹으면 나이 들어 허리가 시고 아픈 것과 소변을 자주 보는 곳에 효과적이다.

주의사항

신정이 부족하여 허열이 왕성한 증상에는 쓰지 않는다.

■ 전문가의 한마디 ■

맛은 쓰고 달며 성질은 따뜻하며 간, 신에 작용한다. 간신을 보하고 허리와 다리를 튼튼하게 하며 관절의 운동을 순조롭게 한다.

길경(도라지)

학명: Platycodon grandiflorum
이명: 길경, 고경, 고길경, 길경채, Platycodi radix

초롱꽃과 다년생초본 산도라지의 뿌리

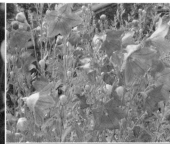

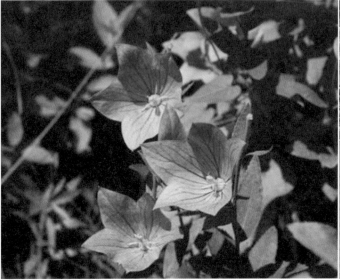

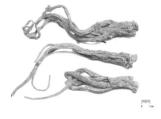

산초류 (약이 되는 산에서 나는 풀)

74

■ 전문가의 한마디 ■

맛은 맵고 쓰며 성질은 평하다. 폐에 작용하여 기침을 멈추고 담을 없애는 작용을 한다. 감기로 인한 기침, 가래, 코막힘, 천식, 기관지염증, 흉막염, 인후통, 두통 등에 사용한다.

형태와 특징

높이 40~100cm, 꽃은 보라색, 흰색, 7~8월에 핌, 원줄기 끝에 핌, 꽃받침은 5개, 꽃통은 끝이 퍼진 종모양이다.

주요성분

Polygalacin D1, -D2, Betulin, Inulin, Platyconin, Polygalacic acid methyl ester, 사포닌 등이 함유되어 있다.

약리효능 효과

감기로 인한 기침, 가래, 코막힘, 천식, 기관지염증, 흉막염, 인후통, 두통 등에 사용한다.

채취 및 제법

도라지의 겉껍질에 사포닌이 많이 있으므로 벗겨내지 말고 씻어 달여야 한다.

복용법 하루 6~12g을 탕약, 알약, 가루약으로 만들어 복용한다.

복용사례

상엽, 국화, 행인 등을 배합하여 가래가 끈끈하고 기침이 나는 것을 다스린다.

주의사항 진액이 부족하면서 만성으로 기침이 있는 이와 기침에 피가 나오는 사람은 피해야 한다.

약초로 활용하는 처방전

• 인후두염, 편도염에는 도라지 12g, 금은화 10g, 개나리열매 10g, 감초 4g을 쓴다. 달여서 하루 3번에 나누어 복용한다.
• 도라지 12g, 감초 4g을 섞은 감길탕은 인후두염에 쓴다. 달여서 하루 3번에 나누어 복용한다.

단삼(참배암차즈기)

학명: Salvia miltiorrhiza
이명: 단삼, 적삼, 목양유, Salviae miltiorrhizae

꿀풀과 다년생 초본인 단삼의 뿌리

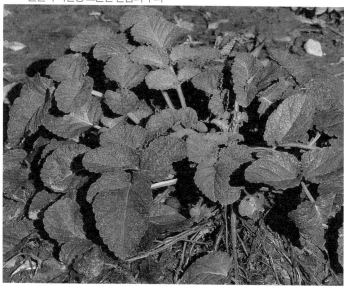
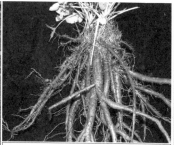
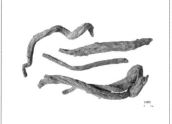

형태와 특징

높이 40~80cm, 전체에 황백색 연모가 있고 뿌리는 긴 원주형으로 외피는 주홍색, 잎은 마주나고, 홑잎 또는 2회 깃꼴겹잎이다.

주요성분

tanshinone A, B, C, isotanshinone, Cryptotanshinone 등이 함유되어 있다.

약리효능 효과

월경불순, 생리통 및 기타 불면, 번조, 불안 등에 사용한다.

채취 및 제법

가을에 뿌리를 캐서 물에 씻어 햇볕에 말려서 사용한다.

복용법

하루 6~12g을 탕약, 알약, 가루약으로 복용한다.

복용사례

당귀, 도인, 홍화, 익모초 등과 배합하여 월경불순과 생리통을 다스린다.

주의사항

어혈이 없는 자는 신중히 써야 된다.

■ **전문가의 한마디** ■ 75

맛은 쓰고 성질은 약간 차며 심과 간에 작용한다. 어혈을 없애고 새 피가 생기게 하며 피를 잘 돌리고 월경을 순조롭게 한다. 월경불순, 생리통 및 기타 불면, 번조, 불안 등에 사용한다.

약초로 활용하는 처방전

• 월경불순, 월경통에 단삼 한 가지를 가루약으로 한번에 3~4g씩 복용하거나 당귀·향부자·홍화·산궁궁 각각 10g을 섞어 달임약으로 쓴다.
• 단삼·연교·금은화·지모·하늘타리열매 각각 10g을 섞어 젖앓이 초기에 쓴다. 달여서 하루 3번에 나누어 복용한다.

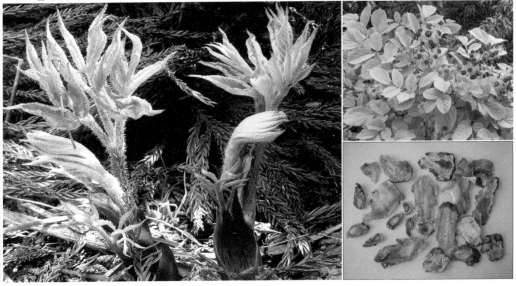

독활(땅두릅)

학명: Heracleum moellendorffii
이명: 독활, 강활, 멧두릅, Angelicae pubescentis radix

오갈피나무과에 속한 다년생초본인 땃두릅의 뿌리

산초류 (약이 되는 산에서 나는 풀)

76

■ 전문가의 한마디 ■

맵고 쓰며 약간 따뜻하며 신장과 방광에 작용한다. 주로 인체의 허리 아래쪽에 작용하여 허리나 대퇴부 등의 근골이 저리고 아픈 데에 효과가 있다. 류머티즘, 관절통 등 각종 신경통에 통증과 경련을 진정시키는 빠질 수 없는 약초이다.

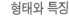

약초로 활용하는 처방전

• 중풍으로 이를 악물고 정신을 차리지 못하는 데는 따두릅(독활) 40g을 쓰는데 썰어서 술 2되에 넣고 절반이 되게 달인다. 다음 여기에 검정콩(흑두) 5홉을 뜨겁게 닦아서 놓고 한참동안 뚜껑을 덮어 두었다가 따뜻하게 된 것을 먹는대본초].

형태와 특징

높이 1.5m, 잎은 어긋나고 2회 깃꼴겹잎, 꽃은 7~8월에 가지와 원줄기 끝 또는 윗부분의 잎겨드랑이에 핀다.

주요성분

정유에는 Limonene, Sabinene, Myrcene, Humulene, 뿌리에는 1-Kaur-16-en-19-oic acid가 함유되어 있다.

약리효능 효과

감기, 두통, 치통, 해열, 강장, 거담, 위암, 당뇨병 등 사용한다.

채취 및 제법

봄과 가을에 채취하여 잡질을 제거하고 절편한 후 그늘에서 말려 사용한다.

복용법 3~9g을 끓여 복용한다.

복용사례

강활, 방풍, 백지, 천궁 등과 배합하여 오한이 들면서 열나고 두통이 있고 몸이 아프면서 무거운 증상을 다스린다.

주의사항

기나 혈이 부족한 이의 각기증에는 조심해서 써야 한다.

방풍

산형과에 속한 다년생초본인 방풍의 뿌리

학명: Ledebouriella seseloides, L. divaricata.
이명: 중국방풍, 회초, 병풍, Ledebouriellae radix

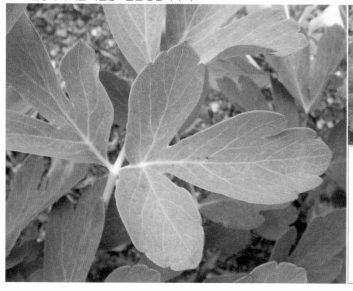
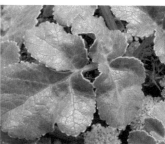
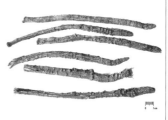

산초류 (약이 되는 산에서 나는 풀)

형태와 특징

높이 1m, 줄기는 곧게 서고, 가지가 많고 둥근 모양, 잎은 어긋나며 꽃은 7~8월에 흰색 복산형화서를 이루고, 열매는 편평한 타원형 분과이다.

주요성분 휘발성 정유, 페놀성 물질, 고미배당체, Mannitol, 다당류, 유기산 등이 있으며 주성분은 Ligustilide와 n-Butyliden phthalide 등이 함유되어 있다.

약리효능 효과 뿌리에는 해열, 진통, 발한, 거담, 해독 등 효능이 있고, 감기몸살, 두통, 뼈마디 통증, 중풍에 사용한다.

채취 및 제법

봄과 가을에 이년생 뿌리를 채취하여 햇볕에 말리고, 생용하거나 지사용은 볶고, 지혈용은 까맣게 볶아 사용한다.

복용법 1회 3~10g을 달여서 복용한다.

복용사례

형개 등과 배합하여 감기에 열나면서 춥고 두통, 신체가 아픈 증상이 있는 것을 다스린다.

주의사항

혈이 부족한사람과 몸에 붉은 색깔의 증상이 있는 환자 등은 복용하지 못한다.

77

■ 전문가의 한마디 ■

맵고 달며 성질은 따뜻하고 독은 없고, 방광과 간과 비장에 작용한다. 추위로 인한 감기와 사지가 저리고 아픈 것을 호전시키며, 두통, 뼈마디 쑤시는 것, 목 뒷덜미가 뻣뻣한 것, 사지가 오그라드는 것 등에 사용한다.

약초로 활용하는 처방전

• 풍으로 머리가 어지럽고 아픈 것을 주로 치료한다. 머리와 얼굴에 풍이 왔다 갔다 하는 것도 낫게 한다. 달여 먹거나 가루를 내어 먹어도 좋다.

• 36가지 풍증을 치료하므로 풍증을 치료한다. 없어서는 안 될 약이다. 40g을 썰어서 물과 술을 섞은 데 넣고 달여 먹는다[본초].

백급(자란)

학명: Bletilla striata
이명: 백급, 감근, 지혜근, Bletillae rhizoma

백급, 대왕풀의 덩이줄기를 말린 것

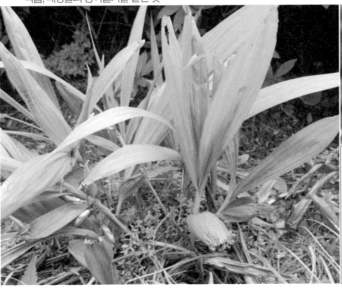
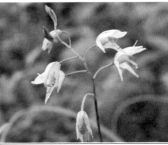
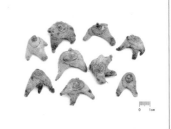

■ 전문가의 한마디 ■

맛은 쓰고 달며 성질은 서늘하며, 폐경에 작용한다. 폐가 허하여 기침하는데 사용하며, 지혈작용이 있어 기침시 피가 나거나 코피, 외상성 출혈 등의 출혈증에 사용한다.

형태와 특징

난초과 다년생 초본으로 줄기의 높이 40~70cm, 잎은 줄기 밑부분에서 5~6개가 달린다.

주요성분

덩이줄기에는 전분 30%, 포도당 1.5%, 점액질(Bletillagum), bletilla gum, 정유 등을 함유하고 있다.

약리효능 효과

소염, 지혈작용이 있어 기침, 코피, 외상성 출혈 들의 출혈증, 염증, 악창, 타박상에도 좋다.

채취 및 제법

여름과 가을에 채취하여 햇볕에 말려서 사용한다.

복용법 하루 3~9g을 탕약, 가루약, 알약 형태로 복용한다.

복용사례

오적골, 절패모, 삼칠근 등과 배합하여 위의 출혈을 치유한다.

주의사항

오두의 약재와 같이 쓰면 안된다. 폐나 위에 실열이 있는 자는 금한다.

약초로 활용하는 처방전

• 코피가 나오는 것, 피를 토하는 것과 해혈, 타혈, 각혈 등을 치료한다. 찬물에 백급가루를 12g씩 타서 먹으면 효과가 많다. 미음에 타서 먹어도 좋대[강목].

• 백급이 피가 나오는 구멍에 닿으면 그 구멍이 막히기 때문에 피 멎는다.

백두옹(할미꽃)

학명: Pulsatilla koreana
이명: 백두옹, 조선백두옹, 노고초, Pulsatillae radix

여러해살이 풀인 할미꽃의 뿌리

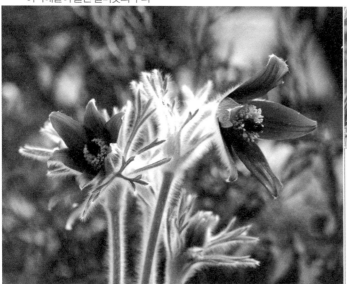
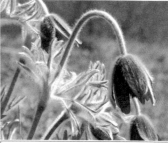
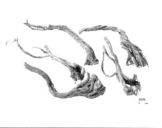

형태와 특징

북반구에 30여 종이 분포하며 뿌리는 원주형으로 굵다. 작은 잎 5개인 우상복엽, 꽃은 4~5월에 피며 밑을 처짐, 꽃받침 조각은 6개, 적자색이다.

주요성분

뿌리에는 Protoanemonin, Puchinenoside, Betulinic acid, Anemonin, Saponin(9%) 등이 함유되어 있다.

약리효능 효과

이질, 아메바성 이질, 경부림프절염, 치질출혈, 혈성설사, 월경이상 등에 좋고, 독과 어혈을 풀어주어 신경통, 말라리아, 종기에 해독제, 수렴제로 사용한다.

채취 및 제법

봄철 꽃이 피기 전에 채취하여 뿌리를 잘라서 햇볕에 말려서 사용한다.

복용법

10~20g을 섭취하고 장기복용은 피해야 한다.

주의사항

신체가 허약하고 속이 찬 사람의 설사에는 금해야 한다.

■ 전문가의 한마디 ■

맛은 쓰고 성질은 차며 독은 없고, 위와 대장에 작용하여 열을 내리고 설사를 멈추는 효과가 뛰어나다. 따라서 이질이나 혈성 설사, 치질 출혈, 월경 이상 등에 사용하여 좋은 효과를 거둔다.

약초로 활용하는 처방전

• 할미꽃·다시마·모자반·으름덩굴줄기·개나리열매·현삼·계심·가위톱 각각 4g을 섞어 환약을 만들어 영류(갑상선종도 포함)에 쓴다. 한번에 5~6g씩 하루 3번 복용한다.

백모근(띠뿌리)

학명: Imperata cylindrica var koenigii
이명: 백모근, 백화모근, 삐비, 띠, Imperatae rhizoma

여러해살이 풀인 띠의 뿌리줄기를 말린 것

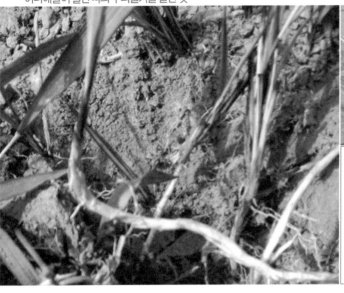

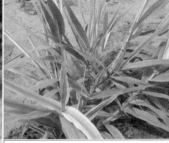

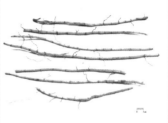

80

■ **전문가의 한마디** ■

맛은 달고 성질은 차며, 심, 비장, 위장에 작용한다. 혈의 열을 없애 피나는 것을 멈추고 어혈을 삭이는 작용을 하므로 피를 토하거나 코피, 혈뇨, 부정자궁 출혈, 생리 불순 등에 사용하면 좋은 효과가 있다.

형태와 특징

줄기는 30~80cm, 잎은 뿌리에서 나며 편평하고, 꽃은 5~6월에 흰색으로 피며 줄기 끝에 수상화서를 이룬다.

주요성분 근경에는 manitol, 포도당, 과당, 사과산, coixol, arundoin, cylindrin 등이 함유되어 있다.

약리효능 효과

황달, 소갈, 타박상, 신장염, 신장성 고혈압, 간염 등에 사용한다.

채취 및 제법

봄 또는 가을에 뿌리줄기를 캐서 물에 씻어 잔뿌리와 비늘잎을 다듬어 버리고 햇볕에 말려서 사용한다.

복용법 하루 6~12g, 신선한 것은 20~30g을 탕약으로 복용한다.

복용사례

노근과 배합하여 열병으로 인한 답답함과 갈증, 폐가 열이 있어서 기침하는 등상, 위에 열이 있어 딸꾹질이나 구토하는 증상을 다스린다.

주의사항

비위가 약하고 소변이 많으면서 갈증이 없는 사람은 사용하지 말아야 한다.

약초로 활용하는 처방전

• 오줌소태에 혈뇨가 나올 때 백모근 20g을 물에 달여 1일 3번 나눠 복용하면 된다.
• 급성 신장염으로 몸에 부종이 올 때 백모근 30g에 물로 달여 1일 3번 나눠 복용한다.
• 붓기와 혈압을 내릴 때 백모근 200g을 달여 1일 3번 나눠 끼니 뒤에 복용하면 효과가 있다.

백미(백미꽃)

여러해살이 풀인 백미꽃의 뿌리와 근경

학명 : Cynanchum atratum
이명 : 백미, 미초, 골미, Cynanchi atrati radix

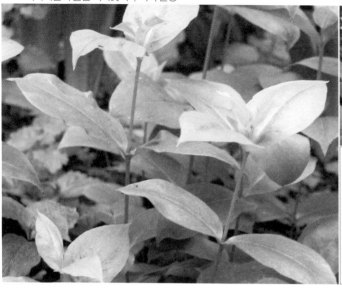
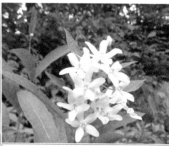
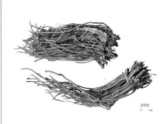

산초류 (약이 되는 산에서 나는 풀)

형태와 특징

박주가리과 초본으로 높이 30~60m, 줄기는 곧고 유즙이 있고, 원주형 긴 뿌리는 말꼬리 모양이다.

주요성분

Arsenic, Cynanchol, 방향성 정유, Cynatratosides, Atratosides, Cynaversicoside 등이 함유되어 있다.

약리효능 효과

해열, 강심, 이뇨, 진해, 혈압상승 효능이 있고, 발열, 폐열 해수, 종기, 악창, 인후염, 뱀에 물린 상처에 사용한다.

채취 및 제법

봄과 가을에 채취하여 그늘에서 말린 후 사용한다.

복용법 하루에 6~15g을 복용한다.

복용사례 생지황, 청호, 지골피와 배합하여 열병에 열이 오래 지속되는 증상과 산후에 허하여 열이 뜨는 것을 다스린다.

주의사항

감기나 열성 전염병 등으로 인해 땀이 많이 나고 오한을 느끼는 사람과 속이 허하고 찬 사람은 복용을 피하는 것이 좋다.

■ 전문가의 한마디 ■

성질은 차고 맛은 쓰고 짜다. 위와 간에 작용한다. 열병 후나 산후에 인체의 기혈과 진액을 소모하여 미열이 가시지 않고 몸이 노곤한 증상을 치유한다.

81

약초로 활용하는 처방전

• 4.5~9g을 달여서 복용하거나 또는 환제, 산제로 복용한다.

백선피

학명: Dictamnus albus
이명: 백전, 백양, 금작아초, 백선, Dictamni radois cortex

다년생 초본인 백선의 근피

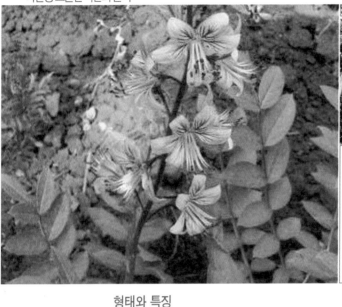
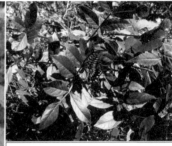
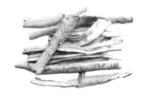

■ 전문가의 한마디 ■

맛은 쓰고 성질은 차 갑다. 비장과 위와 방광에 작용한다. 습 진, 농양, 피부 가려 움증과 음부 가려움 증, 황달, 소변이 노 랗고 잘 안 나오는 증상에 효과가 있다.

형태와 특징

높이 90cm, 곧은 줄기와 굵은 뿌리가 있고, 잎은 어긋나고 꽃은 5~6월에 핀다.

주요성분 뿌리에는 dictamnine, dictamnolacton, trigonellin, sitosterol, choline, fraxinellone 등이 함유되어 있다.

약리효능 효과 습진, 농양, 피부가려움증과 음부가려움증, 황달, 소변불리에 좋고, 추출액은 해열, 항균작용이 있다.

약리실험 결과

약리실험 결과 백선피의 추출액이 해열작용과 항균작용을 나타낸다는 것이 밝혀졌다.

채취 및 제법

봄과 가을에 채취하여 깨끗이 다듬은 후 쪄서 말린 후에 사용한다. 복용법 하루에 6~12g을 복용한다.

약초로 활용하는 처방전

6~15g을 달여서 복용한다. 〈외용〉 달인액으로 세척한다.

복용사례

금은화, 연교, 고삼, 창출 등을 배합하여 습진, 피부 소양감, 음부가 붓고 아픈 것을 다스린다.

주의사항

습열의 증상이 없을 땐 사용하면 안 된다.

백출(삽주)

학명: Atractylodes macrocephala
이명: 백출, 산계, Atractylodis macrocephalae rhizoma

국화과 다년생 초본인 초본인 흰삽주의 뿌리줄기

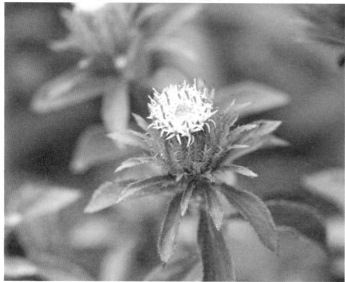

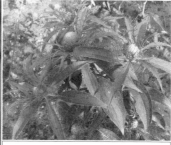

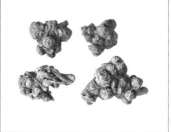

산조류(약이 되는 산에서 나는 풀)

형태와 특징

높이 50~60cm, 뿌리줄기가 굵고 잎은 어긋남, 꽃은 7~10월에 자색, 열매는 수과로 부드러운 털이 있다.

주요성분 atractylol을 주성분으로 하는 정유와 atraxtylone, vitamine A, atractylenolide I, II, III, ß -eudesmol, hynesol 등이 함유되어 있다. ca-4-trans

약리효능 효과

진정, 마비 작용이 있고, 추출물은 이뇨, 항균 작용이 있음, 명치불편, 구토, 설사, 식욕부진과 권태에 좋다.

약리실험 결과 백출의 추출물에는 이뇨작용과 항균작용이 있다.

채취 및 제법

봄과 가을에 채취하여 잔뿌리와 노두를 제거하고 말려서 사용한다.

복용법 하루에 4~12g을 복용한다.

복용사례

인삼, 복령, 감초 각 한 돈과 백출 한 돈(3.75g)을 같이 달인 것이 바로 사군자탕이다.

주의사항

성질이 건조하므로 진액이 부족한 사람과 허열이 뜨는 사람은 복용을 피해야 한다.

83

■ 전문가의 한마디 ■

맛은 달고 쓰며 성질은 따뜻하다. 비장과 위에 작용한다. 명치끝이 그득하고 구토, 설사가 그치는 않는 증상에 효과가 있으며 식욕부진과 권태, 얼굴빛이 누렇게 되고 대변이 묽게 나오는 등 비위가 허한 증상에 효과가 있다.

약초로 활용하는 처방전

• 원인 없이 저절로 땀이 흐르거나 잘 때 식은땀이 날 때 백출 15g, 방풍과 단너삼 각 8g씩을 섞어 물에 달여 1일 3번 나눠 복용하면 효과가 좋다.

• 황달과 몸이 붓고 소변소태가 났을 때 백모근과 백출 각 10g을 달여 1일 3번 나눠 복용하면 된다.

사삼(더덕)

초롱꽃과 잔대의 뿌리

학명: Adenophora triphylla var. japonica
이명: 사삼, 사엽사삼, Adenophorae radix

산나물류(약이 되는 산에서 나는 풀)

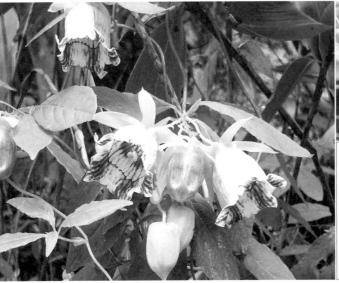
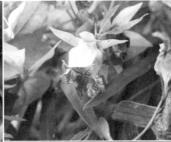
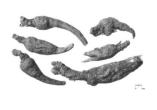

84

■ 전문가의 한마디 ■

맛은 달고 성질은 약간 차갑다. 폐와 위에 작용한다. 폐가 건조하여 나오는 마른기침과 몸이 허약해져서 발생하는 기침, 열병을 앓은 후에 생기는 갈증과 허열 등에 효과가 있다.

형태와 특징

높이 70~120cm, 뿌리는 방추형, 꽃은 7~9월에 종모양으로 하늘색, 열매는 삭과로 끝에 꽃받침이 달려있다.

주요성분 뿌리에는 Triterpenoid, Saponins, β-Sitosterol, Tocosterol, Phytosterol, 전분 등이 함유되어 있다.

약리효능 효과

거담배농, 진해, 혈압강하, 호흡중추 흥분, 혈당상승, 혈중콜레스테롤 감소, 최유, 해열 등의 효능이 있다.

약리실험 결과 거담작용, 진해작용, 혈압강하작용, 호흡중추에 대한 흥분작용, 혈당량 상승작용과 함께 혈중 콜레스테롤을 감소시켜주는 작용이 있다.

채취 및 제법 가을에 채취하여 잡질을 제거한 뒤 잘 씻어서 건조시켜 이용한다.

약초로 활용하는 처방전

• 폐기를 보하는데 폐 속의 음기도 보한다. 달여서 먹거나 김치를 만들어 늘 먹으면 좋다
• 간기를 보한다. 달여서 먹거나 나물을 만들어 늘 먹으면 좋대[본초].
• 잠이 많고 늘 졸리는 것을 치료한다. 달여서 먹거나 무쳐서 먹는대[본초].

복용법 하루에 12~20g을 복용한다.

복용사례

맥문동, 옥죽, 동상엽 등과 배합하여 마른기침과 목이 마르면서 갈증이 있는 것을 다스린다.

주의사항 몸이 허약하면서 열이 나지 않고 오히려 속이 찬 사람은 복용을 피해야 한다.

삼칠근

학명: Panax notoginseng
이명: 전삼칠, 전칠, 금불환, Notoginseng radix

오가과(두릅나무과)에 속한 다년생 초본인 삼칠의 뿌리

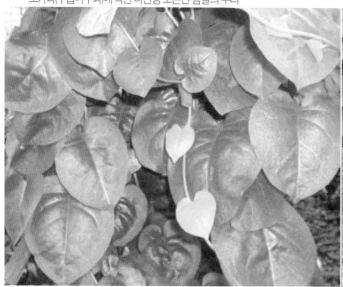

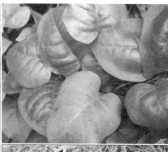

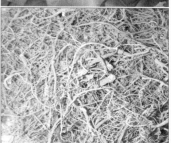

형태와 특징

두릅나무과 인삼속의 다년생 초본, 뿌리는 원추형으로 크기는 1~6×1~4cm, 근두부에 줄기자국과 작은 혹 모양의 돌기가 있다.

주요성분 saponin, arasaponin A, arasaponin B가 함유되어 있으며 quercetin, β-sitosterol, daucosterol 등이 함유되어 있다.

약리효능 효과 지혈, 혈액순환 촉진, 어혈제거 작용이 있어 각종 출혈증, 어혈성 복통, 종기, 진통, 산후에 출혈 증상에 사용된다.

채취 및 제법 늦여름이나 초가을 꽃이 피기 전이나 겨울에 종자가 성숙한 다음 3~7년 이상 된 것을 채취하여 잡질을 제거한 후 햇볕에 말려서 이용한다.

약리실험 결과 혈액응고시간을 단축시키며, 혈압강하작용, 심장 박동 이완 및 관상 동맥 혈류량을 증가시키는 작용, 혈중 지질 용해 작용, 면역기능을 활성화시키는 작용이 있다.

복용법 하루에 2~8g을 복용한다.

복용사례 대황, 백모근, 백급, 모려 등과 배합하여 토혈이나 기침시 피가 나오는 증상을 다스린다.

주의사항 혈액이나 진액이 부족한 사람, 열이 심하면서 출혈이 있는 사람, 임산부는 복용을 피해야 한다.

■ **전문가의 한마디** ■

85

맛은 달고 약간 쓰며 성질은 따뜻하다. 간과 위에 작용한다. 각종 출혈증에 이용되고 관상동맥경화로 인한 협심증에도 좋은 효과가 있다.

약초로 활용하는 처방전

• 여러 가지 출혈에 다른 지혈약을 섞어 쓸 수도 있으나 이 약 한 가지를 가루약으로 하여 써도 지혈 효과가 좋다. 산후나 유산할 때의 지혈에 쓴다. 가루내어 한번에 1g씩 하루 3번 복용한다.

注意 삼칠을 쓸 때 부작용으로 구토 증세가 있을 수 있다. 법제한 반하를 섞어 쓰면 부작용을 막을 수 있다.

백전(민백미뿌리)

다년생 초본인 백전의 뿌리줄기 및 뿌리

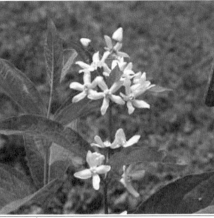

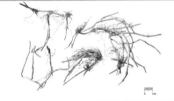

형태와 특징

민백미꽃 뿌리로 산지의 양지 풀밭에서 자람, 높이 30~60cm, 줄기에 유액, 잎은 마주나며 타원형, 꽃은 5~7월에 흰색 산형화서, 열매는 골돌과로 뿔모양이다. 종자에는 흰색 털이 있다.

주요성분

주성분으로 Triterpenoid saponin류로 Glucoside A-J 및 Hamcockinol, β-Sitosterol, 지방산(C24-30) 등이 함유되어 있다.

약리효능 효과

거담, 진해 작용이 있고, 기침, 천식에 좋다.

채취 및 제법

가을에 채취하여 생용 혹은 꿀에 구워서 사용한다.

서장경

박주가리과의 여러해살이풀 산해박의 뿌리

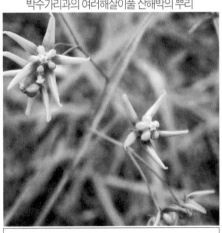

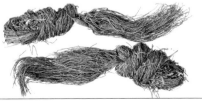

형태와 특징

줄기의 높이가 60cm 내외이다. 수염뿌리는 굵고 줄기가 가늘며, 길고 단단하면서 곧게 자란다.

주요성분

부리에 paeonol, alkaloid 등이 함유되어 있다.

약리효능

효과풍습으로 인한 관절 부위의 염증, 요통, 이가 아픈 증세, 위통, 독사에 물려서 생긴 외상, 외상으로 인한 온갖 병에 효능이 있다.

채취 및 제법

여름가을에 채취해 햇볕에 반쯤 말린 다음 응달에서 바싹 말린다.

복용법

5~15g. 외용은 적량을 사용한다. 부드러운 것은 찧어 문지르고 바른 것은 갈아서 환부에 붙인다.

약재의 기미와 성질 맛이 맵고 성질이 따뜻하다.

석산

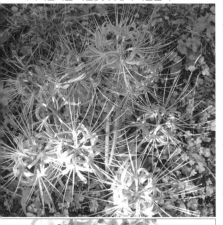

여러해살이풀 석산(꽃무릇)의 비늘줄기

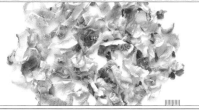

형태와 특징

꽃줄기의 높이가 약 30~50cm이다. 잎은 길이가 30~40cm, 너비가 1.5cm정도로 길쭉하다.

약리효능

효과발병이 급격하고 증상이 심한 인후병, 몸 안에 수습이 고여 얼굴과 눈, 팔다리, 가슴과 배, 심지어 온몸이 붓는 질환, 악성종기와 독기에 의한 종기로 잘 곪지 않고 통증에 효능이 있다.

분포

사찰에서 심거나 종종 민간에서도 심는다.

채취 및 제법

가을에 채취해 깨끗이 씻어 생으로 사용하거나 응달에서 말린다.

복용법 1.5~3g. 외용 시에는 적량을 사용한다.

약재의 기미와 성질

맛이 맵고 성질이 따뜻하며, 독이 있다.

수선화

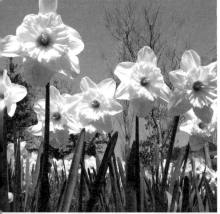

여러해살이풀 수선화의 뿌리와 꽃

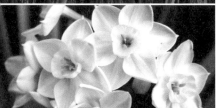

형태와 특징

줄기의 높이가 30~45cm이며, 너비가 1~1.8cm로 수염뿌리가 많은 백색을 띤다. 땅속줄기가 검은색으로 양파처럼 둥글고 잎이 난초 잎처럼 가늘다.

주요성분

비늘줄기에 alkaloid등이 있고 꽃에는 ethereal oils이 있다.

약리효능 효과

선염, 몸의 표층과 장부가 곪는 옹과 모낭과 그에 부속된 피지선이 감염된 절로피부가 붉게 부어오르는 병에 효능이 있다.

채취 및 제법

6~11월 휴면기나 영양기에 채취해 깨끗이 씻은 다음 절편해 신선한 것을 사용한다.

약재의 기미와 성질

맛이 쓰고 매우며, 성질이 차갑다. 독이 약간 있다.

선모

학명: Curculigo orchioides
이명: 파라문삼, 독각선모, Curculiginis rhizoma

다년생 초본인 선모 및 큰 잎 선모의 뿌리줄기

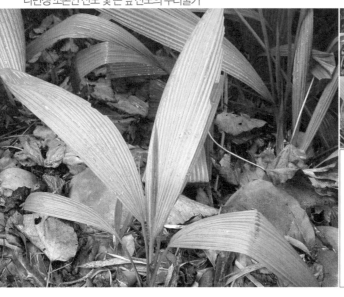
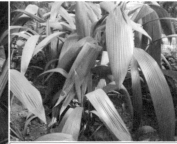
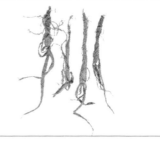

산초류 (약이 되는 산에서 나는 풀)

88

■ 전문가의 한마디 ■

맛은 맵고 성질은 따뜻하며 약간의 독성을 가지고 있다. 신장과 간, 비장에 작용한다. 신장의 양기를 보충하고 성기능을 촉진하며 신장이 쇠약하여 발생하는 발기불능 등의 성기능 감퇴나 허리와 무릎이 시리고 아픈 증상 등에 효과가 있다.

약초로 활용하는 처방전

• 선모 15g, 금앵자 뿌리와 열매 각 15g을 달여서 차 대신 마신다. 남성 성기능 저하와 발기부전, 이명 등에 응용하면 좋은 치료 효과를 기대할 수 있다.

형태와 특징

잎은 띠와 비슷하고, 꽃은 황색으로 잎겨드랑이에 달리고, 열매는 삭과로 타원상 구형, 종자는 흑색 구형이다.

주요성분

tannin 4%, 지방 1%, 수지, 전분 등이 함유되어 있다. 이 외에도 curculigoside, lycorine, mucolage 등이 함유되어 있다.

약리효능 효과 강근골, 거한습, 온비양, 온신장양 효능이 있다.

채취 및 제법

가을과 겨울에 채취하여 잔 뿌리와 잡질을 제거한 후 잘 씻어서 햇볕에 말려서 이용한다.

약리실험 결과 항노화작용, 항산화작용, 면역기능 항진작용, 진통작용, 해열작용, 항혈전작용 등이 있다.

복용법 하루에 4~12g을 복용한다.

복용사례 두충, 속단, 상기생, 생지황, 숙지황 등과 배합하여 신장이 허약하여 허리가 아프거나 성욕이 감퇴되는 증상을 다스린다.

주의사항

독성이 있고 약효가 강하므로 몸에 진액이 부족하여 허열이 뜨는 사람은 복용을 피해야 한다.

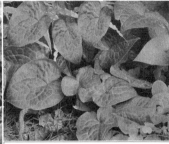

세신(족도리풀)

다년생 초본인 족도리풀의 뿌리를 포함한 전초

학명: Asarum sieboldii(족도리풀, 개족도리풀)
이명: 세신, 소신, 세초, Asari herbacum radice

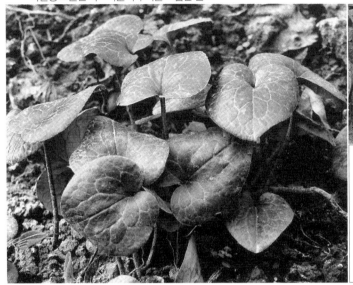

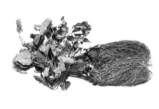

형태와 특징

뿌리줄기는 육질로 매운맛, 줄기 끝에서 2개의 잎이 나오며 심장형, 꽃은 4~5월에 검은 자주색, 열매는 장과이다.

주요성분

정유가 약 3% 함유되어 있는데, 그 주성분은 methyleugenol, safrole, β-pinene, phenol성 물질, eucarvone 등이 들어 있다.

약리효능 효과 해열, 항알레르기, 국소마취, 항균, 진통 작용이 있으며 감기로 인한 두통과 몸살, 가래기침, 콧물 등에 사용한다.

채취 및 제법 5~7월에 뿌리를 채취하여 잡질과 진흙을 제거한 후 물에 담그었다가 그늘에 말려서 사용한다.

약리실험 결과

해열작용, 항알러지작용, 국소마취작용, 항균작용이 있다.

복용법 하루에 2~4g을 복용한다.

복용사례 강활, 방풍 등과 배합하여 감기로 인한 오한발열, 두통과 콧물이 흐르는 증상을 다스린다.

주의사항 몸이 허해서 식은 땀을 흘리는 사람과 몸에 진액과 혈액이 부족하여 두통과 함께 기침을 하는 사람은 복용을 피해야 한다.

■ **전문가의 한마디** ■

맛은 맵고 성질은 따뜻하다. 심장과 폐, 신장에 작용한다. 감기로 인한 두통과 몸살, 가래가 많이 끓으면서 기침을 할 때, 맑은 콧물이 흐를 때 등에 효과를 나타낸다.

약초로 활용하는 처방전

• 생각이 많아 잠을 못 이룰 때 주사 12g과 세신 6g을 섞어 가루로 만들어 1회 2g씩 1일 3번 나눠 3일간 복용하면 좋다.
• 천식일 때 세신 15g, 마황 8g을 달여 1일 3번 나눠 끼니 뒤에 복용하면 좋다.

쇄양

학명: Cynomorium songaricum
이명: 쇄양, 불로약, 지모구, Cynomorii herba

다년생 기생 초본인 쇄양의 뿌리줄기를 건조한 것

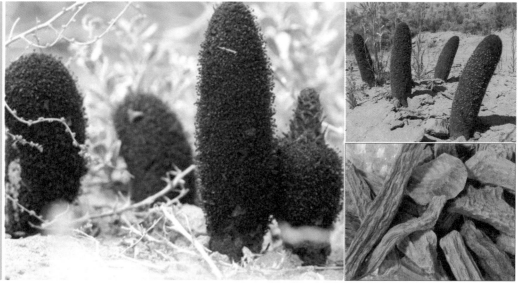

90

■ 전문가의 한마디 ■

맛은 달고 성질은 따뜻하다. 비장과 신장, 대장에 작용한다. 허리와 무릎이 약하여 잘 걷지 못하는 증상이나 발기부전, 조루, 변비 등에 일정한 효과가 있다.

형태와 특징

높이 0.5~1m, 뿌리줄기는 짧은 혹 모양, 잎은 비늘모양 난형, 꽃은 암자색 수상화서, 열매는 견과로 구형이다.

주요성분

Anthocyanidin, Triterpenoid saponin, Tannin, Cynoteropene, Daucosterol, β-Sitosterol, Ursolic acid 등이 함유되어 있다.

약리효능 효과

허리와 무릎이 약하여 보행곤란 증상, 발기부전, 조루, 변비 등에 효과가 있다.

채취 및 제법 봄과 가을에 채취하여 꽃 부분과 잡질, 진흙을 제거한 뒤 잘 씻어 햇볕에 말려서 이용한다.

복용법 하루에 6~12g을 복용한다.

복용사례

파극천, 구기자, 보골지, 음양곽 등과 배합하여 성욕결핍을 다스린다.

주의사항

진액이 부족하면서 열이 있는 사람과 소화기가 약해 설사를 하는 사람, 열이 있으면서 변비가 있는 사람은 복용을 피해야 한다.

승마

학명: Cimicifuga hetadelifolia, C. simplex
이명: 주승마, 계골승마, Cimicifugae rhizoma

다년생초본인 승마, 눈빛승마, 황새승마 뿌리줄기

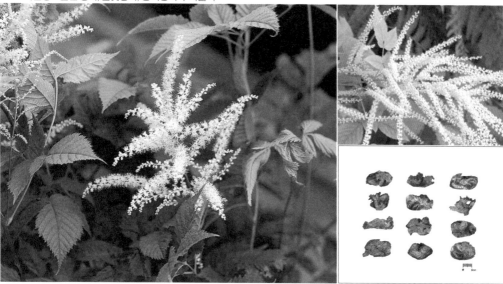

형태와 특징

뿌리는 굵고 흑자색, 꽃은 8~9월에 흰색으로 피며, 원줄기 윗부분에 많은 꽃이 달린다.

주요성분

Cimicigugine, Salicylic acid, Tannin, 수지, Caffeic acid, Ferula acid 등이 있고, 눈빛승마에는 Cimitin, Alkaloid, 당류, 유기산, 수지, 배당체, Isoferulic acid, Ferulic acid 및 Caffeic acid가 있다.

약리효능 효과 해열, 항균, 진정, 강심, 이뇨, 혈압강하, 해독, 항두드러기 등 효능이 있다.

채취 및 제법 가을에 채취하여 잡질과 진흙을 제거한 후 깨끗이 씻어 햇볕에 말려 이용한다.

약리실험 결과 해열작용과 항균작용, 진정작용, 강심작용, 이뇨작용, 혈압강하작용이 있다.

복용법 하루에 4~12g을 복용한다.

복용사례 갈근과 배합하여 피부병에서 아직 발진이 생기지 않은 증상을 다스린다.

주의사항 신장이 약하거나 몸의 하반신에 기운이 없는 사람, 허열이 있는 사람과 피부병에서 이미 발진이 생긴 사람은 복용을 피하여야 한다.

■ 전문가의 한마디 ■

91

맛은 맵고 약간 달며 성질은 약간 차갑다. 폐와 비장, 위, 대장에 작용한다. 감기로 인한 두통, 치통, 구내염, 목이 붓고 아플 때, 두드러기, 발진, 탈항, 자궁하수 등에 이용된다.

약초로 활용하는 처방전

• 잇몸이 붓고 피고름이 나올 때 승마 9g을 달여 1일 3번 나눠 먹거나 달인 물로 1일 6번 이상 가글하면 효과가 있다.

• 인두와 후두에 염증완화에 승마가루 5g을 소독한 천에 싼 다음 입안에 넣어 빨아서 침으로 삼키면 된다.

시호(뫼미나리)

학명: Bupleurum falcatum, B. longiradiatum, B. euphorbioides
이명: 자호, 시초, 죽엽시호, 북시호, 뫼미나리, Bupleuri radix

다년생 초본인 시호의 건조한 뿌리

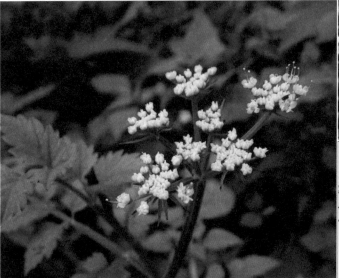
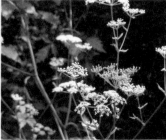
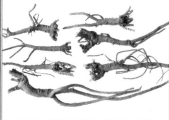

■ 전문가의 한마디 ■

맛은 쓰고 약간 차갑다. 간과 담에 작용한다. 스트레스로 울체된 것을 풀어주고 발열과 오한이 교대로 반복되는 증상과 가슴과 옆구리가 결리는 증상, 생리가 순조롭지 않은 증상 등에 이용된다.

형태와 특징

높이 40~70cm, 뿌리줄기는 굵고 매우 짧으며, 줄기잎은 바늘모양, 꽃은 8~9월에 원줄기 끝과 가지 끝에서 노란색으로 핀다.

주요성분 정유 및 Bupleurumol, Oleic acid, Linolenic acid, Palmitic acid, Stearic acid, Lignoceric acid, 포도당 및 Saponin 등이 있고, Saponin에는 Saikosaponin A, B, C, Longispinogenin 등이 함유되어 있다.

약리효능 효과 해열, 간보호, 항균, 항염, 항궤양, 혈중콜레스테롤 강하, 진정, 진통 작용이 있다.

채집시기와 가공

봄과 가을에 채취하여 가지와 잎, 잡질과 진흙 등을 제거한 후 깨끗이 씻어 햇볕에 말려서 이용한다.

복용법 하루에 4~12g을 복용한다.

약초로 활용하는 처방전

• 학질과 같은 오한과 열이 날 때 말린 시호뿌리 12g을 가루로 만들어 1회 4g씩 1일 3번 나눠 끼니 전에 복용하면 효능이 있다.
• 시호 18g을 달여 발작하기 2시간 전에 복용하면 오한과 발열이 낫는다.

복용사례

갈근과 배합하여 감기로 인해 열이 나는 것을 다스린다.

주의사항

진액과 혈이 부족한 사람과 간의 양기가 치솟은 사람은 복용을 피해야 한다.

연호색

학명: Corydalis ternata.
이명: 연호, 원호색, 연호색, Corydalis tuber

현호색의 덩이줄기

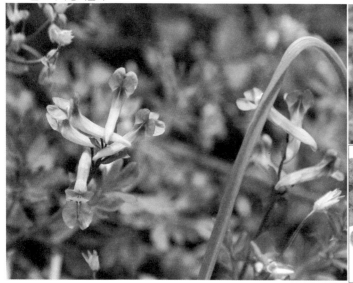
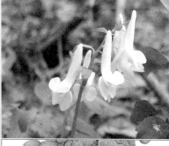
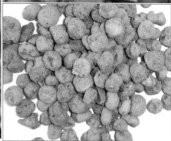

형태와 특징

높이 20cm, 땅속에 1cm의 덩이줄기가 있고, 꽃은 4월에 연한 홍자색 총상화서, 열매는 삭과로 편평한 타원형

주요성분 코리달린, 알칼로이드, berberine, 1-Canadine, protopine, 1-tetrahydrocoptisine 등이 함유되어 있다.

약리효능 효과 진정, 진통, 혈압강하 작용 등이 있고, 어혈은 생리통, 두통, 복통, 관절통, 산후 어지러움증, 생리불순 및 타박상 멍이나 부은 데도 사용한다.

채취 및 제법

봄에 덩이줄기를 캐서 잔뿌리를 다듬은 다음 물에 씻어 햇볕에 말려서 이용한다. 증기에 찌거나 끓는 물에 넣었다가 말리기도 한다.

복용법 하루 3~9g을 복용한다.

복용사례

시호, 향부자, 청피, 별갑 등과 배합하여 기나 혈이 막히고 뭉쳐서 가슴과 옆구리, 복부가 아픈 증상이나 생리통을 다스린다.

주의사항

임산부와 생리가 잦은 사람은 복용을 피해야 한다.

■ 전문가의 한마디 ■

93

맛은 맵고 성질은 따뜻하다. 간과 비장에 작용한다. 생리통, 두통, 복통, 관절통, 산후 어지러움증, 생리불순 등의 어혈로 인한 각종 증상에 사용된다.

약초로 활용하는 처방전

• 명치와 배가 아픈 데 현호색을 가루내어 쓰는 경우에는 한번에 2~6.3g씩 복용한다.
• 현호색, 삼릉, 봉출, 후박 각각 8g, 당귀 10g, 백작약 10g, 토목향 6g을 섞어 달여 월경이 없어지고 배가 아픈 데 하루에 3번에 나누어 복용한다.

옥죽(둥굴레)

학명: Polygonatum odoratum var. pluriflorum, P. robustum
이명: 옥죽, 여위, 둥굴레, Polygonati odorati rhizoma

둥굴레와 왕둥굴레 및 옥죽의 건조한 근경

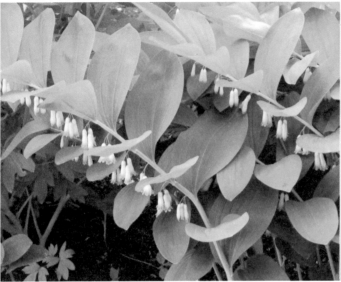
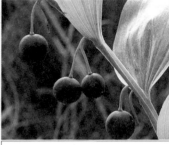
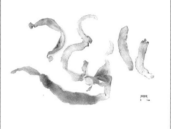

산초류

〈약이 되는 산에서 나는 풀〉

94

■ 전문가의 한마디 ■

맛은 달고 성질은 약간 차갑다. 폐와 위에 작용한다. 폐와 위에 열이 있고 건조하여 발생하는 마른기침과 갈증이 나면서 금방 배가 고파지는 증상, 발열, 소변이 자주 마려운 증상 등에 효과를 나타낸다.

형태와 특징

높이 30~60cm, 육질의 뿌리줄기, 잎은 어긋나며 꽃은 6~7월에 피고, 열매는 장과로 둥글고 검은색이다.

주요성분 convallamarin, convallarin, vitamin A 등을 함유하고, 전분 25.6~30.6% 및 점액질을 함유하고 있다.

약리효능 효과

자음윤조, 양위생진, 효능이 있으며 심장박동향진, 항산화, 혈당억제, 혈당강하 작용이 있고, 발열, 소변이 자주 마려운 증상 등에 효과를 나타낸다.

채취 및 제법 봄과 가을에 근경을 채취하여 껍질을 벗긴 후 물에 잘 씻어 햇볕에 말려서 사용한다.

복용법 하루에 12~20g을 복용한다.

복용사례

약초로 활용하는 처방전

• 병후에 땀을 많이 흘릴 때 둥굴레 30g을 물에 달여 1일 3번 나눠 끼니 전에 복용하면 좋다.

• 비만 때 배고픔을 해소하기 위해 둥굴레 15g과 복령 4g, 마 3g을 달여 1일 3번 나눠 끼니 사이에 복용하면 된다.

맥문동, 석곡 등과 배합하여 몸에 음이 부족하여 발생하는 허열과 몸에 진액이 적으면서 갈증이 나타나는 증상을 다스린다.

주의사항

비장이 약하여 습열과 담이 있는 사람은 복용을 피해야 한다.

육종용

여러해살이 기생풀인 육종용의 줄기를 말린것

학명: Cistanche deserticola
이명: 육송용, 지정, 오리나무더부살이, Cistanches herba

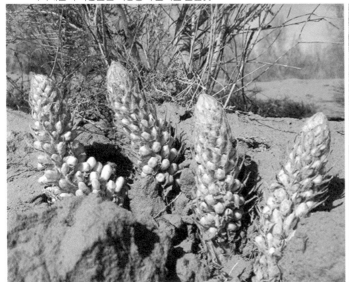
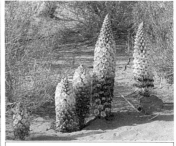
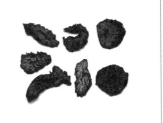

산조류 (약이 되는 산에서 나는 풀)

95

형태와 특징

높이 30~45cm, 줄기는 원주형이고, 잎은 침상, 꽃은 수상화서 원주형이고 꽃잎은 종모양. 열매는 타원상 구형이다.

주요성분 Alo-cis-isoiridomyrmecine, Alo-cis-iridomyrcin, Alo-cis-dehydrolactone, Alo-cis-isodehydronepelactone 등이 함유되어 있다.

약리효능 효과

정력감퇴, 고환위축, 전립선염, 유정, 불임증, 골연화증, 요통, 노약자 변비, 여러 가지 출혈 등에 사용된다.

채취 및 제법

봄에 줄기를 채취하여 소금물에 절이다.

복용법 하루 6~9g을 탕약, 알약 형태로 먹는다.

복용사례

숙지황, 토사자, 오미자와 배합하여 신이 허하여 생긴 고환 위축을 다스린다.

주의사항

실증의 열이 있는 경우와 설사에는 쓰지 않는다. 또한 장에 열이 있어 변비가 있는 사람은 복용을 하지 말아야 한다.

■ 전문가의 한마디 ■

맛은 달고 시고 짜며 성질은 따뜻하다. 신장과 대장에 작용한다. 신장의 양기를 보하고 정액과 혈을 불려주어 신의 양기가 허하여 생긴 정력감퇴, 고환 위축, 전립선염, 유정, 불임증, 허리와 무릎이 시리고 아픈데,쓰인다.

약초로 활용하는 처방전

• 정과 수를 보하고 남자가 정액이 절로 나오는 것을 치료한다. 또는 정기가 소모되어 얼굴이 거멓게 된 것을 치료한다. 육종용 160g을 물에 달여 보드랍게 잘 간 것에 양의 살코기를 넣어서 4몫으로 나누어 양념과 쌀을 두고 죽을 쑤어 빈속에 먹는다.

용담

용담의 뿌리줄기를 건조한 것

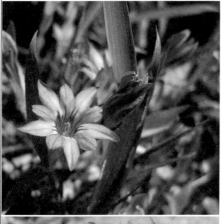

형태와 특징

높이 20~60cm, 뿌리줄기는 짧고 굵은 수염뿌리가 있다.

주요성분

Gentiopicrin(2%),   Gentianine(0.15%), Gentianose(4%) 및 Arsenic 등이 함유되어 있다.

약리효능 효과

위액분비촉진, 위운동촉진, 간기능촉진, 혈압강하, 진해, 해열, 항균 등의 작용이 있고, 음부종기가 가려운 증상, 대하, 눈의 충혈과 두통, 귀가 울림, 가슴과 허리통증, 팔다리 경련, 빈뇨 등에 약용한다.

채취 및 제법

봄과 가을에 채취하여 건조해서 사용한다.

원지

원지의 뿌리를 건조한 것

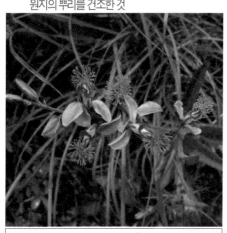

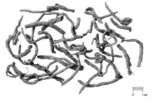

형태와 특징

높이 30cm, 뿌리는 굵고 잎은 어긋남, 꽃은 7~8월에 자줏빛으로 핀다.

주요성분

성분은 Pentamethoxyxanthone, trim ethoxycinnamic-acid, arsenic, β-amyrin, n-acetyl-D-glucosamine 등이 함유되어 있다.

약리효능 효과

영심안신, 거담개규, 소옹종, 항경련, 용혈, 혈압강하, 위점막자극, 자궁흥분, 항돌변·항암 작용이 있어 심신불안, 불면, 건망증, 유정, 정신착란, 황홀감, 해수, 가래, 종기와 유방염 등에 사용한다.

채취 및 제법

봄과 가을에 채취하여 심을 제거하고 음건한다. 정신안정용은 감초물에 구워서 사용, 거담진해용은 꿀에 볶아 사용한다.

음양곽(삼지구엽초)

학명: Epimedium koreanum
이명: 삼지구엽초, 선령비, 정초, Epimedii herba

여러해살이풀인 삼지구엽초의 전초를 말린 것

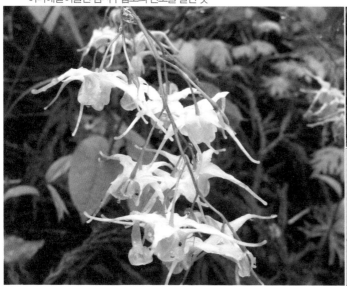

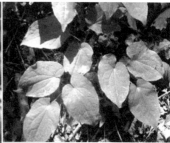

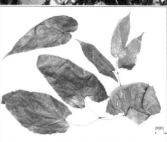

형태와 특징

높이 30cm, 잎은 삼지구엽이다. 꽃은 5월에 황백색으로 피고 열매는 삭과로 방추형이고 2개로 갈라진다.

주요성분

icariin, 정유, ceryl alcohol , 탄닌, 유지 등이 함유되어 있다.

약리효능 효과

대표적인 강장약으로 발기부전, 정력감퇴, 여자의 자궁발육부진, 팔자리가 차고 저린 증상, 팔다리의 중풍 등의 질환으로 인한 사지마비, 여성 갱년기 장애와 소아마비의 급성기 등에 사용된다.

채취 및 제법

여름과 가을 사이에 지상부를 베어 그늘에서 말린다.

복용법 하루 6~10g을 탕약으로 복용한다.

복용사례 두충, 파고지 등과 배합하여 발기부전을 다스린다.

주의사항

음양곽을 너무 많이 먹으면 체력을 손상할 수 있고 이뇨를 억제하므로 몸에 부기가 있는 사람에게는 해롭다. 또 눈이 쉽게 충혈되고 입술이 쉽게 타며 변비가 심한 사람에게는 좋지 않다.

■ **전문가의 한마디** ■

97

맛은 맵고 달며 성질은 따뜻하다. 간과 신장에 작용한다. 남자의 발기부전, 정력감퇴, 여자의 자궁발육부전, 팔다리가 차고 저린 증상에 효과가 좋다.

약초로 활용하는 처방전

• 정과 수를 보하고 남자가 정액이 절로 나오는 것을 치료한다. 육종용 160g을 물에 달여 보드랍게 잘 간 것에 양의 살코기를 넣어서 4몫으로 나누어 양념과 쌀을 두고 죽을 쑤어 빈속에 먹는다. 성육보강에 말린 삼지구엽초 12g을 달여 1일 3번 나눠 끼니사이에 복용하면 된다.

인삼

학명: Panax ginseng
이명: 백삼, 홍삼, 토정, 신초, 혈삼, Ginseng radix

다년생 초본인 인삼의 뿌리를 건조한 것

산초류 (약이 되는 산에서 나는 풀)

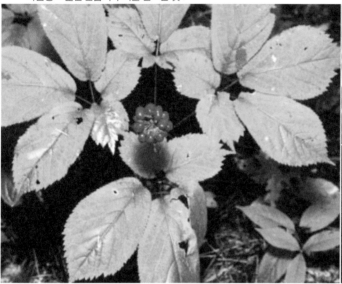

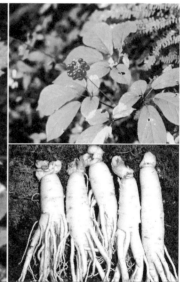

98

■ **전문가의 한마디** ■

맛은 달고 약간 쓰며 성질은 약간 따뜻하다. 비장과 폐와 심장에 작용한다. 인삼은 기를 보하는 약 중에서 으뜸으로 인체 오장육부의 원기를 보하는 중요한 약재이다.

형태와 특징

높이 50~60cm, 꽃은 4월에 연한 녹색으로 피고, 둥근 열매는 여러 개가 산형으로 모여 달리며 붉은색으로 익는다.

주요성분 주요성분으로 인삼사포닌, 폴리아세틸렌, 항산화활성 페놀계화합물, 간장보호물질인 고미신, 인슐린 유사작용 산성펩티드, 강압작용 Cholin등이 함유되어 있다.

약리효능 효과 강장, 혈압상승, 혈구수증가, 혈당강하, 동맥경화예방작용 등이 있고, 보기약으로 오장육부의 원기를 돋우는 중요한 약재로 비장과 폐에 작용하여 기운을 북돋아 준다.

채취 및 제법 일반적으로 재배 4~7년 후, 가을에 잎과 줄기가 마르면 채취하여 생용하거나 법제하여 사용한다.

복용법 하루 2~10g을 탕약, 가루약, 알약, 약엿, 약술로 먹는다.

복용사례

약초로 활용하는 처방전

• 가루인삼을 1회 2g씩 1일 3번 나눠 복용하면 혈압이 조절된다.
• 혈당을 낮출 때 인삼과 지모를 각 7g, 석고 6g을 섞어 달인 다음 1일 3번 나눠 끼니사이에 복용한다.

녹용, 육종용, 파극천, 오미자, 숙지황, 두충, 산수유, 토사자, 구기자 등과 배합하여 신기쇠약으로 인한 양위를 치료한다.

주의사항

인삼은 성질이 더운 약재이므로 열이 많이 나는 증세, 고혈압병에는 쓰지 않는다.

자초(지치)

여러해살이 식물인 지치의 뿌리

학명: Lithospermum erythrorhizon
이명: 자초, 자단, 자근, 자초용, Lithospermi radix

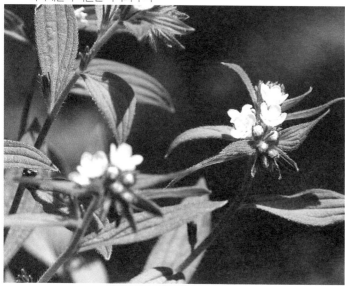
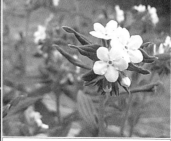
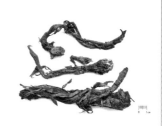

산초류 (약이 되는 산에서 나는 풀)

형태와 특징

전남도 진도지방에서 많이 재배, 꽃과 뿌리가 검붉은 가지색을 띠기 때문에 자초 또는 지치, 자근이라고 한다.

주요성분

지치에는 Lithospermic acid, octa 6,9,12,15-Tetraenoic acid와 Shikonin 등의 Naphthoquinone계의 자색색소, 탄수화물, 옥시산 등이 있다.

약리효능 효과

해열, 해독 작용이 있고 피부병의 반진, 습진 및 외용제로 습진, 화상, 동상 등의 환부에 붙인다.

채취 및 제법

봄, 가을에 뿌리를 캐서 물에 씻어 햇볕에 말려 사용한다.

복용법

하루 6~12g을 달여 먹는다.

복용사례

적작약, 선퇴 등과 배합하여 반진을 다스린다.

주의사항

설사하는 데는 사용하지 않는다.

■ **전문가의 한마디** ■

99

맛은 달고 성질은 서늘하다. 심장과 간에 작용한다. 반진의 색이 자홍색인 것이나 아직 심하지 않은 것이나 습진등에 쓰고 대장에 열이 있어 변이 딱딱한 데에도 사용한다.

약초로 활용하는 처방전

• 10% 자초유을 만들어 화상, 동산, 습진, 자궁경미란의 환부에 바른다.
• 자초 10g, 매미허물 3g, 으름덩굴줄기 10g, 백작약 10g, 감초 4g을 섞어 반진 및 두독(천연두)에 쓴다. 달여서 하루 3번에 나누어 복용한다.

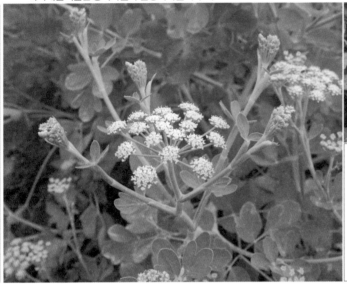

전호(바디나물)

학명: Angelica decursiva
이명: 전호, 야근채, 생치나물뿌리, Peucedani radix

여러해살이풀인 생치나물과 털생치나물의 뿌리

산초류(약이 되는 산에서 나는 풀)

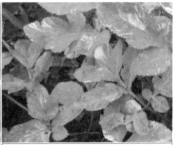

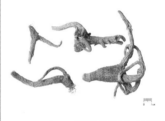

형태와 특징

높이 1m, 뿌리가 굵고 줄기 속은 비어 있다. 잎은 2~3회 깃꼴겹잎, 꽃은 5~6월에 흰색, 열매는 분과로 바늘 모양이다.

주요성분

Badinin, Bergapten, Coumarin, Decursin, Decursinol, Decursidin 정유 등이 함유되어 있다.

약리효능 효과

거담, 진해, 자궁수축 작용이 있고, 가래가 끓거나 감기 열, 기침과 두통, 기타 백일해, 노인야뇨증 등에 사용한다.

채취 및 제법

가을과 겨울에 채취하며 불순물을 제거하고 그늘에서 건조한 후 사용한다.

복용사례 상백피, 행인 등과 배합하여 기침이 나며 가래가 노랗고 끈적한 것을 다스린다.

주의사항

기운이 쇠약하고 혈이 부족하거나 진액이 부족하여 열이 있는 사람의 기침에는 적당하지 않다.

100

■ **전문가의 한마디** ■

맛은 쓰고 매우며 성질은 약간 차갑다. 폐에 작용한다. 가슴이 답답하고 가래가 잘 나오지 않는 경우나 감기로 인해 열이 나고 기침과 머리 픈데 사용하며 기타 백일해, 노인 야뇨증 등에 사용한다.

약초로 활용하는 처방전

• 열담을 치료한다. 또한 담이 가슴에 가득 차서 막힌 것도 낫게 한다. 12g을 썰어서 물에 달여 먹는다[본초].

지모

지모의 뿌리줄기를 건조한 것

학명: Anemarrhena asphodeloides
이명: 야료, 기모, 창지, Anemarrhena rhizoma

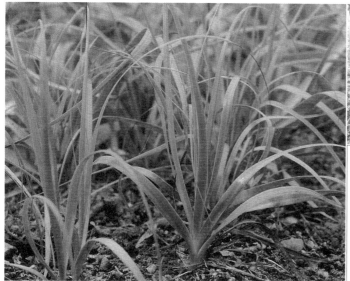
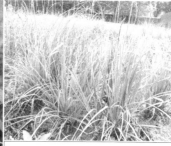
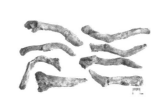

산초류 (약이 되는 산에서 나는 풀)

형태와 특징

뿌리줄기는 굵으며 끝에서 잎이 모여 난다. 잎은 바늘모양이고, 꽃은 6~7월에 피고, 열매는 긴타원형 삭과이다.

주요성분 뿌리줄기에 Asphonin, Sarasapogenin, Pantothenic acid, 점액, Tannin질이 있고, 잎에는 Mangiferin, Timsaponin A-I 등이 함유되어 있다.

약리효능 효과 해열, 진정, 혈당량강하, 항균 작용이 있으며 발열, 소갈, 갈증, 변비, 소변불리, 마른기침 등에 사용한다.

채취 및 제법

가을에 채집하여 수근을 버리고, 햇볕에 말려 쓰기 좋게 가공한 약재를 물에 담가 수분을 가한 다음 털을 깍아 버리고 썰어서 그대로 쓰거나 소금물로 볶아서 사용한다.

복용법 하루에 3~15g을 달여서 복용한다.

복용사례

석고 등과 배합하면 열병이 오래도록 낫지 않는 것을 다스린다.

주의사항

소화기가 약하고 속이 찬 사람이나 변이 묽고 설사를 하는 사람은 복용을 피해야 한다.

■ 전문가의 한마디 ■

맛은 쓰고 달면서 성질은 차갑다. 폐와 위, 신장에 작용한다. 열을 내리고 진액이 부족해진 것을 촉촉하게 적셔주는 효능이 있다.

약초로 활용하는 처방전

• 혈당을 낮출 때 인삼과 지모를 각 7g, 석고 6g을 섞어 달인 다음 1일 3번 나눠 끼니사이에 복용한다.
• 패모와 지모를 각 4.5g을 만든 가루로 환으로 제조해 1회 3g씩 1일 3번 복용하면 기침발작을 완화시켜준다.

자삼 (주목나무)

주목과 주목나무의 가지와 잎

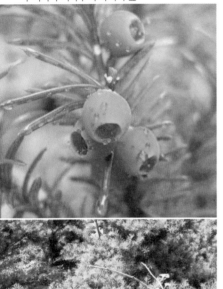

형태와 특징
크기는 20m, 줄기가 붉다. 꽃은 4~5월에 피고, 열매는 난원형 핵과로 적색이며 달다.

주요성분
잎에는 Diterpene류 화합물을 함유되어 있다. 잔가지 함유 Taxine은 항백혈병 작용과 항종양작용이 있는 택솔(Taxol)을 함유한다.

약리효능 효과
이뇨, 혈압강하 작용이 있고, 신장병으로 얼굴이 부은데, 특히 당뇨병자 혈당, 난소암, 자궁암, 월경통에 좋고, 함유된 Taxol 성분은 자궁암, 유방암 등에 항암제로 사용되고 있다.

채취 및 제법
일본, 중국, 둥베이, 우수리, 러시아 동부에 분포하며 봄부터 가을사이에 채취하여 말려 약재로 사용한다.

지유 (오이풀)

오이풀과 그 근연식물의 뿌리를 건조한 것

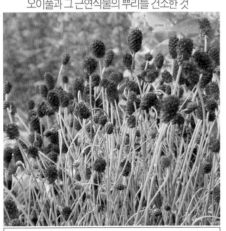

형태와 특징
높이 1~1.5m, 꽃은 7~9월에 어두운 홍자색으로 핀다. 열매는 수과로 난형으로 날개가 있다.

주요성분 ziyu-glycoside I과 ziyo-glycoside II 등이 함유되어 있다.

약리효능 효과 항균, 장연동운동억제, 항염, 혈관수축 작용 등이 있고다.

채취 및 제법 가을 또는 봄에 뿌리를 캐서 잔뿌리를 다듬은 뒤에 물에 씻어 햇볕에 말린다.

복용법
하루 6~12g을 탕약, 가루약, 알약 형태로 먹는다.

복용사례 황련, 목향, 가자 등과 배합하여 혈성 이질이 오래도록 지속되는 것을 다스린다.

주의사항 설사를 하는 사람은 복용을 피해야 한다.

약재의 기미와 성질 맛은 쓰고 달고 시며 성질은 약간 차갑다. 간과 대장에 작용한다.

진교

학명: Gentiana macrophylla
이명: 진교, 진규, Gentiana macrophyllae radix

여러해살이풀인 진교와 흰진교 곧 흰진범의 뿌리를 말린 것

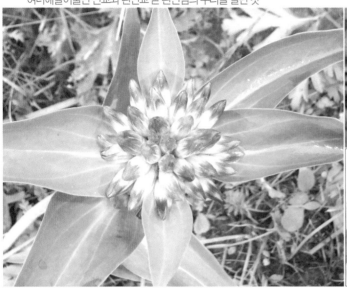
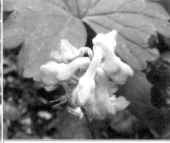
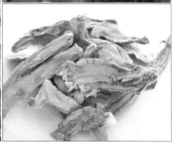

산초류 (약이 되는 산에서 나는 풀)

산초류 (약이 되는 산에서 나는 풀)

형태와 특징

높이 50~80cm, 자줏빛이 돌고, 뿌리잎은 원심형으로 5~7개로 갈라진다.

주요성분 리카코니틴, 미오스틴 등이 함유되어 있다.

약리효능 효과

혈압강하, 장연동운동억제, 자궁수축 작용 등이 있으며 황달, 고혈압, 장출혈, 치통, 신경통, 두통에 사용한다.

채취 및 제법

가을 또는 봄에 뿌리를 캐서 잔뿌리를 다듬어버리고 물에 씻어 햇볕에 말린다.

복용법

하루 6~12g을 탕약, 가루약, 알약으로 먹는다.

복용사례

강활, 독활, 방풍, 상지 등과 배합하여 사지가 저리거나 마비되고 관절이 아픈 증상을 개선한다.

주의사항

오랜 질환으로 몸이 허약해진 사람과 변이 묽은 사람은 복용을 피하는 것이 좋다.

103

■ 전문가의 한마디

맛은 매우 쓰고 매우며 성질은 평하다. 위와 대장, 간, 담에 작용한다. 팔다리가 오그라들면서 아픈데, 마비감이나 감각이 둔화될 때나 황달, 오후에 미열 나는데, 고혈압, 장출혈 등에 사용한다.

약초로 활용하는 처방전

• 팔다리가 쑤시고 통증을 동반한 경련일 때 뽕나무가지 12g, 진교 10g을 물에 달여 1일 3번 나눠 복용하면 된다.
• 여러 가지 고혈압에 진교 15g을 달여 1일 3번 나눠 끼니사이에 복용하면 좋다.

천마

학명: Gastrodia elata
이명: 명천마, 수양우, Gastrodiae rhizoma

여러해살이 기생풀인 천마의 건조한 근경

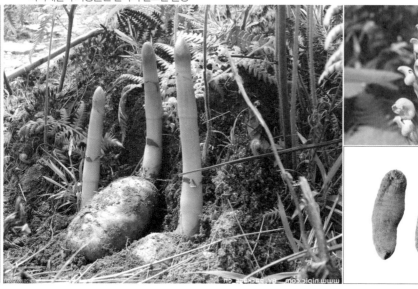
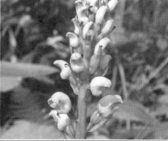
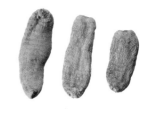

산초류 (약이 되는 산에서 나는 풀)

104

■ 전문가의 한마디 ■

맛은 맵고 성질은 평하다. 간에 작용한다. 고혈압, 뇌졸중, 불면증, 신경쇠약, 중풍, 당뇨병, 출혈 증세를 치료한다.

형태와 특징

높이 60~100cm, 잎은 퇴화되어 없고, 땅속에 있는 덩이줄기는 고구마 같으며, 잎은 비늘 같다.

주요성분

주성분 Gastrodin이며 Alkaloid, Phenolglycoside, Citric acid, Palmitic acid 등이 함유되어 있다.

약리효능 효과 진정, 진경, 진통 작용이 있으며 두통과 어지럼증에 좋은 약재로 고혈압, 뇌졸중, 불면증, 신경쇠약, 중풍, 당뇨병, 출혈 증세에도 사용된다.

채취 및 제법

봄 또는 가을에 뿌리줄기를 캐서 물에 씻어 껍질을 벗겨 버린 다음 증기에 쪄서 햇볕이나 건조실에서 빨리 말린다.

복용법 하루 6~9g을 탕약, 가루약, 알약 형태로 먹는다.

복용사례 천궁 등과 배합하여 혈이 부족하여 발생하는 어지럼증과 두통을 다스린다.

주의사항

심한 발열을 동반하는 두통이나 심리적 이유로 인한 증상의 경우는 쓰지 않는다.

약초로 활용하는 처방전

• 뇌출혈후유증으로 반신불구, 팔다리가 저리면서 두통이 있거나, 언어장애가 왔을 때 천마 9g을 가루로 만들어 1회 3g씩 1일 3번 나눠 끼니 뒤에 먹는다.
• 팔다리무력증, 경련 등에는 천마와 두충 각 10g을 물에 달여 1일 3번 나눠 복용하면 효과가 있다.

파극천(호자나무뿌리)

학명: Morinda officinalis
이명: 파극천, 파극, 계장풍, Morindae officinalis radix

덩굴나무인 파극천의 뿌리를 말린 것

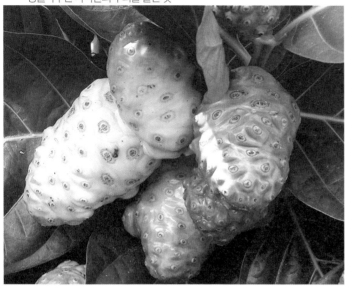
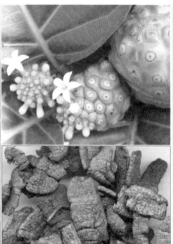
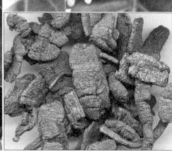

형태와 특징

뿌리는 육질로 비후한 염주상, 잎은 마주나며 꽃은 두상화서로 달린다. 꽃잎은 흰색, 열매는 장과로 둥글고 붉은색이다.

주요성분

주요성분은 Asperuloside, Tetraacetate, Isoalizarine, Sterol 등이 함유되어 있다.

약리효능 효과

신장보양, 뼈와 힘줄을 강건하게 하여 팔다리가 저린 것을 없앤다.

채취 및 제법

겨울과 봄에 채취하여 수염뿌리를 제거하고 깨끗이 씻어 건조한다.

복용법

하루 5~9g을 탕약, 가루약, 알약, 약술, 약엿으로 먹는다.

복용사례

산수유, 산약, 구기자, 보골지 등과 배합하여 발기부전과 불감증을 다스린다.

주의사항

정액이 부족하며 몸에 열이 있는 사람은 복용을 피해야 한다.

105

■ 전문가의 한마디!■

맛은 맵고 달며 성질은 약간 따뜻하다. 신장에 작용한다. 신장의 양기가 허약하여 생기는 유정, 발기부전, 야뇨증, 여자가 아랫배가 차서 임신하지 못하는데 사용한다.

약초로 활용하는 처방전

• 파극천, 오미자, 인삼, 숙지황, 육종용, 용골, 토사자, 백출, 골쇄보, 회향, 굴조가비, 복분자, 익지인 같은 양을 가루내어 졸인 꿀에 반죽하여 간과 신이 허하여 허리가 아프고 정액이 저절로 나오는 데 쓴다. 한번에 8~6.9g씩 하루 3번 복용한다.

패모

학명: Fritillaria verticillata var. thunbergii, F. cirrhosa
이명: 천패모, 평패모, Fritillariae cirrhosae bulbus

천패모와 절패모의 비늘 줄기 말린 것

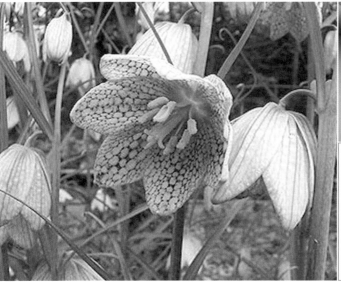
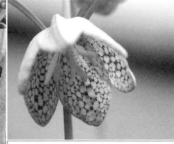
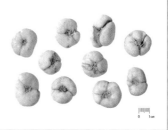

산조류 (약이 되는 산에서 나는 풀)

106

■ **전문가의 한마디** ■

맛은 맵고 쓰며 성질은 약간 차갑다. 폐와 심에 작용한다. 마른기침이나 마른기침하면서 가래를 조금 뱉는 증상, 가래에 피가 약간 끼는 증상 등에 사용한다.

형태와 특징

비늘줄기는 흰색이고, 육질비늘 조각이 모여 둥글게 되어 수염뿌리가 달린다.

주요성분 Alkaloid Fritilline, Fritillarine, Verticine, Peiminoside, Peimine 등이 함유되어 있다.

약리효능 효과 마른기침과 피나는 가래를 개선하며 주로 기관지 질환에 효과가 좋다.

채취 및 제법

여름부터 가을사이에 채취하여 물에 씻어 잔뿌리를 다듬어서 버린 다음에 햇볕이나 건조실에서 말린다.

복용법

하루 3~9g을 탕약, 가루약, 알약으로 먹는다.

복용사례

행인, 맥문동, 자원 등과 배합하여 폐가 허약하여 가래가 끓으면서도 뱉어지지는 않고 인후가 건조하고 입이 마르는 증상을 나스린다.

주의사항

가래가 묽으면서 많은 사람은 복용을 피해야 한다.

약초로 활용하는 처방전

• 갑상선기능항진증이 심해 가슴이 답답하거나 두근거릴 때 패모, 연교 각 10g을 달여 1일 3번 나눠 복용한다.

• 패모와 지모를 각 4.5g을 만든 가루로 환으로 제조해 1회 3g씩 1일 3번 복용하면 기침발작을 완화시켜준다.

현삼

현삼의 건조한 뿌리

학명: Scrophularia buergeriana, S. koraiensis, S. kakudensis
이명: 중태, 정마, 녹장, 현태, Scrophulariae radix

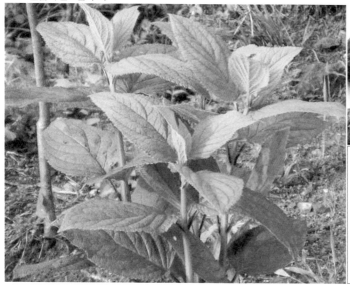

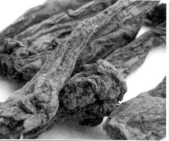

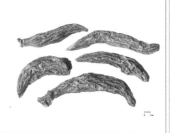

산조류 (약이 되는 산에서 나는 풀)

형태와 특징

높이 80~150cm, 잎은 마주나며 긴 난형, 꽃은 8~9월에 황록색으로 피고, 열매는 삭과로 불규칙한 난형이다.

주요성분

알카로이드, 스테롤, 아미노산, linoleic acid 등이 함유되어 있다.

약리효능 효과

해열, 혈압강하, 혈당량강하, 항균 작용이 있고, 변비, 갈증, 발진 및 눈의 충혈과 인후통 등에 좋다.

채취 및 제법

가을과 겨울에 채취하여 반복하여 햇볕에 말려 현삼의 속까지 흑색으로 변하게 한 다음 썰어서 이용한다.

복용법 하루 9~12g을 복용한다.

복용사례

생지황, 맥문동 등과 배합하여 열병으로 진액을 상한 사람의 변비를 다스린다.

주의사항

몸이 허약하고 몸에 열이 없거나 소화기가 약하여 밥을 잘 먹지 못하고 설사를 하는 사람은 복용을 피해야 한다.

107

■ 전문가의 한마디 ■

맛은 달고 쓰며 짜고 성질이 차갑다. 폐와 위, 신장에 작용한다. 열병으로 진액이 부족해진 것이나 가슴이 답답하면서 갈증이 있는 것, 발진 등에 효과가 있다.

약초로 활용하는 처방전

• 코염, 인후두염, 구강염, 상기도염일 때 현삼 20g을 짓찧어 낸 즙을 코 안에 바르거나, 말려서 만든 가루를 코 안에 뿌려주면 된다.

호황련

학명: Picrorhiza kurrooa
이명: 호황연, 호련, Picrorrhizae rhizoma

서장호황련의 근연식물의 뿌리

산초류 (약이 되는 산에서 나는 풀)

108

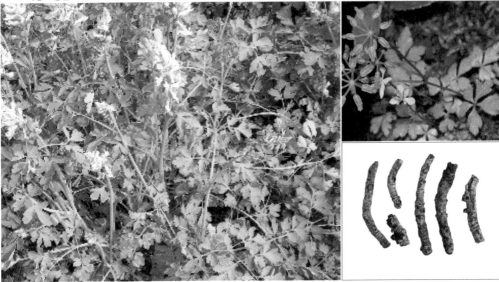

형태와 특징

약재는 원주형, 길이 3~12cm, 색은 어두운 갈색, 질은 단단하면서
도 부스러지기 쉽다. 맛이 매우 쓰다.

주요성분

kutkin, d-mannitol, vanillic acid, kutkiol 등이 함유되어 있다.

약리효능 효과 허해서 생긴 열을 내리므로 열이 왔다 갔다 하는 것과
자다 땀나는 것을 없애며 장위의 열과 적체를 없애 소화불량, 복부
팽만감, 설사, 황달, 치질을 다스린다.

약리실험 피부사상균 억제작용, 항균작용 등이 밝혀졌다.

채취 및 제법

가을에 채취하여 수염뿌리를 제거한 후 건조하여 이용한다.

복용법 하루 4~12g을 복용한다.

복용사례

은시호, 지골피 등과 배합하여 몸에 진액이 부족하여 허열이 있거
나 식은땀을 흘리는 증상을 다스린다.

주의사항

소화기가 약하고 속이 찬 사람은 복용을 피해야 한다.

■ **전문가의 한마디** ■

맛은 쓰고 성질은 차
갑다. 심장과 간, 위,
대장에 작용한다. 허
해서 생긴 열을 내리
므로 열이 왔다 갔다
하는 것과 자다 땀나
는 것을 없애며 장위
의 열과 적체를 없애
소화불량, 복부팽만
감, 설사, 황달, 치질
등에 효과가 있다.

황금

황금의 뿌리

학명: Scutellaria baicalensis
이명: 내허, 편금, 황금초, Scutellariae radix

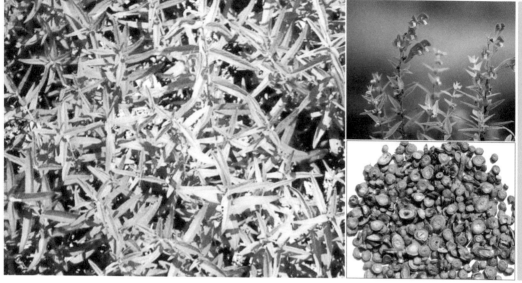

형태와 특징

높이 60cm, 꽃은 7~8월 자줏빛으로 피며, 열매는 꽃받침 안에 들어 있으며 둥글다, 약재는 황금과 같은 노란색 임

주요성분

뿌리에는 Bicalein, Bicalin, Wogonin, Wogonoside, Neobicalein 등이 함유되어 있다.

약리효능 효과

해열작용, 소염작용, 이뇨작용, 위액분비억제작용, 항균작용 등이 밝혀졌다. 주로 폐에 작용하여 폐의 열로 인한 기침, 가래 등에 많이 사용한다.

채취 및 제법

봄에서 가을에 재배 3~4년생 뿌리를 채취하여 사용한다.

복용사례

작약 등과 배합하여 복통과 설사하는 증상을 다스린다.

주의사항

비장과 폐가 허약하면서 열이 있는 사람은 복용을 피해야 한다.

■ 전문가의 한마디 ■

맛은 쓰고 성질은 차갑다. 폐와 담, 위, 대장에 작용한다. 폐의 열로 인한 기침, 가래 등에 많이 사용한다. 또한 대장에 작용하여 이질과 설사를 치료한다.

약초로 활용하는 처방전

• 적리균과 대장균 억제와 위경련으로 나타나는 배 통증에는 황금과 집작약 각 8g, 감초 4g을 물로 달여 1일 3번 나눠 복용하면 효과가 있다.
• 통증과 피가 하고 통증이 있을 때 세신 40g, 황금뿌리 60g을 물 1ℓ에 달여 건더기를 건져 내고 달인 물을 1일 3번 가글한다.

황기(단너삼)

단너삼의 건조한 뿌리

학명: Astragalus membranaceus, A, mogolicus
이명: 황기, 면황기, 황초, 단너삼, Astragali radix

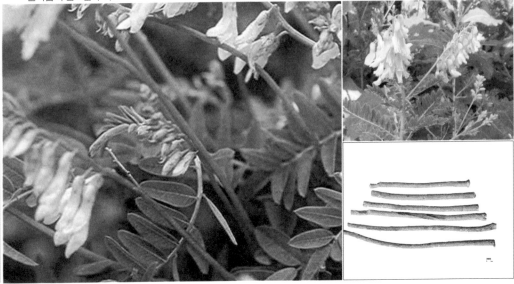

■ 전문가의 한마디 ■

맛은 달고 성질은 약
간 따뜻하다. 비장과
폐를 다스린다. 기가
허하여 지나치게 많
은 땀이 흐르거나 상
처가 잘 아물지 않는
것을 치료하는데 이
때는 말린 것을 그대
로 사용한다.

형태와 특징

높이 1m, 꽃은 연한 노란색으로 7~8월에 총상화서, 열매 꼬투리
는 난형이다. 약재는 원주형으로 황색이다.

주요성분 포르모노네틴, 아스트라이소플라반, 아스트라프테로카르
판, 베타시토스테롤 등이 함유되어 있다.

약리효능 효과

강장, 면역기능조절, 강심, 이뇨, 혈압강하, 혈행장애로 인한 피부
와 감각마비, 반신불수, 구안와사, 소갈증, 각종 암 등에 사용한다.

채취 및 제법 가을 또는 봄에 뿌리를 캐어 잡질을 제거한 후 물에 씻
어 햇볕에서 말려서 이용한다.

복용법 하루 6~15g을 복용한다.

복용사례

백작약, 금은화, 감초, 조각자 등과 배합하여 농을 배출시키고 상
처를 빨리 아물게 한다.

주의사항

백선피와 함께 쓰면 효과가 떨어진다. 피부에 사
기가 왕성하여 생긴 단독, 종기가 있는 사람과 상
처 부위가 아프고 열이 나는 증상에는 복용을 피
해야 한다.

약초로 활용하는 처방전

• 허약체질이나 병후에 식은땀이 날 때 단너삼
10g을 물에 달여 1일 3번 니눠 끼니 뒤에 복용
하면 된다.
• 원인 없이 저절로 땀이 흐르거나 잘 때 식은
땀이 날 때 백출 15g, 방풍과 단너삼 각 8g씩
을 섞어 물에 달여 1일 3번 나눠 복용하면 효과
가 좋다.

황련

깽깽이 풀의 뿌리줄기

학명: Coptis chinensis, C. japonica
이명: 천련, 왕련, 지련, 깽깽이풀뿌리, Coptidis rhizoma

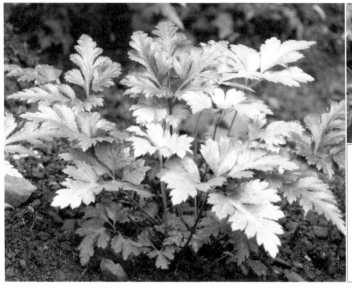

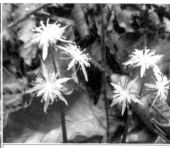

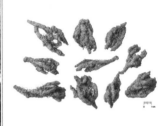

형태와 특징

뿌리줄기가 굵고 담황색이며 차츰 색이 짙어진다.

주요성분

berberine, coptisine, woorenine 등 여러가지 알칼로이드를 함유하고 있다.

약리효능 효과

항균, 해열, 소염 작용 등이 있고, 열이 나는 불면증, 갱년기 수족이 아픈데, 심장이 두근거리는 홍안, 혓바늘이 돋는데 효과가 있다.

채취 및 제법

가을에 채취하여 흙과 잡질을 제거한 후 햇볕에 건조시켜 이용한다.

복용법

하루 1~5g을 달여 복용한다.

복용사례

목향 등과 배합하여 설사에 복통이 있는 증상과 복통은 있지만 변이 잘 안나오는 증상을 다스린다.

주의사항

소화기가 약한 사람은 복용을 피해야 한다.

111

■ 전문가의 한마디 ■

맛은 쓰고 성질은 차갑다. 심장과 간과 위와 대장에 작용한다. 열이 있으면서 가슴이 답답하고 잠을 못 이루는 증상과 코피나 피를 토하는 증상을 다스리고 위장에 작용하여 배가 더부룩하고 설사하면서 아픈 것에 효과가 있다.

약초로 활용하는 처방전

• 잦은 혈뇨가 있을 때 황련 15g과 차전초 10g을 물에 달여 1일 3번 나눠 복용하면 효과가 좋다.
• 혈당강하에 생지황 70g과 황련 7g을 1회분으로 물에 달여 1일 3번 나눠 복용한다.

후박

학명: Magnolia officinalis, M. obovata.
이명: 중피, 후피, 적박, 열박, Magnolae cortex

후박나무의 줄기 또는 뿌리껍질을 말린 것

산조류 (약이 되는 산에서 나는 풀)

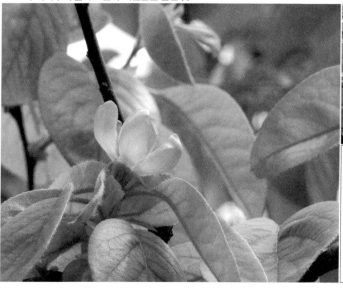
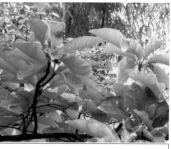
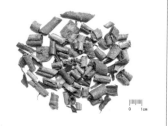

112

형태와 특징

높이 20m, 수피는 회백색, 잎은 새가지 끝에 모여 나며 꽃은 황백색으로 핀다. 열매는 긴 타원형, 홍자색으로 익는다.

주요성분

Magnolol, Honokinol, Machiol, α- 및 β-Eudesmol, α- 및 β-Pinene, Camphene, Limonene, Magnocur 등이 함유되어 있다.

약리효능 효과

항균 및 이뇨작용 등이 있고, 장과 위의 음식 적체, 기침이 나고 숨이 찬데, 헛배와 토하고 설사하는데 좋다.

채취 및 제법

여름에 15~20년생 수피를 채취하여 생용하거나 생강즙과 같이 볶아서 사용한다.

복용사례

창출, 진피 등과 배합하여 복부가 더부룩하고 아픈 증상과 구토하고 설사하는 증상을 다스린다.

주의사항

임신부에게는 주의하여 써야 한다. 택사, 초석, 한수석과는 함께 쓸 수 없는 약이다.

■ **전문가의 한마디** ■

맛은 맵고 쓰며 성질은 따뜻하다. 비장과 위, 대장에 작용한다. 기를 잘 돌게 하고 거꾸로 치솟은 기를 내려주며, 비위를 덥혀 주고, 습을 없애며, 담을 삭이고 대소변을 잘 소통시킨다.

황정(층층둥굴레)

층층둥굴레의 뿌리줄기를 건조한 것

학명: Polygonatum sibiricum, P. falcatum
이명: 황정, 토죽, 녹죽, 낚시둥굴레, Polygonati rhizoma

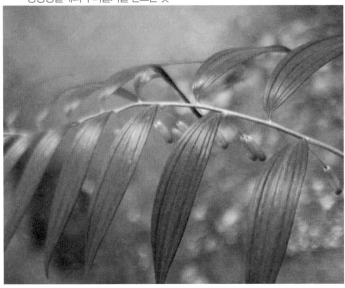

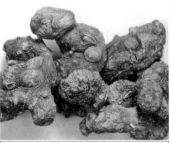

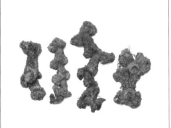

형태와 특징

줄기는 둥글고 높이 50~80cm, 잎은 어긋나고 긴 타원형, 열매는 둥글며 흑자색으로 익는다.

주요성분 잎에는 Azetidine-carboxylic acid, Convallamarin, Sugar, Vit. A 등이 있고 뿌리줄기에는 Convillarin, Convallamarin 강심배당체등이 함유되어 있다.

약리효능 효과

혈압강하, 혈당량강하, 동맥경화방지, 간지방제거 작용이 있고, 허약체질, 오한과 발열, 식욕부진, 약골 등

채취 및 제법

가을에 채취하여 쪄서 말린 후 이용한다.

복용법 하루에 10~20g을 복용한다.

복용사례

사삼, 지모, 패모 등과 배합하여 마른기침을 다스린다.

주의사항

몸이 차면서 변이 무른 사람이나 기침과 함께 가래가 많은 사람, 소화가 잘 안되면서 몸이 붓는 사람 등은 복용을 피해야 한다.

■ **전문가의 한마디** ■ 113

맛은 달고 성질은 평하다. 비장과 폐, 신장에 작용한다. 오한과 발열 증상이 있는 것, 병이 오래되어 마르고 진액이 부족한 것, 식욕부진, 근골이 약해진 것 등을 다스린다.

약초로 활용하는 처방전

• 오랫동안 먹으면 몸이 가뿐해지고 얼굴이 좋아지며 늙지 않고 배가 고프지 않다. 낚시둥글레의 뿌리, 줄기, 꽃, 열매를 다 먹는다. 뿌리를 캐서 먼저 물에 우려 쓴맛을 뺀 다음 아홉 번 찌고 아홉 번 말려 먹는다. 혹은 그늘에서 말려 가루낸 다음 날마다 깨끗한 물에 타 먹는다. 약 먹을 때에 매화열매를 먹지 말아야 한다[본초].

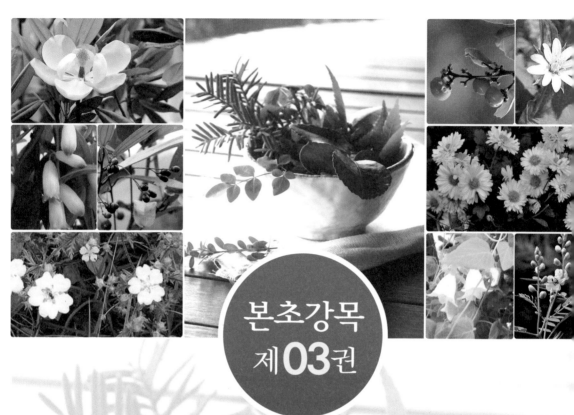

본초강목
제03권

방초류
(약이되는 향기롭고 아름다운 풀)

강황

학명: Curcuma aromatica, C. longa
이명: 황강, 편자강황, 모강황, Curcumae longae rhizoma

여러해살이풀인 강황, 울금, 누른 강황의 뿌리줄기를 말린 것.

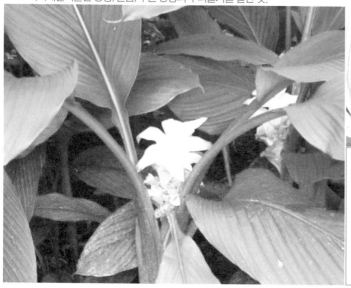
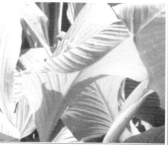
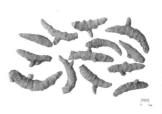

방조류 (향기롭고 아름다운 풀)

형태와 특징

길이 2~5cm, 지름 1~3cm로 뿌리의 표면은 짙은 황색이고 항상 황색의 분말이 있다.

주요성분 Curcumin, Turmerone, Arturmerone, Zingiberene 등이 함유되어 있다.

약리실험 결과 간의 해독기능을 높이고 진통작용, 자궁수축작용, 억균작용 등이 밝혀졌다.

채취 및 제법

가을, 겨울에 채취하여 쪄서 햇볕에 말림, 염색약, 각종 요리 향신료, 조미료로 사용, 노란색 카레라이스 재료이다.

복용법

가을에 뿌리줄기를 캐서 물에 씻어 삶거나 쪄서 말려 쓰는데 하루 4~10g을 탕약, 가루약, 알약으로 먹는다.

복용사례

강활 백출 당귀 등을 배합하여 풍습으로 인한 견비통을 치료한다.

주의사항

허약한 사람에게는 맞지 않고 기혈이 잘 소통되고 있는 사람은 복용하지 않는 것이 좋다.

■ 전문가의 한마디 ■ 115

맛은 맵고 쓰며 성질은 몹시 따뜻하여 비장과 간에 작용한다. 생리가 없을 때에, 기혈이 막혀 가슴과 배가 아플 때, 복부 내에 덩어리나 부풀어 오르고 아픈데, 팔이 쑤시는데, 간염, 담석증, 타박상, 옹종(종양이나 종기) 등에 사용한다.

약초로 활용하는 처방전

• 가슴통증과 배가 불어나 아플 때 울금과 강황 각 20g씩 물에 달여 1일 3번 나눠 복용하면 효능이 있다.
• 담낭염에 강황 15g을 가루로 만들어 1회 5g씩 1일 3번 나눠 복용하면 효과가 좋다.

고량강

양강의 뿌리줄기를 말린 것

학명: Alpinia officinarum
이명: 양강, 신강, Alpiniae officinarum rhizoma

방초류 (향기롭고 아름다운 풀)

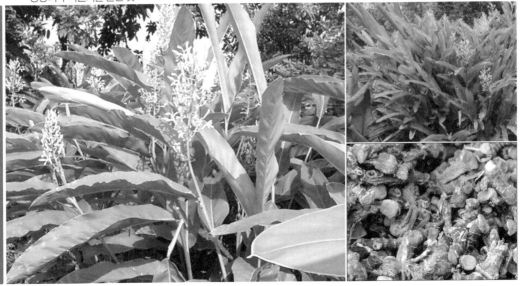

■ 전문가의 한마디 ■

맛은 맵고 쓰며 성질은 따뜻하며 비, 위에 작용한다. 비위를 따뜻하게 하여 한사 (찬 기운)가 위장에 정체되어 설사, 구토하며, 통증을 일으키는 것에 사용된다.

형태와 특징

뿌리줄기는 옆으로 뻗고 자홍색을 띠며, 마디가 많다. 잎은 2줄로 배열되며, 꽃은 봄에서 여름에 걸쳐 줄기 끝에 원추화서로 핀다.

주요성분

정유의 중요성분은 cineole, cinnamic acid, methyl ester 등이다.

약리효능 효과

비위를 따뜻하게 하며 설사, 구토 등에 사용한다.

채취 및 제법

늦여름~초가을에 4~6년 근경을 채취하여 햇볕에 말리거나 썰어서 기름에 볶아 사용한다.

복용법

하루 4~8g을 탕약, 환약, 가루약으로 복용한다.

복용사례

반하, 생강 등과 배합되어 위가 냉하여 일으키는 복통, 설사를 다스린다.

주의사항

열성질환이나 음액이 부족하여 허열이 있는 데는 사용하지 않는다.

약초로 활용하는 처방전

• 양강 8g, 후박 6g, 당귀 6g, 육계 4g, 생강 6g을 섞어 심한 복통에 쓴다. 달여서 하루 3번에 나누어 복용한다.
• 위한증으로 윗배가 아픈 데 양강 한 가지를 8g씩 달여 하루 3번에 나누어 복용하기도 한다.

고본

학명: Angelica tenuissima, Ligusticum sinense, L. jeholense
이명: 미경, 지신, Ligustici rhizoma

고본의 뿌리나 근경을 건조한 것

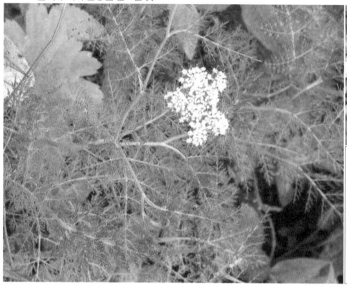
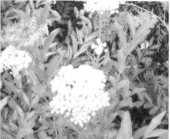
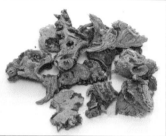

방초류 (향기롭고 아름다운 풀)

형태와 특징

높이 30~80m. 줄기는 곧게 서고, 가지가 많이 갈라지며, 잎은 어긋난다. 꽃은 8~9월에 핀다.

주요성분

Angelic acid, 고미질(a bitter extractive), resins 등이고 Butylphthalide, Cnidilide, Ligustilide, Methyleugenol 등이 함유되어 있다.

약리효능 효과

진통효과가 있으며 사지관절의 통증, 복통, 두통에 좋다.

채취 및 제법

봄, 가을에 채취하여 햇볕에 말려 사용, 열로 인한 두통에는 금한다.

복용법

가을이나 봄에 채취하여 4~12g을 복용한다.

복용사례

강활, 백지, 천궁, 창출 등을 배합하여 감기로 인한 두통을 다스리는데 사용된다.

주의사항

혈이 부족한 이는 피해야 된다.

117

■ 전문가의 한마디 ■

맵고 성질은 따스하며 방광경에 작용한다. 감기에 쓰며 주로 진통효과를 나타내므로 사지관절의 통증, 복통, 머리 윗부분의 두통에 좋다.

약초로 활용하는 처방전

• 뒷머리가 뻐근할 때 고본 7g을 물 200㎖로 달여 1일 3번 나눠 끼니 뒤에 복용하면 된다.
• 두통일 때 고본 7g을 가루로 만들어 1일 3번 나눠 언제든지 복용하거나 고본 10g을 달여 1일 3번 나눠 먹으면 좋다.

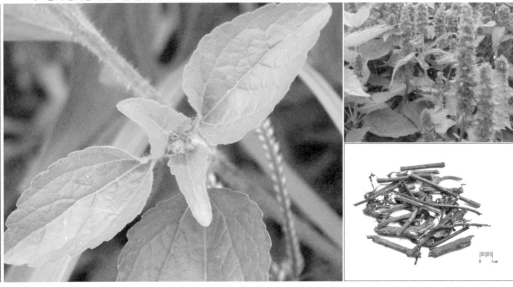

곽향(배초향)

배초향과 광곽향의 전초를 말린 것

학명: Agastache rugosa
이명: 곽향, 토곽향, 배초향, Agastachis herba

방초류 (향기롭고 아름다운 풀)

118

■ 전문가의 한마디 ■

맛은 맵고 성질은 약
간 따뜻하며 비장,
위, 폐에 작용한다.
소화불량, 설사 등의
증상이 있는 감기에
좋다.

형태와 특징

높이 1m. 향이 강하고 짧고 부드러운 털이 많다. 잎은 마주나고, 꽃
은 자주색 7~9월에 윤상화서, 꽃잎은 자색으로 5개로 갈라진다.

주요성분

정유를 약 1.5% 함유하고 주성분은 Methylchavicol이 80%이상을
차지하고 아울러 anethole, anisaldehyde 등을 함유하고 있다.

약리효능 효과

소화기계통의 기능을 향진시켜 소화불량, 설사, 감기에 좋다.

채취 및 제법 여름, 가을에 꽃이 필 때 채취하여 그늘에서 말려서 사
용한다. 오래 달이면 약성이 약해진다.

복용법 하루 6~12g을 달임약, 알약, 가루약으로 복용한다.

복용사례 입덧에 향부자, 곽향, 감초 각각 같은 양을 부드럽게 가루
내어 한 번에 5~6g씩 끓인 소금물(죽염수면 더욱 효과적)로 복용
한다.

주의사항

오래 달이면 약성이 경청하여 날아가므로 오래
달이지 말아야 하며, 위가 허하여 구토하는 사람,
열병으로 열이 있거나 음이 부족하여 열이 있는
사람에게는 쓰지 말아야 한다.

약초로 활용하는 처방전

• 비를 도와주고 따뜻하게 한다. 달여서 먹거
나 가루 내어 먹어도 다 좋대[본초].

당귀

미나리과 다년생 방향성 초본 당귀의 뿌리

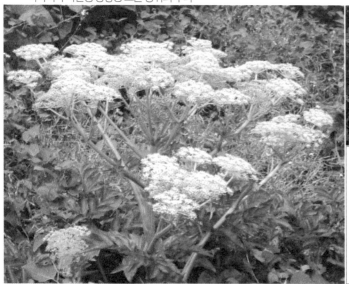

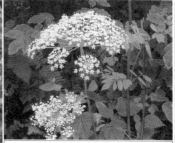

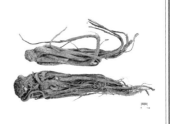

형태와 특징

당귀는 굵고 짧은 주근의 길이 3~7×2~5cm, 가지뿌리의 길이는 15~20cm이다. 바깥면은 엷은 황갈색~흑갈색으로 주근 및 가지뿌리에는 세로주름이 많다.

주요성분 당귀는 decursinol, decursin, 중국당귀는 ligustillde, butylidenephthalide 등이 함유되어 있다.

약리효능 효과

부인냉증, 혈색불량, 산전·산후회복, 월경불순, 자궁발육부진, 혈액불순 마비증상, 생리통, 생리불순, 변비 등에 사용한다.

채취 및 제법 가을에 줄기가 나오지 않은 당귀의 뿌리를 캐서 씻어 햇볕에 말려서 사용한다.

복용법 하루 6~12g을 탕약, 알약, 가루약, 약술, 약엿으로 복용한다.

복용사례

천궁, 작약 등을 배합하여 혈이 부족한 것을 다스린다.

주의사항

설사하는 사람에게는 좋지 않다.

119

■ 전문가의 한마디 ■

맛은 달고 매우며 성질은 따뜻하다. 혈액순환 장애로 인한 마비증상과 어혈을 풀어주며 생리통, 생리불순 등에 사용하며, 혈액과 진액을 보충하는 효과가 있어 노인과 허약자의 변비에 사용한다.

약초로 활용하는 처방전

• 얼굴이 창백하고 어지러우며 두통과 가슴이 두근거릴 때 당귀 7g, 단녀삼 17g을 물에 달여 1일 3번 나눠 복용하면 된다.
• 보혈작용을 위해 말린 당귀 20g을 천궁 10g을 섞어 만든 가루를 물과 술을 6대3의 비율로 섞어 달여 1일 3번 나눠 복용하면 좋다.

마란

국화과의 여러해살이풀 마란의 뿌리와 전초

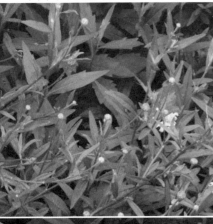

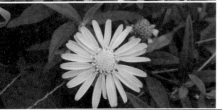

형태와 특징

키가 30~50cm로 줄기가 땅위로 포복하면서 자란다. 밑동의 잎은 꽃이 핀 다음에 시들어 떨어지고, 줄기의 중간 잎은 어긋나며, 거꿀 바소꼴로 끝이 날카롭다.

분포 산비탈위에서 분포한다.

약리효능 효과

열을 없애는 것, 하초의 수습을 소변으로 나가게 하는 것에 효능이 있다.

채취 및 제법

여름과 가을철에 채취해 깨끗이 씻어 햇볕에 말리거나 생용한다.

복용법

10~15g. 생용할 때는 15~30g을 사용한다.

약재의 기미와 성질

맛이 맵고 성질이 서늘하다.

말리근

물푸레나무과의 상록관목 말리의 뿌리

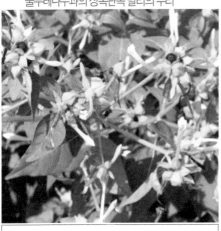

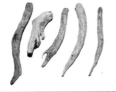

형태와 특징

잎은 홑잎으로 마주나고 타원형이다. 잎 길이가 4.5~9cm이고 뒷면 맥에는 황색털이 있다. 취산꽃차례는 꼭대기 끝에서 3송로 달린다.

분포

습윤하고 비옥한 토양에서 많이 재배한다.

주요성분 alkaloid, sterol 등이 함유되어 있다.

약리효능

효과마취, 통증, 치통, 두정통, 불면증에 쓰인다.

채취 및 제법

연중 채취가 가능하며 햇볕에 말린다.

복용법

1~2g. 외용으로 사용할 때는 정략을 사용해야 한다. 내복할 때는 불에 쬐어 사용한다.

약재의 기미와 성질

맛이 쓰고 따뜻하며, 독이 있다.

목단(모란)

다년생 낙엽성 소관목인 목단의 뿌리껍질

학명: Paeonia suffruticosa
이명: 목단피, 목작약, 모란뿌리껍질, Moutan cortex

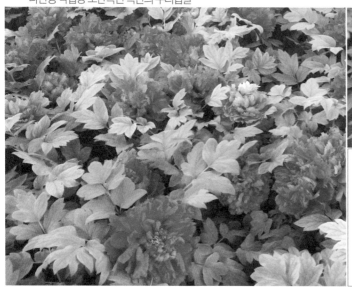
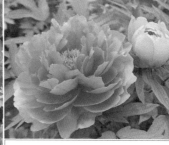
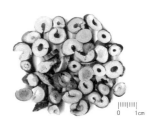

형태와 특징

높이 1~1.5m, 꽃은 양성으로 5월에 붉은색으로 피며, 지름 15츠, 꽃받침잎은 5개, 꽃잎은 8개 이상으로 크기와 모양이 다르다.

주요성분

paeonol, Paeoniflorin, Paeonside, Paeoniflorin, 정유, 알카로이드 등을 함유하고 있다.

약리효능 효과

진정, 최면, 진통, 혈압강하, 부종억제, 항균 등 작용이 있고, 생리불순이나 생리통, 토혈, 코피, 혈반에 사용한다.

채취 및 제법

3~5년생 뿌리를 3~10월에 채취하여 속심을 제거하고 햇볕에 말린다. 생용하거나 술에 볶아 사용한다.

복용법 한번에 6~12g을 달여서 복용한다.

복용사례

생지황, 서각 등과 배합하여 반진이 나거나 코피 나는 증상을 호전시키는 효과가 있다.

주의사항

혈이 부족한 사람이나 임신부, 월경량이 많은 사람은 피해야 한다.

■ **전문가의 한마디** ■   121

쓰고 매운 맛이며 성질은 약간 차고, 심과 간과 신장에 작용하여 생리불순이나 생리통, 멍든 것이나 진통작용, 혈압 강하 작용, 다리 부종을 억제하는 작용, 항균 작용이 있다.

약초로 활용하는 처방전

• 알레르기성 비염일 때 목단피 6g을 달여 1일 한번씩 12일간 잠자리에 들기 전 복용하면 된다.

박하

학명: Mentha arvensis var. piperascens
이명: 소박하, 집박하, Menthae herba

꿀풀과에 속하는 다년생초본인 박하의 지상부

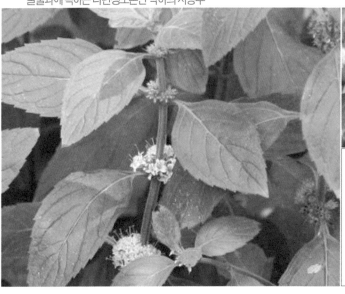
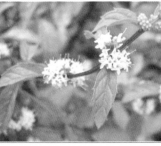
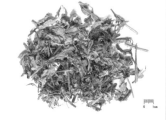

방조류 (향기롭고 아름다운 풀)

122

■ 전문가의 한마디 ■

맛이 맵고 성질은 서늘하며, 폐와 간에 작용한다. 인체상부에 작용하며 열을 발산시키므로 감기 초기의 두통, 눈이 붉어지는 것, 인후통, 반진에 사용하면 좋은 효과를 거둘 수 있다.

형태와 특징

높이 50cm, 꽃은 7~9월에 연한 자줏빛으로 피며 줄기 윗부분과 가지의 잎겨드랑이에 달려 층을 이룬다.

주요성분 박하 잎의 정유 중 77~78%가 멘톨이고, 그 외에 초산, 수지, 소량의 타닌이 함유되어 있다.

약리효능 효과

건위, 정장, 해열, 치통완화, 흥분, 건위, 진통 등 효능이 있고, 두통, 중풍, 두풍, 관절통, 피로회복 및 기침, 감기, 눈의 충혈, 인후통, 피부병 치료한다.

채취 및 제법 여름 5~9월에 채취하여 그늘에서 말려서 사용한다.

복용법 1회에 3~10g를 복용하는데, 신선한 것은 10~30g을 달여서 복용한다.

복용사례 길경, 형개, 우방자, 국화 등과 배합하여 두통, 인후통을 다스린다.

주의사항

오래 달이지 말아야 하며, 기를 소모하고 땀이 나게 할 수 있기 때문에 기가 허하고 피가 부족하거나, 몸이 허하며 땀이 자주 나는 경우는 쓰지 말아야 한다.

약초로 활용하는 처방전

• 머리가 무겁고 텅 빈 것 같은 신경쇠약으로 나타나는 두통에는 박하기름이나 박하뇌를 물에 약간 풀어 수건을 적신 다음 머리에 자주 대주면 효과가 있다.

• 가슴통증과 늑간신경통이 있을 때 천남성덩이줄기와 박하 잎을 같은 양으로 짓찧어 식초로 개어 통증부위에 찜질하면 좋다.

백두구

학명: Amomum cardamomum
이명: 다골, 백구, 각박, Amomi rotundus fructus

생강과에 속하는 여러해살이풀인 백두구의 익은 열매를 말린 것

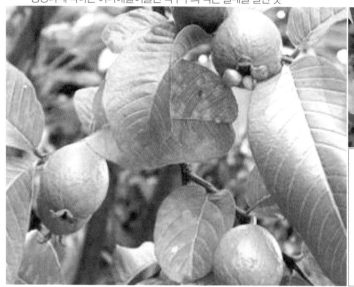
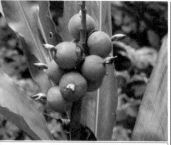
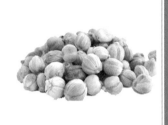

방조류 (향기롭고 아름다운 풀)

형태와 특징

다년초로 뿌리줄기는 포복하고 굵고 크며 마디가 있고 목질이다.
줄기는 직립하고 원주상이며 높이는 2~3m, 잎은 2줄로 어긋나고
잎자루는 없다.

주요성분 정유2.4%를 함유하며 주성분으로 d-borneol과 d-camphor 등을 함유하고 있다.

약리효능 효과

방향성 건위, 구풍, 위액분비 촉진, 장의 연동운동 활성화로 위통,
헛배부름, 소화불량, 구토, 딸꾹질에 약용한다.

채취 및 제법 10~12월 사이 과실이 성숙하여 갈라지기 전에 채취하
여 그늘에서 말려서 사용한다.

복용법 하루 2~4g을 탕약, 알약, 가루약으로 복용한다.

복용사례

후박, 진피, 창출 등을 배합하여 가슴이 답답
하고 더부룩하며 배가 고픈 줄을 모르는 증상
에 사용한다.

주의사항

위의 기능이 항진되어 있으면서 토하는 경우에는
쓰지 않는다.

■ 전문가의 한마디 ■

맛은 맵고 성질은 따
뜻하며, 폐, 비장, 위
에 작용한다. 기를
잘 돌게 하여 비위를
덥혀주는 효능이 있
으므로 기체로 헛배
가 부르며 아픈 데나
비위가 허한하여 소
화가 잘 안되고 배가
아프며 트림이 나고
메스껍거나 토할 때
딸꾹질 등에 쓸 수
있다.

123

약초로 활용하는 처방전

• 위가 찬 것을 치료하는데 음식을 소화시킨
다. 짓찧어 달여서 먹거나 가루를 내어 먹어도
다 좋다[본초].
• 기를 내린대[본초]. 상초의 원기를 보하며 그
향기로운 냄새와 맛은 위기를 올라가게 한다.
백두구를 가루를 내어 먹는 것이 좋다.

백지(구릿대)

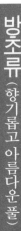

학명: Angelica dahurica
이명: 백지, 백채, 항백지, Angelicae dahuricae radix

산형과의 2~3년생 초본인 구릿대의 뿌리

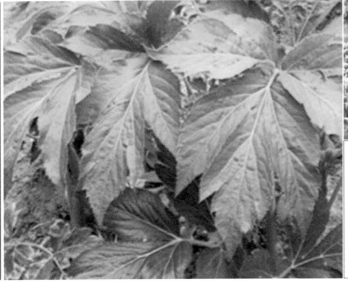

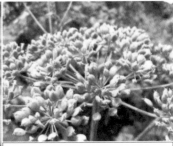

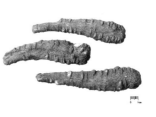

124

■ 전문가의 한마디 ■

맛은 맵고 성질은 따스하다. 폐와 위와 대장에 작용한다. 감기로 인해 머리와 이마가 아프거나, 치통, 콧물 등 얼굴에 나타나는 증상들을 다스리는 효과가 있으며 또한 대하나 피부의 창양, 피부병과 소양감 등을 다스리는 효과도 있다.

약초로 활용하는 처방전

• 두통이 있을 때 백지 12g을 물 200㎖로 달여 1일 3번 나눠 끼니 뒤에 복용한다.
• ;입안이 헐어 구취가 날 때 천궁과 백지를 각각 9g씩 가루로 만든 다음 꿀과 반죽해 1.5g씩 환을 제조해 1회 4알씩 1일 3번 나눠 끼니 뒤에 복용하면 된다.

형태와 특징

높이 1~2m, 꽃은 6~8월에 흰색의 윤산화서로 작은 꽃대가 20~40개, 열매는 분과로 편평한 타원형이다.

주요성분 뿌리에는 byak-angelicin, byak-angelicol, oxypeucedanin, imperatorin 등과 함께 일종의 angelic acid, 경련을 유발할 수 있는 독소인 angelicatoxin이 함유되어 있다.

약리효능 효과 진정, 진경, 항균, 거풍, 진통 작용이 있고, 주로 감기 두통, 치통, 대하, 피부의 창양, 피부병과 소양감에 좋다.

약리실험 결과

약리실험 결과 진정작용, 진경작용, 항균작용이 있다.

채취 및 제법 여름과 가을에 잎이 누렇게 될 때, 그 뿌리를 채취하여 줄기와 잎, 잔뿌리를 제거하고 햇볕에 말려서 사용한다.

복용법 하루에 4~12g을 복용한다.

복용사례 형개, 방풍, 강활 등을 배합하여 감기로 인한 두통과 코 막힘을 다스린다.

주의사항 과다하게 사용하면 구토 증상이 나타날 수 있으므로 주의하여야 하며 평소 허열이 있거나 피부병에 이미 농이 생긴 사람은 그 양을 줄여서 사용하여야 한다.

보골지

학명: Psoralea corylifolia
이명: 파고지, 흑고자, 개암풀, Psoraleae fructus

일년생 초본인 개암풀의 열매

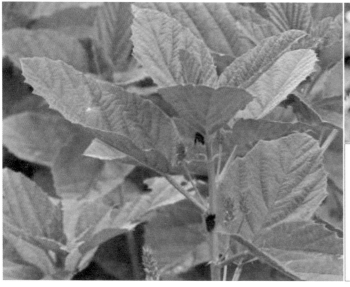

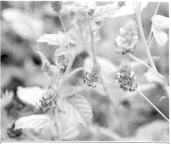

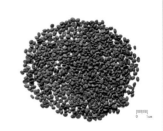

방조류 (향기롭고 아름다운 풀)

형태와 특징

높이는 1~1.5m, 잎은 어긋나며 꽃은 7~8월에 두상 총상화서, 꽃잎은 나비 모양이다.

주요성분 수지, 정유, bakuchiol, psoralen, bavachinin, isobavachin 등이 함유되어 있고, 껍질에는 psoralidin, corylifolin 등이 함유되어 있다.

약리효능 효과 강심, 항암, 지혈, 항균, 여성호르몬 유사 작용 등이 있고, 허리와 무릎이 시리고 아픈데, 소변을 자주 볼 때, 음위와 유정, 유뇨, 설사 등에 효과가 좋다.

약리실험 결과 강심작용과 항암작용, 지혈작용, 항균작용, 여성호르몬 유사 작용 등이 밝혀졌다.

채취 및 제법 가을에 익은 열매를 채취하여 햇볕에 말린 후 다듬어 잡질을 없앤 후에 소금물에 담갔다가 구워서 사용한다.

복용법 하루에 8~12g을 복용한다.

복용사례 토사자, 호도, 침향 등과 배합하여 음위증을 다스린다.

주의사항 음액이 부족하고 열이 많은 사람과 대변이 건조한 사람은 복용을 피해야 한다.

■ 전문가의 한마디 ■

맛은 맵고 쓰며 성질은 따뜻하다. 신장, 비장에 작용한다. 양기가 허약하여 허리와 무릎이 시리고 아프거나 소변을 자주 볼 때, 음위와 유정, 유뇨, 설사 등에 효과가 있다.

약초로 활용하는 처방전

• 요통이 신기하게 낫는다. 파고지를 닦아서 가루를 내어 한번에 8g씩 술로 먹는대[본초].
• 신을 따뜻하게 하고 보하며 약 기운을 신으로 끌어간다. 닦아서 가루 내어 약에 넣어 쓰거나 가루로 먹어도 된대[본초].

봉아술(아출)

학명: Curcuma zedoaria
이명: 봉아출, 봉아무, 봉출, Zedoariae rhizoma

다년생 숙근초본인 아출의 뿌리줄기를 건조한 것

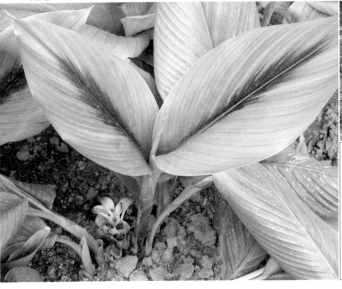
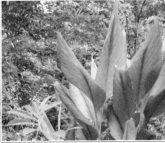
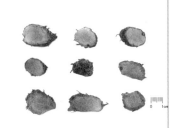

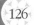

방조류 (향기롭고 아름다운 풀)

126

형태와 특징

생강과 뿌리줄기로 살이 찌고 향기가 강한 연한 노란색, 잎은 긴 타원형, 꽃은 수상화서, 꽃잎은 노란색이다.

주요성분 근경에 정유가 1~1.5%, Sesquiterpene류가 주성분이며 Zederone, Zedoarone, Curdione, Furanodiene, Furanodienone, Epicurzerenone, Curcumenol 등이 함유되어 있다.

약리효능 효과 항암 및 항균작용이 있으며 가슴과 복부가 아프고, 산후에 어혈로 인해 무월경, 각종 타박상 등에 좋다.

복용사례

삼릉과 배합하여 어혈로 인해 월경이 멈추는 증상을 다스린다.

채취 및 제법 겨울에 잎이 마른 후 채취하여 잡질을 제거한 후 잘 씻어서 찐 후에 햇볕에서 말려서 이용한다.

복용법 하루에 4~12g을 복용한다.

주의사항

기와 혈이 부족한 사람과 비위가 허약하여 적취가 잘 생기는 사람은 주의하여 사용하여야 하며, 월경을 과다하게 하는 사람과 임산부는 복용을 금하여야 한다.

■ **전문가의 한마디** ■

맛은 쓰고 매우며 성질은 따뜻하다. 간과 비장에 작용한다. 가슴과 복부가 더부룩하면서 아프거나 산후에 어혈로 인해 월경이 멈추거나 각종 타박상 등에 효과가 있다.

사상자

학명: Cnidium monnieri
이명: 사미, 사주, 사상인, 승독, 조극, Cnidii fructus

일년생 초본인 벌사상자의 성숙한 과실

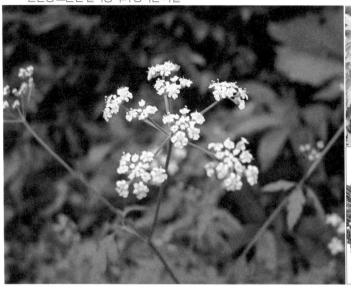
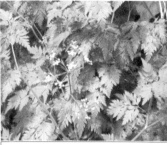
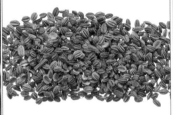

형태와 특징

사상자는 타원형, 표면은 회황~회갈색, 등쪽면은 3개 늑선, 봉합면 2개의 갈색 늑선이 있고, 향기가 있다.

주요성분 사상자는 정유가 1.4% 함유되어 있으며, 그 주요성분은 α-cadinene, torilin이고, 기타 지방유로써 pertroceline, oleine, myristine이 약 10% 함유되어 있다.

약리효능 효과 살균력이 있어 트리코모나스성 질염, 음부 및 피부 소양증, 여성 대하, 음위증과 자궁냉증에 효과가 좋다.

복용사례 고삼, 화초, 백부근 등과 배합하여 끓인 후 그 증기를 쐬어 음부가 가렵고 습진이 있거나 개선, 피부 소양증 등을 다스린다.

채취 및 제법

늦은 여름부터 가을 사이에 성숙한 과실을 채취하여 잡질을 제거한 뒤 햇볕에 말려서 이용한다.

복용법

하루에 4~12g을 복용한다.

주의사항

열이 심하면서 소변이 붉고 배뇨시 통증이 있는 사람은 복용을 피해야 한다.

■ **전문가의 한마디** ■

맛은 맵고 쓰며 성질은 따뜻하다. 신장과 비장에 작용한다. 사상자는 체내의 차가운 기운을 몰아내고 양기를 북돋아 주고, 신장을 따뜻하게 하고 풍한습의 사기를 몰아내는 효과가 있다.

약초로 활용하는 처방전

• 항문이 붓고 탈장일 때 붉나무와 사상자열매를 각 10g을 백반 8g과 함께 달일 때 생기는 김을 쏘이거나 달인 물로 항문을 세척한다.
• 음낭이 붓고 통증과 함께 가려울 때 사상자 열매 가루 35g에 쌀가루 6g을 섞어 따뜻한 물에 갠 다음 음낭부위를 찜질한다.

사인(축사밀의 씨)

학명: Amomum xanthioides, A. vilosum(양춘사) gigulare
이명: 축사인, 축사밀, 공사인, 축사씨, Amomi fructus

다년생 초본인 축사와 사인, 해남사인의 성숙한 과실

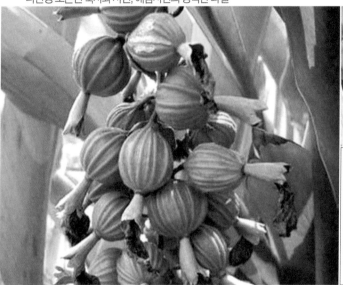
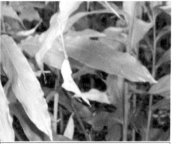
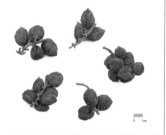

128

■ 전문가의 한마디 ■

맛은 맵고 성질은 따뜻하다. 비장과 위, 신장에 작용한다. 비위의 작용을 돕고, 체하거나 속이 차면서 구토, 설사를 할 때 효과를 나타내며 또한 태아를 안정시켜 태동불안을 치료하는 작용도 있다.

약초로 활용하는 처방전

• 속이 차서 생긴 설사와 휴식리를 치료한다. 가루 내어 한번에 4g씩 빈속에 미음에 타 먹는대단심].
• 위를 따뜻하게 하고 음식을 소화시킨다. 달여서 먹거나 가루를 내어 먹어도 다 좋대본초].

형태와 특징

미얀마와 타이 원산, 크기는 90~120cm, 잎은 2갈래로 갈라짐, 꽃은 수상화서로 50~60개 과실이 달린다.

주요성분 양춘사의 종자에는 3% 이상의 정유가 함유되어 있고, 주성분은 borneol, bornyl acetate, linalool, nerolidol 등과 saponin 0.69%를 함유하고 있다.

약리효능 효과 건위 및 위장 자극 효능이 있으며 구토, 설사, 태아의 태동불안을 치료한다.

채취 및 제법 여름과 가을 사이에 성숙한 과실을 채취하여 잡질을 제거한 뒤 햇볕에 말려서 이용한다.

복용사례 후박, 목향, 진피, 지실 등과 배합하여 배가 더부룩하고 식욕이 없는 것을 다스린다.

채취 및 제법 성숙과실을 채취하여 탈피하고 양건 혹은 홍건하여 사용한다.

복용법 하루에 4~8g을 복용한다.

주의사항

진액이 부족하면서 열이 나는 사람과 더위를 먹어 설사를 하는 사람, 봄에 열이 있으면서 태동이 불안한 임산부는 복용을 피해야 한다.

익지자

학명: Alpinia oxyphylla
이명: 익지자, 익지종, 영화고, Alpiniae oxyphyllae fructus

여러해살이풀인 익지의 익은 열매를 말린 것

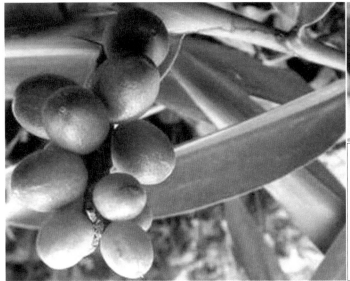
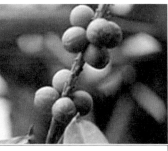
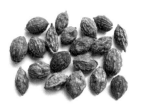

129

형태와 특징

높이 1~3m, 잎은 어긋나며 꽃은 흰색 원추화서로 열매는 타원상 구형 삭과, 외피는 여러개 선명한 맥이 있다.

주요성분 Volatile oil, Cineole, Terpene, Sesquiterpene, Zingiberene, Nootkatol, Yakuchinone A-B 등이 함유되어 있다.

약리효능 효과

건위, 항설사, 항염증, 항암 작용이 있고, 유뇨, 빈뇨, 소아 야뇨증, 유정, 설사, 완복냉통 등에 사용한다.

복용사례

인삼, 백출, 건강 등을 배합하여 비장의 허한으로 인한 복통, 설사를 다스린다.

채취 및 제법 여름철 열매가 여문 다음 따서 말려두었다가 쓸 때 열매껍질을 벗겨버리고 사용한다.

복용법

하루 3~6g을 탕약, 가루약, 알약으로 먹는다.

주의사항

성질이 뜨거워 인체의 열기를 도와주므로 몸에 열이 많은 양성 체질 환자나 진액부족이 있으면서 열이 뜨는 사람에게는 좋지 않다.

■ **전문가의 한마디** ■

맛은 맵고 성질은 따뜻하며 비장과 신장에 작용한다. 신장의 양기를 돕고, 비장의 기운을 따뜻하게 하는 효과가 있다. 소변이 자주 나와 불편한 노인성 유뇨, 빈뇨, 어린아이 야뇨증과 배가 차가워 설사를 하는 증상에 좋다.

산내

생강과의 여러해살이풀 산내의 줄기와 뿌리

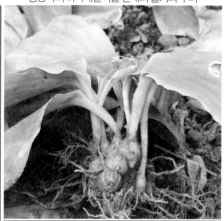

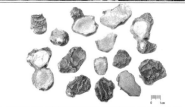

형태와 특징

정확한 줄기가 없다. 잎은 둥근 모양으로 땅에 붙어서 자라고 잎자루가 거의 없다.

주요성분

volatile oils, flavone, coumarins, protein, 전분 점액질이 들어있다.

약리효능

효과가슴과 배가 차면서 아픈 증상, 한사와 습사가 합쳐진 사기로 인한 구토와 설사, 이가 아픈 증세에 효능이 있다.

채취 및 제법

겨울철에 채취해 수염뿌리를 제거하고 줄기와 뿌리를 적당한 크기로 잘라 햇볕에 말린다.

복용법 6~9g이다.

약재의 기미와 성질

맛이 매우며, 성질이 따뜻하다.

석잠풀(초석잠)

여러해살이풀 석잠풀의 지상부

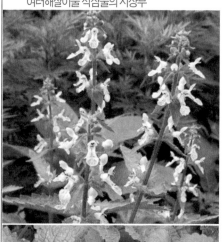

형태와 특징

줄기의 높이가 30~100cm이고 뿌리줄기가 담황색이며 옆으로 뻗으며 자란다.

주요성분

stachydrine, choline, stachyose 등이다.

약리효능

효과풍을 제거하고 해독하는 효능, 지혈. 감기, 목구멍이 붓고 아픈 병과 피를 토하는 병, 월경주기와 무관하게 불규칙적인 질 출혈에 효능이 있다.

복용사례 대개 화열로 인해 생긴 피부가 얇게 헌 종기에 사용한다.

채취 및 제법 여름가을철에 수확해서 햇볕에 말린다.

복용법 10~15g. 외용으로 사용할 때는 적량을 찧어서 환부에 붙인다.

약재의 기미와 성질

맛이 달고 매우며, 성질이 약간 따뜻하다.

울금

생강과 울금의 덩이뿌리를 건조한 것

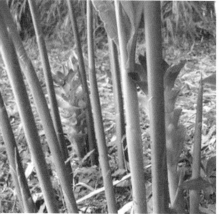

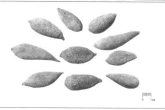

형태와 특징

높이 1~1.5m, 뿌리는 굵은 난형 덩이뿌리, 잎은 긴 타원형, 꽃은 이삭화서, 열매는 보통 맺지 않는다.

주요성분

뿌리줄기에 황색소, 정유에는 Sesquiterpene(65.5%), sesquiterpene alcohol(22%), d-camper(2.5%), 등이 함유되어 있다.

약리효능 효과

행기해울, 양혈파어 효능이 있고, 고독, 금창, 비상독, 산후패혈입심, 요혈, 이통, 자한, 전광, 치, 타혈, 토혈, 통경, 혈적, 황달, 흉복창만 등에 약용된다.

채취 및 제법

겨울과 봄에 괴근을 채취하여 약한 불로 건조하여 사용한다.

약재의 기미와 성질

맛이 매우며, 성질이 따뜻하다.

육두구

육두구나무의 성숙한 과실

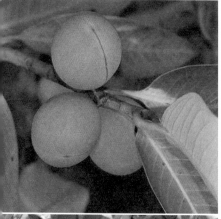

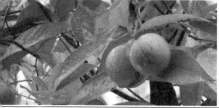

형태와 특징

열매의 종피를 제거하여 건조한 것을 육두구, 가종피를 말린 것을 육두구화라고 한다.

주요성분 2~9%의 정유가 있으며 그성분은 α-pinene, d-camphene 등이다.

약리효능 효과 건위, 장연동운동 향진, 지사, 해독, 소화계기능향상 작용이 있다.

복용사례 인삼, 백출, 건강 등을 배합하여 오랜 설사나 이질을 다스린다.

채취 및 제법 4~6월이나 11~12월에 채취한다.

복용법 하루에 2~8g을 복용한다.

주의사항 더위 먹어 설사하는 경우, 하혈하는 사람, 소화 잘 되면서 치통이 있는 사람 등은 복용을 피해야 한다.

약재의 기미와 성질 맛은 맵고 성질은 따뜻하다. 비장과 위와 대장에 작용한다.

자소엽(소엽, 차조기)

학명: Perilla frutescens var. acuta, P. frutescens var. crispa
이명: 소자, 자소자, Perillae semen

순형과의 일년초인 차조기나 주름차조기의 잎

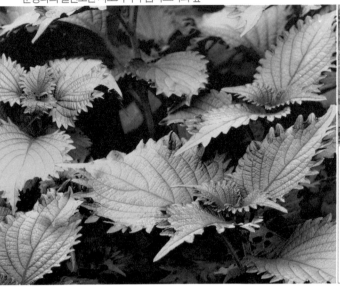
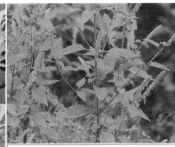
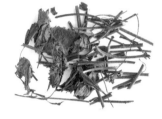

132

■ 전문가의 한마디 ■

맛은 맵고 성질은 따스하다. 폐와 비장에 작용한다. 발한, 해열, 진통, 위장염, 소화촉진, 어육 중독의 해독이나 아토피성 피부염 등 알려진 반응 또는 태동불안에 사용한다.

형태와 특징
높이 50~80cm, 꽃은 8~9월에 연한 자줏빛으로 핀다.

주요성분
Iinolenic acid, 정유, Oil, Vit. B1, α-Pinene, α-Terpineol, β-Pinene, Geraniol, Linalool, Perilla alcohol, Perillaldehyde 등이 함유되어 있다.

약리효능 효과
강기, 소담, 제한, 온중, 관장, 익오장, 윤심폐, 통이변, 활장, 지해평천, 해어해독, 신온산결, 윤폐 효능이 있다.

복용사례
행인, 길경, 전호 등과 배합하여 감기로 오한과 발열, 땀이 안 나고 기침하는 증상을 다스린다.

채취 및 제법 9월 상순에 채취하여 말린다.

약리실험 결과 해열작용, 건위작용, 억균작용, 방부작용이 밝혀졌다.

복용법 한번에 4~12g을 복용한다. 방향성이 있으므로 20분 이상 달이면 좋지 않다.

주의사항
열병이나 기운이 없는 사람이 땀을 많이 흘리는 경우에는 피한다.

약초로 활용하는 처방전
• 소화불량으로 심한 구토가 있을 때 차조기잎 20g을 물에 달여 1일 3번 나눠 복용하면 된다.
• 급성 기관지염으로 열과 기침이 날 때 말린 은행과 차조기잎 각 9g을 섞어 가루로 만들어 꿀과 반죽해 1회 6g씩 1일 3번 나눠 끼니 뒤에 복용한다.

백작약(함박꽃)

다년생 초본인 작약의 뿌리

학명: Paeonia lactiflora var. hortensis
이명: 백작, 작약, 금작약, Paeoniae radix alba

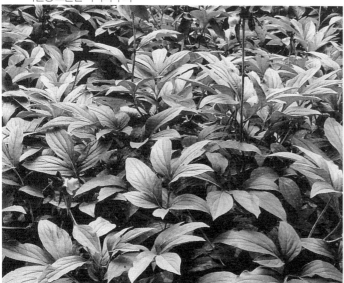

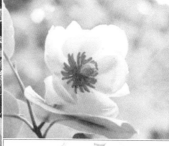

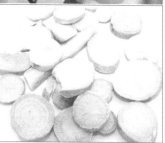

방초류 (향기롭고 아름다운 풀)

형태와 특징

높이 40~50cm, 뿌리는 굵은 육질, 잎은 2회 3출엽으로 긴 타원형, 꽃은 6월에 흰색이다.

주요성분 뿌리에 배당체(Paeonolide, Paeoniflorin), Paeonine 및 Tannin, Methylsalicylic acid, Salicylic acid, 정유, 소량의 Albiglorin, 등이 함유되어 있다.

약리효능 효과 수렴, 해열, 진정, 진통, 진경, 해열, 항염, 항궤양, 혈압강하, 관상동맥확장, 한균 효과가 있다.

복용사례 향부자, 현호색을 배합하여 생리통을 다스린다.

약리실험 결과

약리실험 결과 진정작용과 진통작용, 진경작용, 해열작용, 항염작용, 항궤양작용, 혈압강하작용, 관상동맥 확장작용, 항균작용 등이 있다.

채취 및 제법 여름과 가을에 채취하여 껍질을 제거하여 삶은 후 말려서 사용한다.

복용법 하루에 6~12g을 복용한다.

주의사항

몸이 허약하고 속이 차서 복통과 설사가 있는 사람은 복용을 피해야 한다.

■ **전문가의 한마디** ■

맛은 쓰고 시며 성질은 약간 차갑다. 간과 비장에 작용한다. 간과 비장에 작용하여 수렴작용과 해열작용을 나타내고 간의 기운이 뭉친 것을 풀어주고 통증을 감소시켜주는 작용이 있다.

133

약초로 활용하는 처방전

• 위경련과 담석증 등으로 나타나는 발작성 통증일 때 집작약과 감초 각 15g을 물 400㎖로 달여 1일 3번 나눠 끼니사이에 복용한다.
• 담석증으로 경련이 왔을 때 집작약 12g, 감초 7g을 달여 1일 3번 나눠 끼니사이에 복용하면 된다.

적작약

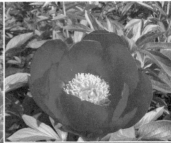

학명: Paeonia lactiflora, P. veitchii
이명: 목작약, 홍작약, Paeonia radix rubra

다년생 초본인 적작약과 천작약의 괴근

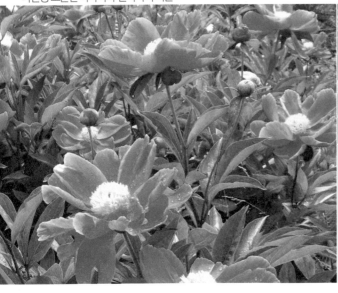

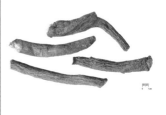

방조류 (향기롭고 아름다운 풀)

134

■ **전문가의 한마디** ■

맛은 쓰고 성질은 약
간 차갑다. 간에 작
용한다. 어혈로 인한
월경통, 옆구리 통
증, 배에 덩어리 있
으면서 아픈 것, 타
박상 등을 다스리며,
기타 반진이나 혈열
로 인한 코피나 피를
토하는 것에 효능이
있다.

형태와 특징

높이 50~80cm, 뿌리는 방추형이며 자르면 붉은색, 뿌리잎은 1~2
회 깃꼴로 3출엽, 꽃은 5~6월에 흰색 또는 붉은색으로 피고, 열매
는 골돌과이다.

주요성분

paeonol, paeonin, paeoniflorin, 안식향산, 정유, 지방유, 수지,
탄닌, 당, 전분 등이 함유되어 있다.

약리효능 효과

진정, 진통, 진경, 해열, 항암, 항궤양, 혈압강하 작용이 있다.

복용사례

당귀, 천궁 등과 배합하여 생리통, 무월경 등을 다스린다.

채취 및 제법

봄, 가을에 채취하여 쪄서 말린다.

복용법

8~16g을 복용한다.

주의사항

허약하고 배가 찬 사람의 생리통이나 무월경에는
복용을 피해야 한다.

약초로 활용하는 처방전

• 위경련으로 배 통증이 있을 때 작약 12g을
만든 가루를 1회에 4g씩 1일 3번 나눠 복용하
거나 작약 20g을 물 300㎖으로 달여 1일 3번
나눠 복용하면 효과가 있다.

천궁

천궁의 뿌리를 말린 것

학명: Cnidium officinale, Lingustieum chuangxiong
이명: 향과, 호궁, 경궁, 궁궁, Cnidii rhizoma

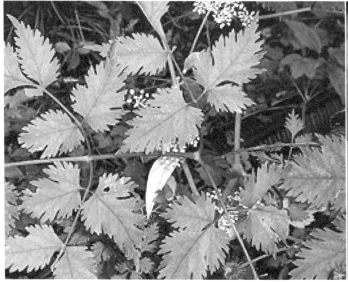
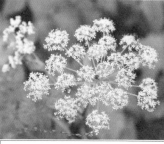
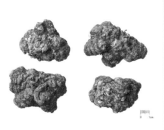

방조류 (향기롭고 아름다운 풀)

135

형태와 특징

높이 30~60cm, 뿌리줄기는 굵다, 꽃은 8월에 흰색으로 피며, 열
매는 타원형이고, 날개 같은 흰색 능성이 있다.

주요성분 정유와 크니드리드, 세다노익산, 아미노산, 알카로이드,
페루릭산 등이 함유되어 있다.

약리효능 효과

진정, 혈압강하, 항균, 자궁수축, 혈액순환촉진 작용 등이 있다.

복용사례

당귀, 숙지황, 백작약 등과 배합하여 혈이 부족하면서 어혈이 있는
증상을 다스린다.

채취 및 제법

늦은 가을에 서리가 내린 다음 뿌리를 캐서 줄기를 버리고 물에 씻
어 햇볕에 말린다. 썰어서 물에 담가 기름기가 빠지도록 우려내서
써야한다.

복용법

하루 6~12g을 탕약, 가루약, 알약으로 먹는다.

주의사항

몸에 진액이 부족하면서 두통이 있거나, 월경과다,
임신부 등의 사람은 복용을 피하는 것이 좋다.

■ **전문가의 한마디** ■

맛은 맵고 따뜻하다. 간과 담, 심포에 작용한다. 인체 내에서 혈액이 잘 돌지 못하면 월경부조, 월경통, 부월경, 두통, 복통 등 여러 가지 증상에 좋은 효과가 있다.

약초로 활용하는 처방전

• 머리가 어지럽고 아프면서 잠이 오지 않을 때 천마와 천궁 각 3g으로 만든 가루를 환으로 제조해 1회 2g씩 1일 3번 나눠 복용하면 좋다.
• 보혈작용을 위해 말린 당귀 20g을 천궁 10g을 섞어 만든 가루를 물과 술을 6대3의 비율로 섞어 달여 1일 3번 나눠 복용하면 좋다.

택란(쉽싸리)

학명: Lycopus lucidus, L. ramosissimus
이명: 소택란, 호란, 호포, 산란, 쉽싸리, Lycopi herba

여러해살이 풀인 쉽싸리의 전초를 말린 것

방조류 (향기롭고 아름다운 풀)

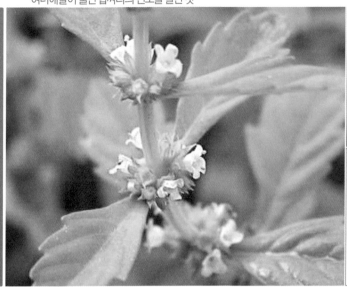

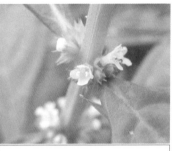

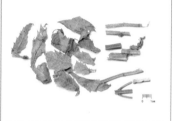

■ 전문가의 한마디 ■

맛은 쓰고 달고 매우며 성질은 약간 따뜻하다. 삼초와 비장, 간에 작용한다. 산후 복통과 부종, 생리불순, 생리통, 상처, 타박상, 부스럼, 황달, 중풍, 고혈압 등에 사용한다.

형태와 특징

높이 1m 내외, 땅속줄기는 다소 굵은 흰색, 잎은 대생하며 흰색 꽃은 6~8월에 피고, 열매는 각진 소견과이다.

주요성분 잎과 뿌리에 Saponin이 있고, 정유가 전초에 0.01%, 잎에 0.06% 들어 있다. 그 외 Tannin, 수지, Stachyose, Lycopose, 탄수화물, 강심 배당체가 있다.

약리효능 효과

산후복통, 생리불순, 생리통, 상처, 타박상, 부스럼, 황달, 중풍, 고혈압 등에 효과가 있다.

복용사례 당귀, 백작약 등의 혈을 보하고 혈행을 돕는 약과 배합하여 혈이 허하고 혈액순환이 잘 되지 않는 것을 다스린다.

채취 및 제법 여름철 꽃이 피는 시기에 전초를 베어 햇볕에서 말린다.

복용법

하루 6~9g을 탕약, 가루약, 알약으로 복용한다.

주의사항

어혈이 없는 사람은 복용을 피해야 한다.

약초로 활용하는 처방전

• 열꽃을 잘 피우게 할 때 골등골나물 5g을 달여 1일 3번 나눠 먹이면 된다.

패란(등골나물)

학명: Eupatorium fortunei
이명: 패란, 수향, 목택란, 향등골나물, Eupatorii herba

등골나물의 전초를 말린 것

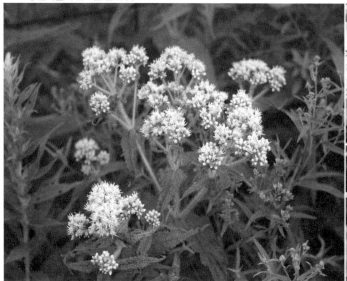
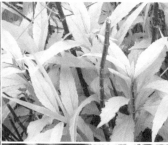
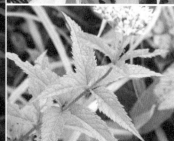

형태와 특징

줄기는 원주형, 표면은 황갈색~황록색으로 마디와 세로로 능선이 있고, 맛은 맵고 성질은 평하다.

주요성분 p-cymene, nerylacetate, 5-methyl thymol ether 등이 함유되어 있다.

약리효능 효과

혈압강하, 생리조정하며 부종, 황달에 약용하고, 설태와 구취, 오심, 구토 증상에 좋다.

복용사례

곽향, 박하, 후박 등과 배합하여 여름철 감기로 오한 발열이 있고 가슴과 머리가 답답한 증상을 다스린다.

채취 및 제법

여름철 꽃이 필 때 전초를 베어 햇볕이나 그늘에서 말린다.

복용법

하루 4.5~9g, 신선한 것은 9~15g을 달여 먹는다.

주의사항

진액이 부족한 사람이나 기가 허하고 약한 사람은 복용을 피해야 한다.

■ 전문가의 한마디 ■

맛은 맵고 성질은 평하다. 비장과 위, 폐에 작용한다. 여름에 발열, 두통, 혈압강하작용과 생리를 고르게 하고 부종, 황달에도 사용한다.

필발

학명: Piper longum
이명: 서미, 필발, Piperis longi fructus

필발의 익지 않은 열매이삭을 말린 것

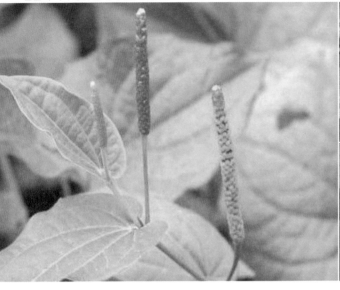
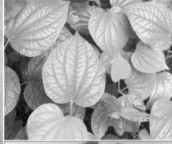
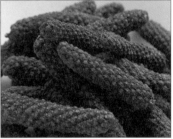

■ 전문가의 한마디 ■

맛은 맵고 성질은 따뜻하다. 비장과 위에 작용한다. 가슴과 배가 차갑고 아픈 것, 신물이 넘어 오는 것, 구토, 설사, 이질, 두통, 축농증 등에 사용한다.

형태와 특징

원주형으로 길이 2~5cm, 지름 5~8mm, 하나의 축을 중심으로 작은 알맹이의 열매가 무수히 붙은 그물눈 모양이다.

주요성분

piperine, palmitic acid, tetrahydropiperic acid 등이 함유되어 있다.

약리효능 효과

상한복통, 구토, 설사, 이질, 두통, 축농증 등에 약용하고, 치통이 있을 경우 외용약으로 사용한다.

복용사례

오수유, 육계 등과 배합하여 속이 허약하고 차서 오래된 설사를 다스린다.

채취 및 제법 9~10월 노란 열매가 검은 색으로 변할 때 따서 햇볕에 말린다.

약초로 활용하는 처방전

• 필발·육계 각각 40g, 고량강·건강 각각 60g을 가루내어 한 알의 무게 0.3g 되는 환약을 만들어 비위허한증에 한번에 20알씩 하루 3번 복용한다.

복용법

하루 1.5g~3g을 탕약, 가루약, 알약으로 복용한다.

주의사항

심한 발열이 있거나 정기가 허약한 사람은 복용을 피해야 한다.

향부자

학명: Cyperus rotundus
이명: 향부미, 뇌공두, 사초근, Cyperi rhizoma

향부자(사초의 덩이뿌리줄기)의 건조한 근경

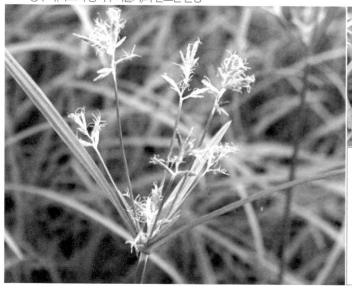
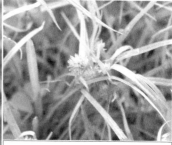
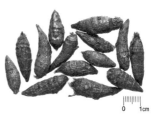

방조류 (향기롭고 아름다운 풀)

형태와 특징

높이 15~40cm, 땅속의 뿌리줄기 끝에 덩이줄기가 생김, 꽃은 7~8월에 피며, 열매 수과는 흑갈색의 긴 타원형이다.

주요성분

글루코오즈, 과당, 전분, 정유를 함유한다.

약리효능 효과

강심, 이뇨 작용이 있으며 생리불순과 통증을 개선하고, 신경성 소화불량, 가슴과 옆구리 및 배가 아픈 증상, 대하 등에 사용한다.

복용사례

시호, 작약, 천궁 등과 배합하여 스트레스로 인해 옆구리가 아픈 것을 다스린다.

채취 및 제법

가을에 채취하여 말려서 이용한다.

복용법

하루에 6~12g을 복용한다.

주의사항

몸에 기가 부족하거나 진액이 부족하면서 혈에 열이 있는 사람은 복용을 피해야 한다.

■ 전문가의 한마디 ■

맛은 맵고 약간 쓰면서 달고 성질은 평하다. 간과 비장, 삼초에 작용한다. 간의 기가 울체하면 옆구리가 아프고 정신적으로 우울해 지는데 이렇게 간기가 울결된 데에 다스린다.

약초로 활용하는 처방전

• 머리를 다쳐 혼미하고 건망증이 심할 때 향부자 15g과 복숭아씨 7g을 달여 1일 2번 나눠 끼니사이에 복용하면 된다.

• 위경련을 멈출 때 잘게 썬 향부자 9g을 달여 1일 3번 나눠 끼니 뒤에 복용하면 효과가 있다.

향유

학명: Elsholtzia ciliata E. splendens
이명: 향유, 향채, 향융, 노야기, Elsholtziae herba

향유 및 꽃향유의 지상부 전초

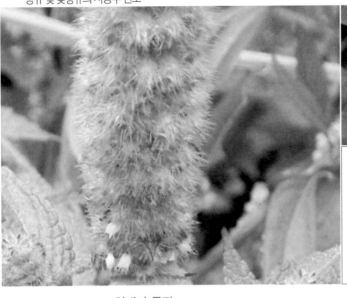
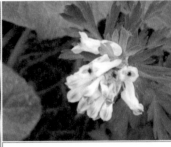
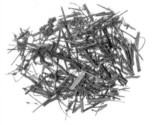

방조류 (향기롭고 아름다운 풀)

140

■ **전문가의 한마디** ■

맛은 맵고 성질은 약간 따뜻하다. 폐와 위에 작용한다. 여름철의 감기나 또는 습기가 몸에 쌓여 오한, 발열, 가슴이 답답하고 복통, 구토 등의 증상이 생긴 것을 다스린다.

형태와 특징

높이 30cm~60cm, 꽃은 8~9월에 홍자색, 열매는 분과로 난형이다. 약재는 특이한 방향이 있다.

주요성분

terpene군, alcohol군, aldehyde군, ester군, ktone군, phenol군, coumarin군, oxide군 등이 함유되어 있다.

약리효능 효과

발한, 해열, 위액분비촉진, 지혈 작용 등이 있다.

복용사례

후박, 백편두 등과 배합하여 여름철 감기와 함께 소화불량, 설사 등을 동반한 증상을 다스린다.

채취 및 제법

늦은 가을에 이삭이 나온 다음 채취하여 불순물을 제거하고 건조하여 사용한다.

복용법

하루에 4~12g을 복용한다.

주의사항

몸에 열이 있으면서 땀이 많이 나는 사람과 원기가 허약한 사람은 복용을 피해야 한다.

약초로 활용하는 처방전

• 피가 날 때 향유 35g에 물 200㎖를 붓고 100㎖로 진하게 달여 1일 3번 나눠 먹거나 달인 물로 양치질하면 된다.

형개

형계의 지상부분을 건조한 것

학명: Schizonepeta tenuifolia var. japonica
이명: 향형개, 선개, 가소, Schizonepetae herba

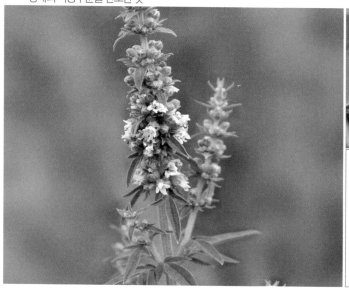
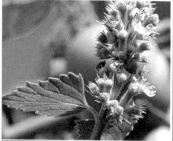
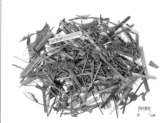

방조류 (향기롭고 아름다운 풀)

형태와 특징

높이 60cm, 원줄기는 네모지고, 잎은 마주나며 꽃은 8~9월에 피며 원줄기 윗부분에는 층층으로 달린다.

주요성분

정유를 함유하며 그성분은 d-methone, dl-methone, d-limonene 이다.

약리효능 효과

해열, 발한촉진, 혈액순환촉진, 진경, 소화, 항균 작용 등이 있다.

복용사례

방풍, 강활, 백지 등과 배합하여 오한, 발열, 땀이 안 나면서 두통 있는 것, 몸이 아픈 것 등을 다스린다.

채취 및 제법

여름과 가을에 꽃이 피고 이삭이 파랄 때 채취하여 햇볕에 말려서 이용한다.

복용법 하루에 4~12g을 복용한다.

주의사항

땀이 많은 사람과 열이 심하면서 오한은 약한 사람, 진액이나 혈이 부족하여 발생하는 두통에는 복용을 피해야 한다.

■ 전문가의 한마디 ■

맛은 맵고 성질은 따뜻하다. 간과 폐에 작용한다.
풍한이 인체에 침입하면 열과 오한이 나고 두통, 인후통 등의 증상에 효과가 있다.

약초로 활용하는 처방전

• 자궁경관에 염증과 이슬이 많고 허리가 아프며 출혈이 약간 있을 때 형개이삭 27g을 태워 가루로 만들어 1회 9g을 1일 3번 나눠 복용한다.
• 전신이 저리고 힘줄과 뼈마디가 쑤시며 현기증이 있을 때 형개이삭 20g을 약간만 볶아 만든 가루를 1회 10g씩 1일 2번 나눠 술에 타서 복용하면 좋다.

형삼릉(매자기)

학명: Sparganium erectum
이명: 삼릉, 형삼릉, 경삼릉

흑삼릉과 다년생 초본인 매자기의 건조한 괴경

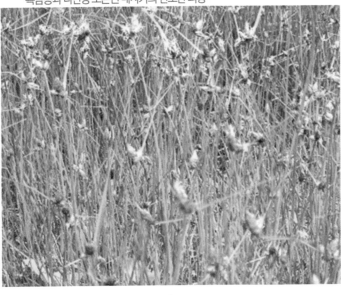
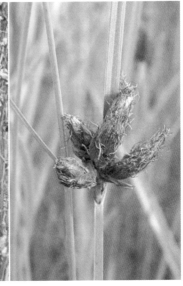

방조류 (향기롭고 아름다운 풀)

142

■ 전문가의 한마디 ■

맛은 쓰고 성질은 어느 한 쪽으로 치우치지 않고 평하다. 간과 비장에 작용한다. 혈액과 기의 순환이 정체되거나 월경이 갑자기 멈추면서 복통이 있거나 산후 복통, 체했을 때 등에 효과를 나타낸다.

약초로 활용하는 처방전

• 삼릉 12g, 청피 · 반하 · 보리길금 · 봉출 각각 8g을 섞어 부인의 식체 및 배 안에 뜨뜨한 덩어리가 있고 아픈 데(징가) 쓴다. 달여서 하루에 3번 나누어 복용한다.

형태와 특징

방동산이과 키 70~100cm, 전체가 해면질, 줄기는 곧고 굵음, 뿌리는 길게 뻗고 끝에 단단한 덩이뿌리가 몇 개 생긴다.

주요성분

Astringenin, Betulin, Betulinaldehyde, Betulinic acid, Lupeol, Resveratrol, Scirpusin A, Scirpusin B 등이 함유되어 있다.

약리효능 효과

파혈, 행기, 소적, 화식, 지통, 통경, 효능이 있고, 월경이 갑자기 멈추면서 복통이 있거나 산후 복통, 체했을 때 효과가 있다.

복용사례 아출, 우슬, 천궁 등과 배합하여 어혈로 인해 생리가 멈추거나 덩어리가 지는 증상을 치료한다.

약리실험 결과 호흡촉진작용, 건위작용 등이 있다.

채취 및 제법 가을과 겨울에 채취하여 잎과 잔뿌리를 제거한 후 물에 충분히 담그었다가 햇볕에 말려서 사용한다.

복용법

하루에 4~12g을 복용한다.

주의사항

월경량이 많은 사람과 몸이 허약한 사람은 복용을 피해야 한다.

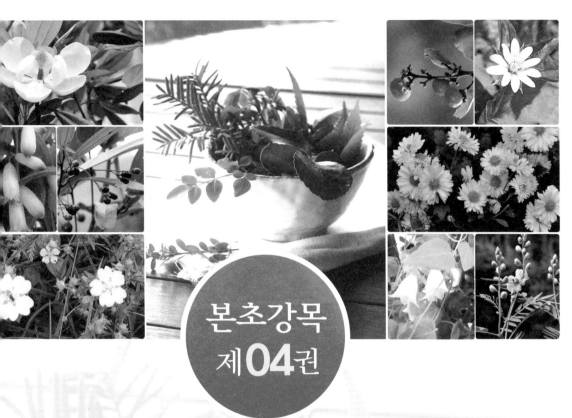

본초강목
제04권

습초류

(물기가 있는 곳에서 자라는 풀)

노근(갈대뿌리)

학명: Phragmites communis
이명: 노모근, 노고근, 노근, Phragmitis rhizoma

갈대의 뿌리줄기

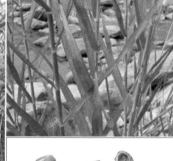

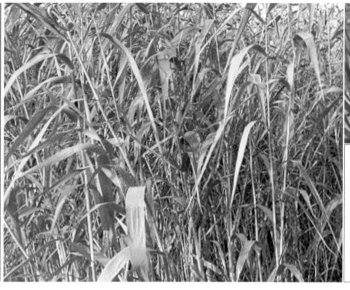

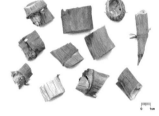

144

■ 전문가의 한마디 ■

달고 차며 폐와 위에 작용한다. 열을 없애고 진액을 만드는 작용을 하므로 구갈, 구토, 폐에 종양이 생겨 농을 토하는 증상을 다스린다.

형태와 특징

높이 1~3m, 줄기뿌리는 길게 뻗고, 마디에 수염뿌리가 남, 줄기 속이 비어있고, 잎은 2줄, 꽃은 9월에 핀다.

주요성분

Coixol, 단백질 5%, 지방 1%, 탄수화물 51% 및 Asparagine, Tricin, Vit. B1, B2 등이 함유되어 있다.

약리효능 효과

구갈, 구토, 폐에 종양이 생겨 농을 토하는 증상을 다스린다.

복용사례

죽여, 생강즙을 배합하여 위에 열이 있어 구토하는 것을 다스린다.

채취 및 제법

일년 내내 채취할 수 있으며 봄, 여름, 가을에 채취하여 말려 사용한다.

복용법

20~40g을 복용한다.

주의사항

소화기가 약한 사람은 피해야 한다.

약초로 활용하는 처방전

• 어린이 갈증으로 구토가 있을 때 갈뿌리(갈대) 30g을 물 200㎖에 달여 1일 3번 나눠 복용하면 된다.

• 복수가 찼을 때 갈뿌리(갈대) 20g을 달여 1일 3번 나눠 끼니 뒤에 복용하면 배출된다.

감수

감수(한국은 개감수)의 뿌리

학명: Euphorbia kansui

이명: 주전, 감택, 고택, Euphorbiae kansui sadix

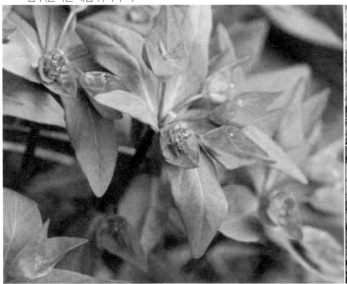

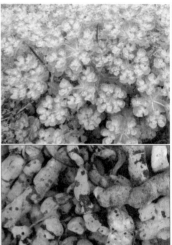

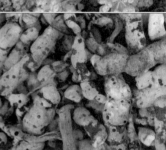

형태와 특징

높이 25~40mm, 유즙이 나옴, 둥근 뿌리줄기, 잎은 어긋남, 꽃은 6-9월에 피며, 잔모양의 취산화서 5-9개 줄기가 있다.

주요성분 괴근에 Kansuinin A와 B(독성분), γ-Euphorbol, Tirucallol (Triterpenoid, Euphol, Kauzuiol)

약리효능 효과

이뇨작용, 배변작용, 독작용, 변비, 오줌을 잘 누게 하고 담을 삭이는 효능, 변비, 종양 치료에 효과가 있다.

복용사례

견우자와 배합하여 부종이나 배에 물 찬 것을 다스린다.

채취 및 제법

봄이나 늦가을에 채취하여 말리어 환이나 산제로 사용한다.

복용법 매일 0.6 ~ 0.9g을 복용하고, 탕제로는 1.5~3g정도 복용 한다.

주의사항

독이 있고 변을 내보내는 힘이 강하고 부작용이 비교적 크기 때문에 허증, 임신부, 포유기에는 쓰지 못한다. 감수를 쓸 때는 감초, 원지와는 배합하지 않는다.

■ 전문가의 한마디 ■ 145

쓰고 성질이 차며 독이 있으며 신장에 작용한다. 변비를 치료하고 오줌을 잘 누게 하고 덩어리진 것과 담을 삭이는 효능이 있어 붓는다거나 가슴과 배에 물이 차거나 복강내에 덩어리가 만져지는 것과 변비, 종양 등에 사용한다.

약초로 활용하는 처방전

• 오줌소태와 전신부종, 복수가 찰 때 감수 1g과 견우자 3g을 가루로 만들어 1회 1g씩 1일 4번 나눠 끼니 뒤에 복용하면 좋다.

• 인두 벽의 염증을 제거할 때 구운 백반과 법제한 감수 각 7g을 섞어 가루로 만들어 목안으로 불어넣어주며 된다.

결명자

학명: Casssia tora
이명: 결명자, 결명씨, 초결명, 결명초, Cassiae semen

한해살이풀인 결명초의 성숙한 씨를 말린 것

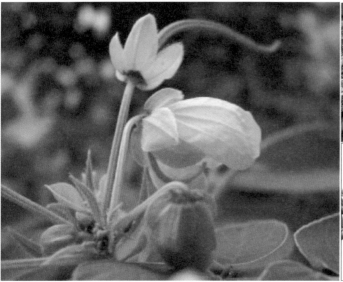
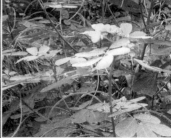
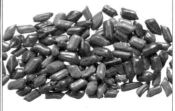

습초류 (물기가 있는 곳에서 자라는 풀)

146

■ 전문가의 한마디 ■

달고 쓰며 짜고 성질은 약간 차고 독은 없으며 간과 대장에 작용한다. 눈이 충혈되어 붓고 아프며 햇빛을 꺼리고 눈물이 흐르는 데나 시력감퇴, 야맹증이나 기타 두통, 어지럼증 가슴이 답답한 증상, 또는 변비에 좋다.

형태와 특징

높이는 1미터 내외이며 6~8월에 노란색 꽃이 핀다.

약리실험 결과

결명씨에 들어있는 안트라키논 화합물이 대장의 연동운동을 세게 하여 설사를 일으킨다는 것이 밝혀졌다.

약리효능 효과

대장연동운동, 통변작용, 시력감퇴, 야맹증, 두통, 어지럼증, 변비에 사용한다.

복용사례

국화, 석결명을 배합하여 눈이 붓고 아픈 것을 다스린다.

채취 및 제법

가을에 씨가 여문 다음 줄기채로 베어서 말려 씨를 털어 모아서

복용법

하루 6~12g을 탕약, 가루약으로 복용한다.

주의사항

변이 무른 자와 혈이 부족하여 어지럼증이 있는 사람은 복용해서는 안된다.

약초로 활용하는 처방전

• 콜레스테롤과 혈압이 높을 때 결명자 15g을 물에 달여 1일 3번 나눠 복용한다.

• 야맹증이 왔을 때 댑싸리씨와 결명자 각 8.4g을 섞어 가루로 만들어 1알에 0.4g짜리 환으로 제조해 1회 7알씩 1일 3번 나눠 끼니사이에 미음과 함께 2간 복용하면 된다.

관동화(머위)

학명: Tussilago farfara
이명: 광동, 동화, 봉즙채, 봉두채, Farfarae Flos

머위의 꽃봉오리를 말린 것

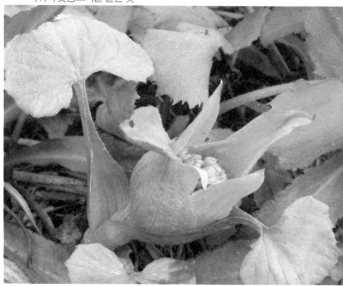
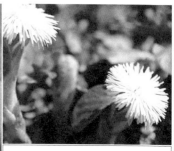
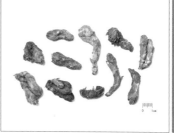

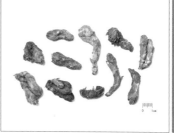 습초류 (물기가 있는 곳에서 자라는 풀)

147

형태와 특징

꽃봉오리가 꽃대 끝에 달려있고, 꽃대에는 넓고 엷은 난형의 자색의 비늘잎이 붙어있고, 끝이 뾰족하며 약 20배의 삼각형 포편이 있다.

주요성분

Faradiol, Rutin, Triterpenoid Saponin, Hyperin 정유 등이 함유되어 있다.

약리효능 효과

기침, 가래, 인후염, 토혈에 사용한다.

복용사례

자완과 배합하여 기침을 다스리는데 사용한다.

채취 및 제법

이른 봄에 꽃봉오리를 따서 말려 사용한다.

복용법

하루 10~15g을 달여 복용한다.

주의사항

기침 시 피나는 것과 농이 섞인 피를 뱉어내는 것에는 피해야 한다.

■ 전문가의 한마디 ■

맛은 맵고 달며 성질은 따뜻하다. 폐에 작용하여 기침, 가래, 인후염, 토혈에 사용한다.

계관화(맨드라미)

비름과 맨드라미의 꽃

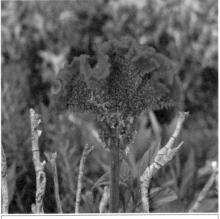

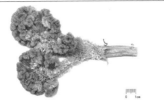

형태와 특징

맨드라미는 높이 90cm, 줄기는 곧게 서고 잎은 어긋남, 꽃은 7~8월에 붉은색, 노란색 및 흰색, 열매는 달걀모양이며 꽃받침으로 싸여 있고 3~5개씩의 검은 종자가 나온다.

주요성분

α-Spinasteril, Amaranthin, Asterasaonin, Friedelin, Shionone, Succinic acid, Epifriedelinol

약리효능 효과

피를 맑게 하고 지혈효능(씨앗), 치질이나 대소변 출혈, 적백대하증, 피부습진, 씨앗은 변혈, 설사

채취 및 제법

동인도가 원산지이며 개화시 꽃대와 함께 채취하여 그늘에 말려서 사용한다.

곡정초

곡정초과의 한해살이풀 곡정초의 꽃줄기와 꽃

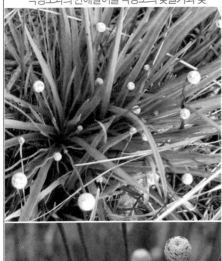

형태와 특징

줄기가 없다. 잎은 모여 나고 가늘고 바소꼴로 뚜렷한 가로줄이 있다. 꽃대는 뿌리줄기에서 올라오고 곧게 자라며 세로로 파여 있다.

분포

조습지와 논에서 자생한다.

약리효능 효과

풍열사를 풀어주고 흩어주는 치료하고 결막염, 야맹증에 효능이 있다.

채취 및 제법

가을에 꽃이 피고 열매를 맺을 때 전초를 뽑아 꽃대만 베어서 햇볕에 말린다.

복용법

9~15g이다.

약재의 기미와 성질

맛이 맵고 달며 성질이 평하다.

구맥(패랭이꽃)

패랭이꽃의 전초를 말린 것

학명: Dianthus chinensis, D. superbus var. longicalycinus
이명: 구맥, 술패랭이꽃, 산구맥, Dianthi herba

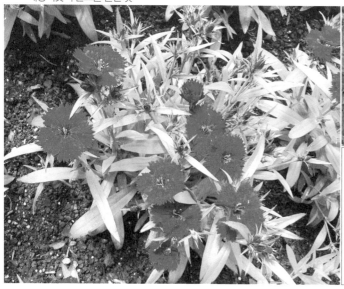
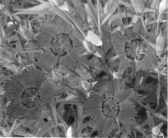
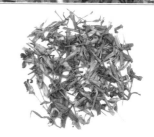

습생조류 (물기가 있는 곳에서 자라는 풀)

형태와 특징

높이 30cm, 꽃은 6~8월에 가지 끝에 1개씩 핌, 열매는 삭과, 끝이 4개로 갈라지며 꽃받침에 싸이다.

주요성분 eugenol, vitamin A류가 함유되어 있다.

약리효능 효과

이뇨작용, 방광염, 요도염, 급성신우신염, 수종, 임질과 기타 치질, 난산, 인후염 등에 사용한다.

복용사례

대계, 소계, 차전자 등과 배합하여 피가 나면서 오줌이 잘 안 나오는 것을 다스린다.

채취 및 제법

여름, 가을에 꽃이 피기 전 채취하여 햇볕에 말려 사용한다.

복용법

하루 6~12g을 탕약, 가루약, 알약으로 복용한다. 외용약으로 쓸 때는 가루내어 기초약제에 개어 바릅니다.

주의사항

비장과 신장이 약한 이와 임신부에게는 쓰지 않는다.

■ **전문가의 한마디** ■

맛은 맵고 쓰며 성질은 차며 심과 소장에 작용한다. 이뇨작용이 뛰어나 소변 양이 적고 잘나오지 않는 증상 및 방광염, 요도염, 급성신우신염, 수종, 임질과 기타 치질, 난산, 인후염 등에 사용한다.

149

약초로 활용하는 처방전

• 심경을 잘 통하게 하고 오줌을 잘 나오게 하는 데는 제일 좋은 약이다. 물에 달여서 먹는다 [본초].

• 방광에 있는 사기를 몰아내고 오줌을 잘 나가게 한다. 물에 달여서 먹는대[본초].

구미초

벼과의 한해살이풀 강아지풀의 전초

습초류 (물기가 있는 곳에서 자라는 풀)

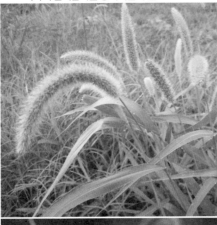

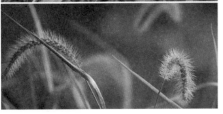

형태와 특징

높이가 30~40㎝ 정도이고 잎은 홑잎으로 어긋나며, 혀 잎에 보드라운 털이 있고 잎 조각은 선모양의 바소꼴이며, 길이가 5~30㎝이다.

분포

들이나 길가에 자생한다.

약리효능 효과

열을 꺼주고, 습사를 제거하고, 옹저나 상처가 부은 것을 삭아 없어지게 하는 효능이 있다.

채취 및 제법

여름과 가을에 채취해 깨끗이 씻어 햇볕에 말린다.

복용법

6~12g을 사용한다.

약재의 기미와 성질

맛이 담담하고 성질이 서늘하다.

귀구

여러해살이풀 귀구의 뿌리와 뿌리줄기

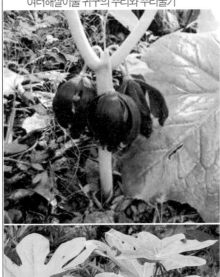

형태와 특징

줄기의 높이가 40~80㎝정도이다. 줄기는 녹색이고 육질이며 밑동은 막질이다. 잎은 2~3장이고 줄기 끝에서 자란다.

주요성분

podophyllotoxin 등 목진소류 성분이 들어있다..
분포 숲속의 음습한 곳에서 자생한다.

약리효능 효과

풍, 한, 습사를 감수함으로 인해 나타나는 통증, 외상으로 인한 온갖 병에 효능이 있다.

채취 및 제법

가을에 채취해 깨끗이 씻어 햇볕에 말린다.

복용법 3~6g. 외용 시에는 적량을 사용한다.

약재의 기미와 성질

맛이 쓰고 매우며 성질이 약간 따뜻하다. 약간 독이 있다.

국화

국화 꽃, 어린 순을 말린 것

학명: Chrysanthemum morifolium
이명: 감국, 금정, 진국, 절화, Chrysanthemi flos

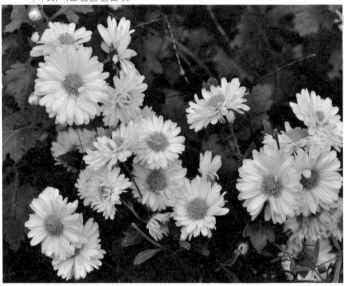
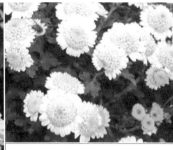
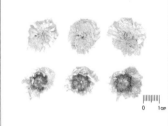

0 1cm

형태와 특징

전체에 짧은 털, 높이는 60~90cm, 잎은 짙은 녹색이며 깊숙한 톱니모양, 9~10월에 산방두화가 피고, 설상화 노란색이나 흰색이다.

주요성분

Apigetrin, 16-β-Hydroxypseudotaraxasterol, Chlorogenic acid, Chrysanediol A, 3,5-Di-O-caddeoylquinic acid, Pseudotaraxesterol, Taraxasteriol 등이 함유되어 있다.

약리효능 효과

두통, 어지럼증, 고혈압, 눈의 충혈 등에 좋다.

복용사례 포공영, 자화지정, 금은화 등과 배합하여 피부질환과 종기를 다스린다.

채취 및 제법

가을에 꽃이 필 때 채취하여 잡질을 제거한 후 햇볕에 말려서 이용한다.

복용법

하루에 12~20g을 복용한다.

주의사항

음부의 피부질환과 간이 나쁜 사람은 복용을 피해야 한다.

151

■ 전문가의 한마디

맛은 쓰고 매우며 성질은 약간 차갑다. 간과 심장에 작용한다. 해열과 해독작용을 가지고 있어 각종 종기와 목이 붓고 아플 때, 눈이 충혈되고 아플 때 등에 효과를 나타낸다. 또한 피부소양증 등에도 이용된다.

약초로 활용하는 처방전

• 감기두통일 때 말린 감국 15g을 물 200㎖로 달여 1일 3번씩 끼니사이에 나눠 복용하거나, 감국으로 만든 가루 6g을 1회 3g씩 1일 2번씩 끼니사이에 나눠 복용한다.
• 담낭염과 담도질환에 수레국화꽃 4g을 물 180㎖에 달여 1일 3번 나눠 복용하면 된다.

낭독

팥꽃나무과의 여러해살이풀 피뿌리풀의 뿌리

습초조류 (물기가 있는 곳에서 자라는 풀)

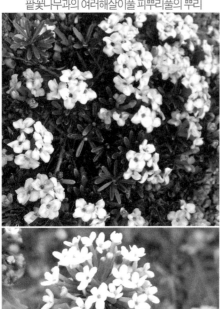

형태와 특징

높이가 20~50㎝정도이고 줄기는 모여서 난다. 잎은 어긋나고 바소꼴에서 둥근 바소꼴이다. 꽃은 밀생해 둥근모양의 정생화서를 이루고 비늘조각이 있다.

주요성분 chamaejasmine 등이 들어있다..

분포

고산 및 초원지역에서 자생한다.

약리효능 효과

외용으로 임파선결핵, 개선충의 기생으로 생기는 전염성 피부병에 효능이 있다.

채취 및 제법

가을철에 채취해 깨끗이 씻어 자른 다음 햇볕에 말린다.

약재의 기미와 성질

맛이 맵고 쓰며 성질이 평하면서 독이 있다.

낭미초

벼과의 여러해살이풀 수크령의 전초 또는 뿌리

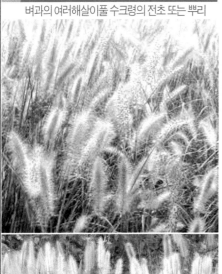

형태와 특징

줄기가 곧게 서고 높이가 30~100㎝정도이다. 9월에 이삭이 잎 사이에서 나오는데, 빛깔이 흑자색이고 가시랭이와 털이 빽빽하다.

분포

밭가나 길가, 산비탈 등에서 자생한다.

약리효능 효과

눈이 붉어지고 아픈 병. 뿌리는 열기에 의해 손상된 폐기를 맑게 식혀 기침을 멈춤, 해독에 효능이 있다.

채취 및 제법

여름과 가을에 채취해 깨끗이 씻어 햇볕에 말려 사용한다.

복용법 9~15g이다.

약재의 기미와 성질

맛이 달고 성질이 평하다.

낭탕근

가지과의 여러해살이풀 미치광이풀의 뿌리줄기

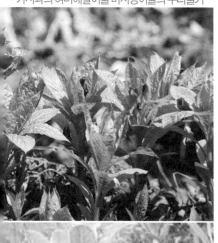

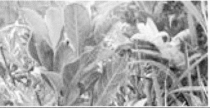

형태와 특징
줄기의 높이가 30cm정도 자라고 특이한 냄새가 난
다. 굵고 마디가 있으며, 땅속줄기가 옆으로 뻗는다.
성분 atropine, scopolamin, hyoscyamine.
분포 깊은 산골짜기의 습기가 많고 그늘 진 곳에서
자생한다.
약리효능 효과
위산과다, 위, 십이지장궤양, 위장통, 두통, 근육통,
진전마미, 옹종, 수전증, 외상출혈에 효능이 있다.
채취 및 제법 가을에 채취해 흙을 제거하고 깨끗이 씻
어 햇볕에 말린다.
복용법 0.6~0.9g이다.
부주 중독에 조심해야 한다.
약재의 기미와 성질 맛이 달고 성질이 따듯하며, 독이 있
다. 외용 시에는 술에 개어 환부에 붙이거나 진하게 달
여 환부를 씻는다.

누로(뻐국채)

다년생초본 뻐국채, 큰절굿대, 절굿대 뿌리

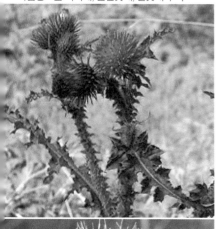

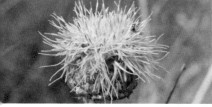

형태와 특징
높이 30~70cm, 줄기는 곧게 서고 흰 털로 덮여 있
고, 밑부분의 잎은 타원형, 꽃은 6~8월에 핀다.
주요성분 전초에 알칼로이드가 있으며
Echinopsine, 소량의 Echinopsein, Echinolin 등
이 함유되어 있다.
약리효능 효과 열을 내리고 옹종을 없애는 효과, 여성
의 유즙배출을 촉진시키는 효과가 있다.
복용사례 왕불유행 천산갑과 배합하여 유방이 아프
면서 유즙분비가 잘 안되는 것을 치유한다.
채취 및 제법 봄과 가을에 채취하여 잡질을 제거하고
잘 씻어 그늘에서 말려서 사용한다.
복용법 잘게 잘라 4~16g을 복용한다.
주의사항 기력이 허한자와 임산부는 복용하지 말아
야 한다.
약재의 기미와 성질 차고 쓰며 독은 없으며 위에 작용한다.

담죽엽(조릿대잎)

학명: Lophatherum gracile
이명: 담죽엽, 조릿대풀, Lophatheri herba

조릿대풀의 줄기와 잎

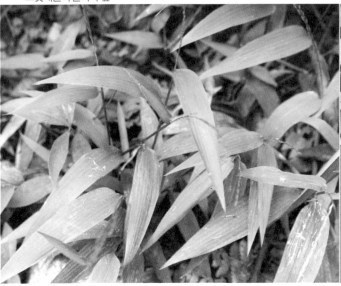
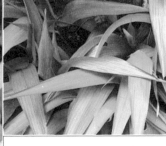
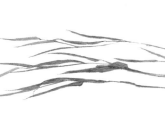

154

■ **전문가의 한마디** ■

달고 담담하며 성질은 차며 심과 위와 소장에 작용하여 구갈이나 가슴 두근거리는 것, 소변이 잘 안 나오는 것, 소변이 탁한 것을 다스린다.

형태와 특징

길이 25~75cm, 줄기는 원주형으로 마디가 있고, 속이 비어 있음, 잎은 피침형, 바깥면은 엷은 녹색~황록색이다.

주요성분

Arundoin, β-Sitosterol, Campesterol, Cylindrin, Friedelin, 14-Taraxeren-3-ol, Stigmasterol 등이 함유되어 있다.

약리효능 효과

심, 위, 소장에 작용 구갈이나 가슴 두근거림, 배뇨 곤란, 소변이 탁한데 사용한다.

복용사례

백모근 등과 배합하여 오줌에 피나는 것을 다스린다.

채취 및 제법

5~6월에 채취하여 쪄서 말려서 사용한다.

복용법

4~12g을 복용한다.

주의사항

임신부는 피해야 한다.

약초로 활용하는 처방전

• 담죽엽 · 지모 · 치자 각각 10g, 석고 20g을 달여 온열병으로 열이 나고 가슴이 답답하며 갈증이 나는 데 쓴다.

• 담죽엽 12g, 골풀속 10g, 해금사 6g을 달여 열림에 쓴다. 하루 3번에 나누어 복용한다.

대계(엉겅퀴)

학명: Cirsium maackii, C. pendulum, C. rhinoceros
이명: 대계, 마계, 산우계

국화과 다년생 초본 엉겅퀴의 전초

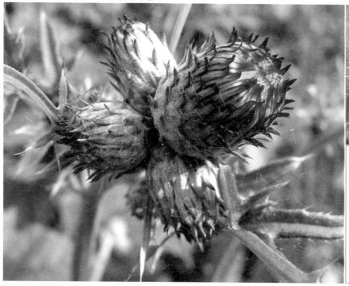

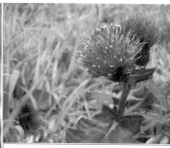

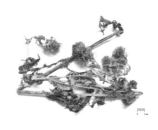

형태와 특징

높이 0.5~1m, 꽃은 6~8월에 자줏빛, 지름 3~5cm, 수과는 길이 3.5~4mm, 관모는 길이 16~19mm이다.

주요성분

alkaloid, volatile oils 등이 함유되어 있다.

약리효능 효과

출혈증, 감기, 피부병, 부종, 대하증 등에 사용한다.

복용사례

생지황 등과 배합하여 각종 출혈에 사용한다.

채취 및 제법

여름철 꽃피는 시기에 전초를 채취하여 햇볕에서 말려서 사용한다.

복용법

하루 30~60g을 달여 먹거나 즙을 내어 복용한다. 외용약으로 쓸 때는 신선한 것을 짓찧어 붙이거나 달인 물로 씻어서 사용한다.

주의사항

소화기가 약하면서 어혈이 없는 이는 피해야 한다.

■ **전문가의 한마디** ■   155

맛은 쓰고 성질은 서늘하며, 심과 간에 작용하여 열을 내리고 피가 나는 것을 멈추며 어혈을 삭이고 부스럼을 낫게 한다. 감기, 피부병, 부종, 대하증 등에 사용한다.

약초로 활용하는 처방전

• 약한 토혈일 때 엉겅퀴 40g에 물 500㎖를 붓고 1/2의 양으로 달여 1일 3번 나눠 복용하면 효과가 있다.
• 엉겅퀴 25g을 진하게 달여 1일 3번 나눠 복용하면 된다.

대극

학명: Euphorbia pekinensis, E. esula
이명: 하마선, 버들옷, 공거

대극과 다년생 초본 대극의 뿌리

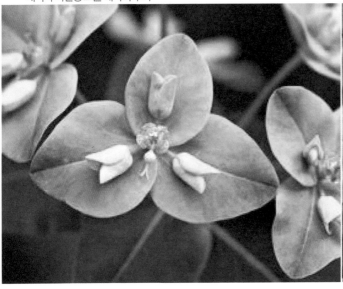
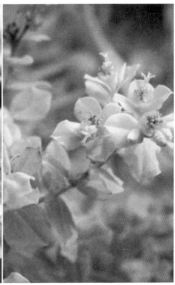

156

■ **전문가의 한마디** ■

맛이 쓰고 성질이 차며 독이 있고, 폐, 비장, 신장에 작용한다. 소변과 대변을 소통시키는 효과가 강력하다. 덩어리인 적을 없애며 붓는데 배나 가슴에 수기가 있는 증상에 주로 쓰며, 변비, 정신분열증, 옹종, 습창에도 사용한다.

약초로 활용하는 처방전

• 복수가 차고 붓기가 있을 때 손질한 대극을 잘게 썬 것 200g에 소금 9g을 섞어 볶아 가루로 만들어 1회 1g씩 1일 2번 나눠 이틀에 한 번 꼴로 3일간 복용한다. 단 독성이 강해 허약체질이나 임신부는 삼가야 한다.

형태와 특징

높이 80cm, 줄기는 곧게 자람, 자르면 유액이 나옴, 잎은 어긋나며 꽃은 6월에 원줄기 끝에 달린다.

주요성분

Euphorbon을 함유하며 대극은 여러 가지 Triterpenoid의 복합체이다.

약리효능 효과

소변과 대변을 소통, 변비, 정신분열증, 옹종, 습창에 약용한다.

복용사례

감수, 원화 등과 배합하여 복수로 배가 부풀어 오른 증상을 개선시킨다.

채취 및 제법 가을에 뿌리를 캐서 물에 씻어 햇볕에 말려서 사용하며, 누렇게 볶거나 2시간 이상 쪄서 사용한다.

복용법

하루 2~3g을 알약, 가루약, 다리는 약으로 복용한다.

주의사항

임신부와 몸이 약한 사람, 신장염 환자에게는 쓰지 않는다.

등심초(골풀)

학명: Juncus effusus var. decipiens
이명: 등심초, 등초, 골풀속살, 등심

골풀과 다년생 초본인 골풀의 줄기속 혹은 전초

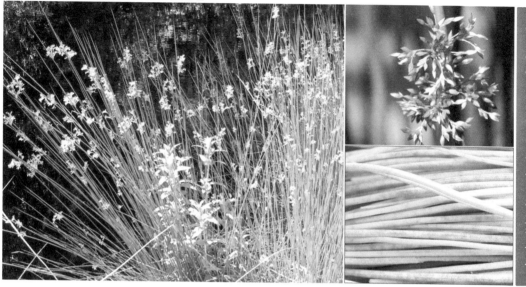

형태와 특징

다년생 초본으로 높이 25~100cm 정도, 땅속줄기는 옆으로 뻗고 많은 짧은마디가 있다. 잎은 없으며 줄기 밑에 비늘조각모양으로 엽초가 있다.

주요성분 속심에는 섬유질, 지방, 단백질 및 Flavonoid인 Glucoluteolin, Arabinose, Xylos 등과 줄기에는 다당류가 있다.

약리효능 효과

이뇨, 해열, 효능이 있고, 폐에 열기로 기침하는데, 후두염, 황달 등에 사용한다.

복용사례

목통, 치자, 활석 등과 배합하여 열병에 소변이 적고 노랗고 불편한 것을 다스린다.

채취 및 제법

늦은 여름부터 가을 사이에 줄기를 베어 속살을 뽑아 햇볕에 말려서 사용한다.

복용법

하루 2~4g을 탕약으로 복용한다.

주의사항

허약한 사람은 피해야 한다.

■ 전문가의 한마디 ■

맛은 달고 성질은 차며, 심과 폐와 소장에 작용한다. 오줌을 잘 누게 하고 열을 내리므로 소변을 잘 못 누고 소변시 아프며 붓는 데에 사용한다. 기타 열로 가슴이 답답하고 잠을 자지 못하는 데, 폐에 열기로 기침하는데, 후두염, 황달 등에 사용한다.

약초로 활용하는 처방전

• 심열로 가슴이 답답해 잠들 수가 없을 때 등심초 5g을 물에 달여 1일 3번 나눠 복용하면 된다.

• 소변이 불편하면서 붓고 기침이 날 때 등심초 6g과 댑싸리씨 12g에 물 200㎖를 붓고 달인 다음 1일 2번 나눠 먹이면 된다.

대청

십자화과 두해살이 초본 대청잎 말린 것

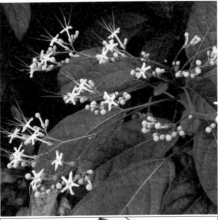

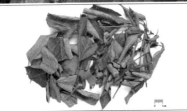

형태와 특징

높이 30~70cm로 털이 없으며 분백색, 근생엽에는 엽병이 있다.

주요성분

Istan, Daucosterol, Glucobrassicin, Hypoxanthine, Indigo, Uridine 등이 함유되어 있다.

약리효능 효과

전염성이하선염, 부스럼, 단독, 입안염, 폐염, 일본 뇌염, 설사, 황달 등에 사용한다.

복용사례 금은화, 형계, 우방자 등과 배합하여 두통, 발열, 구갈이 있는 것을 다스린다.

채취 및 제법 여름과 가을에 채취하여 말려서 사용한다.

복용법 12~20g을 복용한다.

주의사항 소화기가 약한 사람은 복용을 금지해야 한다.

약재의 기미와 성질

쓰고 성질은 차며 심장과 폐와 위에 작용한다.

대황화

여러해살이풀 대황화의 전초

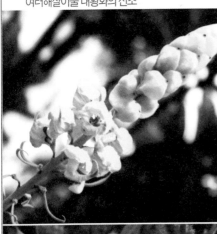

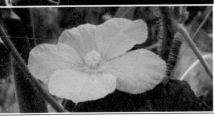

형태와 특징

높이가 약 20cm이고 흰색의 명주실 같은 털이 밀생 한다. 잎은 마주나고 자루가 없으며, 선상 또는 선 상 바소꼴이다.

분포

건조한 산비탈과 자갈질의 초원에서 자생한다.

약리효능 효과

풍습을 제거하는 효능, 소변이 잘 나오게 하는 효 능, 지혈에 효능이 있다.

채취 및 제법

여름과 가을에 채취해서 깨끗이 씻어 햇볕에 말린 다.

복용법

15~30g을 복용한다.

약재의 기미와 성질

맛이 약간 쓰고 성질이 서늘하다.

마린자(타래붓꽃)

붓꽃과의 여러해살이풀 붓꽃의 종자

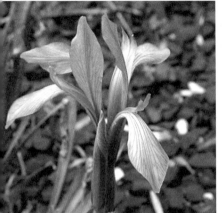

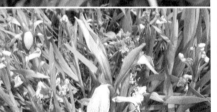

형태와 특징

줄기의 키가 60cm정도로 자라고 잎은 땅속줄기에서 가늘면서 길게 자란다.

주요성분 Irisquinone이 들어있다.

약리효능 효과

혈분의 열사를 제거하는 치법, 지혈, 열을 꺼주고 습사를 제거하고 자궁출혈, 급성으로 온 몸과 눈, 소변이 누렇게 되는 간염에 효능이 있다.

채취 및 제법

가을철에 성숙한 열매를 수확해 햇볕에 말려서 털어서 종자를 얻는다. 종자의 잡질을 제거한 다음 햇볕에 말린다.

복용법 3~9g을 복용한다.

약재의 기미와 성질

맛이 달고 성질이 평하다. 급성백혈병과 실체류에 약간의 효과가 있다는 연구발표가 있다.

159

마편초

마편초과 다년생 초본 마편초의 전초

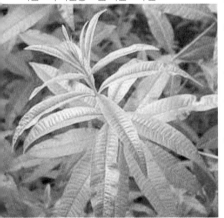

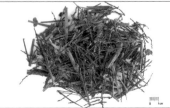

형태와 특징

높이 30~60cm, 잎은 마주나며 꽃은 7~8월에 연한 자색으로 피고, 열매는 분과로 4개이다.

주요성분

전초에는 verbenin, tannin, hastatoside, verbenalin, verbenalol 등이 있다. 그 외에 adenosine, aucubin, β-carotene, caffeic-acid, citral, ursolic-acid 등이 함유되어 있다.

약리효능 효과

이뇨, 혈맥순환, 청열해독, 해열, 어혈제거 효능이 잇고, 황달, 디프테리아 및 생리불순, 생리통, 타박상에 사용한다.

채취 및 제법

여름과 가을 개화시 채취하여 햇볕에 말려서 사용한다.

마황근(마황)

학명: Ephedra sinica, E. equisetina
이명: 초마황, 목적미황, 비염

초마황과 중미황의 뿌리를 건조한 것.

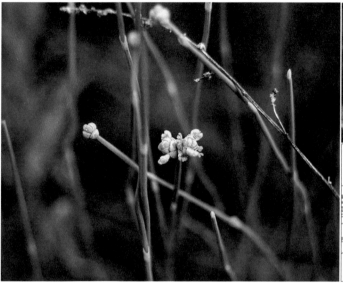
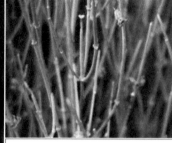
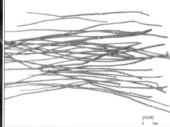

160

■ 전문가의 한마디 ■

맛이 달고 성질은 평
하며 심장과 폐에 작
용하여 일체의 땀나
는 증상을 멈추게 한
다. 양이 허하여 나
타나는 자한증이나
음이 허하여 나타나
는 도한증 모두 응용
이 가능하여 좋은 효
과를 거둘 수 있다.

형태와 특징

높이 30~70m, 목질의 뿌리줄기는 땅속을 포복, 줄기는 곧게 서
고, 비늘잎은 막질, 꽃은 둥근 비늘모양 화서, 포편은 3~5쌍, 각 포
편 속에 1개의 암꽃이 있음, 종자는 2개가 들어 있다.

주요성분

강압작용이 약한 maokonine과 강압작용이 현저한 ephedradine
A.B.C를 동시에 함유하고 있다.

약리효능 효과

발열과 오한 감기, 기침, 천식, 관절통증 등에 사용, 부종, 마비, 소
양감 등에도 사용한다.

복용사례

당귀, 황기 등을 배합하여 가만히 있어도 땀나는 증상을 다스린다.

채취 및 제법

가을에 채취하여 햇볕에 말려 사용하거나 꿀에 볶아서 사용한다.

복용법

한 번에 12~20g을 복용한다.

주의사항

감기환자는 땀을 내야 하는데, 땀이 나오지 못하게 하므로 사용해서는
안 된다.

맥문동

학명: Liriope platyphylla, L. spicata
이명: 문동, 맥동, 오구, 양구, 우구

다년생 초본인 맥문동이나 소엽맥문동의 괴근.

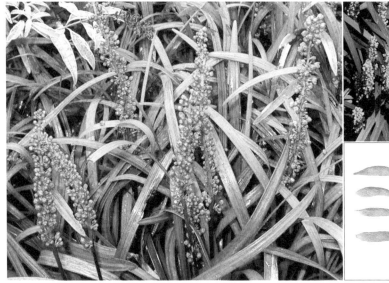
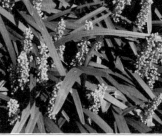
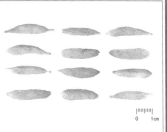

형태와 특징

뿌리줄기는 굵고 딱딱하며 뿌리는 가늘지만 강하고, 수염뿌리 끝이 땅콩처럼 굵어지는 것이 있다. 꽃은 5~6월에 핀다.

주요성분

Ophiopogonin A, B, C, D와 다종의 Steroid saponin, Monosaccharide와 점액질, 스테로이드, 사포닌 등이 함유되어 있다.

약리효능 효과

보익재로 폐와 호흡기에 좋고 폐결핵, 만성기관지염, 각혈, 폐열에 사용하고, 점질물이 많아 변비에도 좋다.

복용사례

천문동, 의이인, 황백, 작약, 복령, 석곡, 상백피 등을 배합하여 폐가 병들어 농을 토하는 것을 다스린다.

채취 및 제법 가을에 뿌리를 캐어 물에 잘 씻은 후 건조시켜 사용하며 덩이뿌리의 심을 제거하고 말려서 사용한다.

복용법 한번에 4~16g을 복용한다.

주의사항

성질이 차가운 약재이므로 소화기가 차거나 약하여 설사를 자주 하는 사람과, 소화가 잘되지 않는 이는 피하는 것이 좋다.

161

■ 전문가의 한마디 ■

맛은 달고 약간 쓰며 성질은 약간 차며, 폐와 위와 심장에 작용한다. 맥문동은 인체에 진액을 만들어 주는 용도로 사용되는 유명한 약재이다. 특히 폐의 진액을 보충해지므로 호흡기 질환을 오래 앓아서 생긴 마른기침을 다스린다.

약초로 활용하는 처방전

• 5로 7상을 치료하며 5장을 편안하게 한다. 먹는 법은 천문동과 같대[본초].
• 소갈과 입이 마르고 갈증이 나는 것을 치료한다. 심을 버리고 달여서 먹는대[본초].
• 심열을 없애고 심기가 약한 것을 보한다. 심을 빼버리고 달여서 먹으면 아주 좋대[본초].

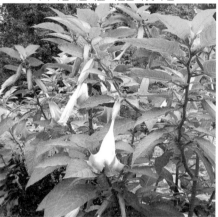

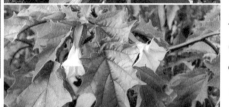

만타라

가지과의 한해살이풀 독말풀의 꽃과 전초

형태와 특징
높이가 1m정도 자란고 줄기에는 털이 없다. 잎은 타원형이고 가장자리가 고르지 못한 물결모양의 거친 톱니가 있다.

주요성분 l-hyoscyamine, hyoscine이 들어있다.

약리효능 효과 기관지 천식, 만성천식성기관지염, 위통, 이가 아픈 증세에 효능이 있다.

분포 마을 옆 또는 길옆 풀밭위에서 자생하며, 전국 각지에 분포한다.

채취 및 제법
6~11월 사이에 꽃을 채취해 반으로 절개한 다음 햇볕에 말린다. 전초는 사시사철 채취할 수 있다.

복용법
0.3-0.6g을 복용한다..

약재의 기미와 성질 맛이 맵고 쓰며, 설빙이 따뜻하다. 독이 많다. 외용 시에는 적량을 사용한다.

모간

미나리아재비의 뿌리를 포함한 전초

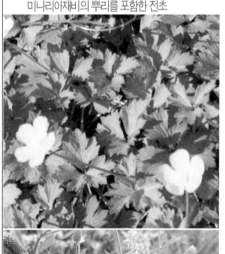

형태와 특징
줄기의 높이가 30~60cm정도이고 식물전체가 느슨한 보드라운 털이 있다.

주요성분 Protoanemonin이 들어있다.

약리효능 효과
풍습관절염, 위통, 온 몸과 눈, 소변이 누렇게 되는 병에 효능이 있다.

분포
낮은 산의 도랑주변이나, 논 주변, 음습한 초지 등에서 자생한다.

채취 및 제법
여름과 가을에 채취해 깨끗이 손질한 다음 햇볕에 말린다.

복용법 외용 시 신선한 생것을 적정량 사용한다.

약재의 기미와 성질
맛이 맵도 약간 쓰며 성질이 따뜻하다. 독이 있다.

목적(속새)

학명: Equisetum hyemale
이명: 목적, 절절초

속새과에 속한 다년생 상록교목인 속새의 지상부

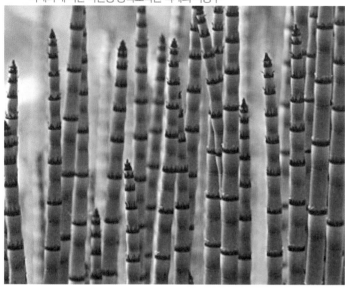
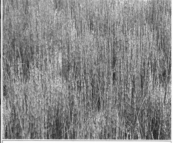
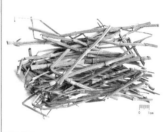

습초류(물기가 있는 곳에서 자라는 풀)

형태와 특징

높이 30~60cm, 줄기는 곧고 짙은 녹색, 잎은 퇴화되어 비늘모양, 포자낭 이삭은 줄기 끝에 원추형으로 난다.

주요성분 Lutein, Lycophyll, Nicotine, Palustrine, Equisetic, Dimethyl sulfone, Thymine, 다량의 규산염, Saponin, Resin 및 glucose를 함유, 전초에는 회분(거의 규산염) 17%, 아미노산 12% 정도 들어있다.

약리효능 효과

눈물이 나고 충혈된데, 하혈, 혈변성 이질, 탈항 등을 다스린다.

복용사례 선태, 곡정초, 황금 등을 배합하여 눈에 무언가 덮인 듯한 증상을 다스린다. 괴화, 지각 등을 배합하여 치질로 인한 부스럼이나 출혈증을 치료한다.

채취 및 제법

봄과 가을에 채취하여 햇볕에 말려서 사용한다.

복용법

한번에 6~12g을 복용한다.

주의사항

화를 잘 내는 사람이나 혈이 부족한 사람의 눈병에는 피해야 한다.

■ 전문가의 한마디 ■

163

달고 쓰며 성질은 평하며, 간과 담과 폐에 작용한다. 눈이 충혈되고 눈물이 나며 뭔가가 가린 듯한 느낌이 나는 것과 하혈, 혈성 이질, 탈항 등을 다스린다.

약초로 활용하는 처방전

• 땀이 잘 나게 한다. 마디는 버리고 쓴대단심].
• 간담을 보하고 눈을 밝게 하며 눈병을 낫게 하고 예막을 없앤다. 동변에 하룻밤 담갔다가 햇볕에 말린 다음 마디를 버리고 가루를 내어 조금씩 먹거나 달여 먹어도 좋대[본초].

반하(끼무릇)

학명: Pinellia ternata, P. tripartita
이명: 반하, 양안반하, 대반하, 끼무릇

여러해살이풀인 끼무릇의 덩이줄기를 말린 것

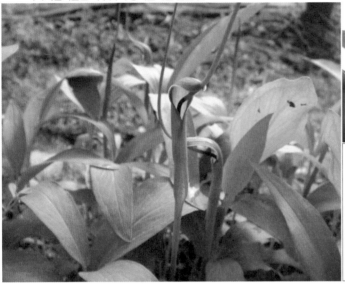
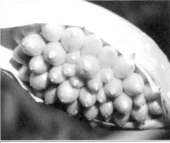
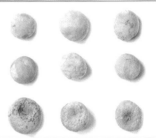

습초류(물기가 있는 곳에서 자라는 풀)

164

■ **전문가의 한마디** ■

맵고 성질은 따뜻하고 독이 있으며, 비장과 위와 폐에 작용한다. 반하는 습담으로 인한 모든 증상을 다스리는 가장 보편적이며 일반적인 약제로 사용되고 있다. 위를 조화롭게 하고 습기를 말리며 담을 없애고 식체를 삭이는 효능이 있다.

형태와 특징

둥근 뿌리줄기는 지름 1cm, 1~2개의 잎이 있으며 작은 잎은 3개, 꽃은 6~7월에 피며 육수화서, 수꽃은 대가없이 꽃밥만 있다.

주요성분

Apigenin-6-C-β-D-galactopyranoside, β-Sitosterol, Campesterol, Daucosterol, Pinellin 등이 함유되어 있다.

약리효능 효과 거담, 진해 등의 효능이 있어 구토, 기침, 가래에 쓰고, 어지럼증, 두통, 위장염 등을 다스린다.

복용사례 기침, 가래가 묽으면서 많은 증상에 자주 쓰고 기타 구토나 어지럼증, 두통, 위장염 등을 다스린다.

채취 및 제법

채집하여 껍질을 벗긴 다음 썰어서 흐르는 물에 2~3일 담갔다 햇볕에 말려서 불에 살짝 볶아 쓰면 안전하다.

복용법

하루 4~10g을 탕약, 알약, 가루약으로 복용한다.

주의사항

오두류의 약재와는 함께 쓰지 말고 혈의 병이 있거나 진액이 부족한 사람은 피해야 한다.

약초로 활용하는 처방전

• 구토가 있거나 입덧으로 구토가 있을 때 반하 10g, 파 3개, 엿기름 10g을 물 200㎖를 붓고 1/2의 양으로 달여 1일 3번 나눠 복용하면 된다.

• 작은 탈모가 왔을 때 반하 10g을 짓찧어 낸 즙을 1일 2번 부위에 발라주면 막을 수 있다.

부자(바꽃)

다년생 초본인 바꽃의 자근 가공품

학명: Aconitum carmichaeli
이명: 부자, 오두, 바곳

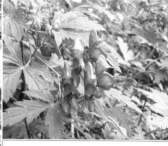

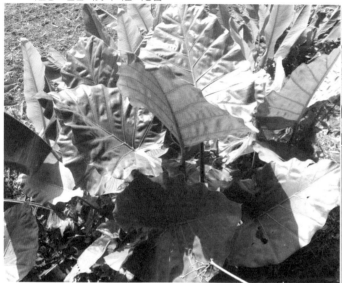

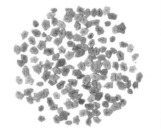

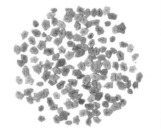

습초류 (물기가 있는 곳에서 자라는 풀)

형태와 특징

높이 60~120cm, 뿌리줄기는 흑갈색 방추형, 잎은 어긋나며, 꽃은 9~10월에 핀다.

주요성분 진통과 독성작용 Aconitine과 Mesaconitine, 강심작용 Higenamine과 Coryneine, 그 외 Talatisamine 등이 함유되어 있다.

약리효능 효과 심한 통증, 관절·류마티스 질환, 복통, 위장통증, 설사, 곽란, 신경통 등에 사용한다. 부자는 독이 강해서 사용에 세심한 주의가 필요하다.

복용사례

건강, 감초 등과 배합하면 사역탕이라 하여 심한 설사, 땀, 구토로 인한 탈수로 손발이 차가워지고 의식이 몽롱해지는 증상을 다스린다.

약리실험 결과 항염작용, 진통작용, 강심작용 등이 있다.

채취 및 제법 6월 말에서 8월 초에 부자의 덩이 뿌리를 채취하여 잔뿌리 등을 제거한 후 물에 씻어 햇볕에 말려서 이용한다.

복용법 하루에 4~12g을 복용한다.

주의사항

몸에 진액이 부족하여 허열이 뜨거나 열이 심한 사람, 임산부에는 절대 복용하여선 안된다.

■ 전문가의 한마디 ■   165

맛이 맵고 달며 성질은 뜨겁고 독성이 센 약재이다. 주로 심장, 비장, 신장에 작용한다. 부자는 양기가 부족하여 손발이 차고 맥이 약하면서 기운이 없을 때, 허리와 무릎이 시리고 아프면서 음위증이 나타날 때 등에 효과를 나타낸다.

약초로 활용하는 처방전

• 신경통으로 발병하는 팔다리아픔, 허리아픔, 좌골신경통 등에 부자 10g을 가루로 만들어 식초로 반죽해 통증부위에 붙이면 해결된다.

반변련

초롱꽃과의 여러해살이풀 수염가래꽃의 전초

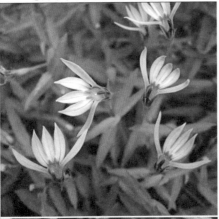

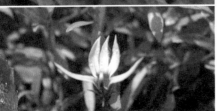

형태와 특징

높이가 20cm정도로 자란다. 줄기가 가늘면서 길고 유즙이 있다. 마디에서 잎이 어긋나거나 가지가 어긋나기도 한다.

주요성분 lobeline, Lobelanine, Lobtlanidine, 그 밖에 flavonoid glycoside, saponin, amino acids 등이 들어있다.

약리효능 효과

열을 식히고, 소변이 잘 나오게 하는 효능, 옹저나 상처가 부은 것을 삭아 없어지게 하고 해독하는 효능이 있다.

분포 도랑가, 강변, 밭두렁, 습 등에서 자란다.

채취 및 제법

여름에 채취해 깨끗이 씻은 다음 햇볕에 말린다.

복용법 15~30g을 복용한다.

약재의 기미와 성질 맛이 달고 성질이 평하다.

봉선화

봉선화의 전초 및 종자

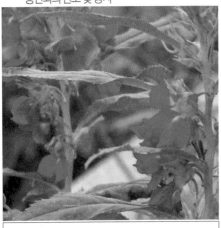

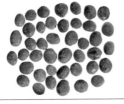

형태와 특징

높이 25~60cm, 줄기는 육질, 꽃은 6월에 분홍, 빨강, 주홍, 보라색, 흰색 등이 있고, 홑꽃과 겹꽃이 있다.

주요성분

꽃에는 각종 Anthocyanin 및 Cyanidin, Delphinidin, Balsaminone-A와 B 등이 있고, 종자에는 Parinaric acid가 있다.

약리효능 효과

소염, 진통 작용이 있으며 산후복통, 월경불순, 간염, 생선이나 게를 먹고 배앓이를 할 때, 신장결석, 요로결석, 어혈, 류머티즘 관절염, 타박상, 종기나 습진 치료에 좋다.

채취 및 제법

전초와 종자를 가을에 채집하고, 꽃은 꽃이 필 때 채취하여 생용 혹은 말려서 사용한다.

사간(범부채)

학명: Belamcanda chinensis
이명: 사간, 오선, 사간붓꽃

다년생 초본인 범부채의 건조한 근경

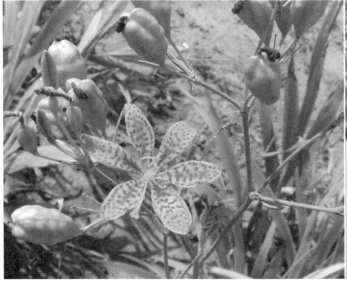
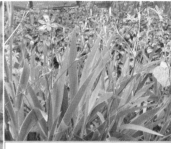
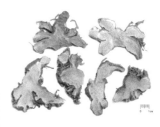

습초류 (물기가 있는 곳에서 자라는 풀)

형태와 특징

높이 50~100cm, 꽃은 7~8월에 황적색 바탕에 짙은 반점, 열매는 난형 삭과, 종자는 검은색으로 윤채가 있다.

주요성분

뿌리에는 Belamcandin, Iridin, Tectoridin, Tectorigenin, Isotectoridine Mangiferin 등이 함유되어 있다.

약리효능 효과

해열, 해독작용, 혈액순환촉진, 종기와 가래를 제거하는 작용이 있다.

복용사례 우방자, 금은화, 길경, 감초 등과 배합하여 인후의 붓고 아픈 거나 가래가 많이 끓는 증상을 다스린다.

약리실험 결과

해열작용과 항염작용, 진통작용, 혈압강하작용, 항균작용 등이 있다.

채취 및 제법

봄과 가을에 채취하여 잡질을 제거하고 물에 담그었다가 햇볕에 건조하여 이용한다.

복용법

하루에 4~12g을 복용한다.

주의사항

비위가 허한 사람은 복용을 피해야 하며 특히 임산부는 복용을 금해야 한다.

■ 전문가의 한마디 ■

맛은 쓰고 성질은 차 갑다. 폐에 작용한 다. 사간은 열을 내 려주고 해독작용과 함께 혈액순환을 촉 진하고 종기를 없애 는 작용이 있으며, 인후염이나 가래가 많으면서 기침을 할 때 효과가 있다.

약초로 활용하는 처방전

• 후폐로 물도 넘기지 못하는 것을 치료한다. 뿌리를 캐어 짓찧어 즙을 내서 조금씩 먹는다. 후비증을 낫게 하는 데는 가장 빠르다. 식초에 갈아 즙을 내어 입에 머금고 있어서 가래를 나오게 하면 더 좋다[단심].

사함

여러해살이풀 가락지나물의 뿌리와 지상부

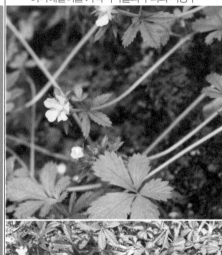

형태와 특징

높이가 20~60cm정도이고 밑동부터 비스듬하게 자란다. 뿌리가 짧고 옆에 수염뿌리가 달렸다.

약리효능 효과

놀랐을 때에 발작하는 간질로 고열 증세, 기침에 효능이 있다.

분포

우리나라에서는 약간 습기가 있는 곳에서 자란다.

채취 및 제법

여름과 가을에 채취해 생으로 사용하거나 깨끗이 씻어 햇볕에 말린다.

복용법

4.5~9g. 외용으로 사용할 때는 적량을 끓여서 씻거나 바른다.

약재의 기미와 성질

맛이 쓰고 매우며, 성질이 서늘하다.

산장(꽈리)

가지과 다년생 초본인 꽈리의 성숙한 과실

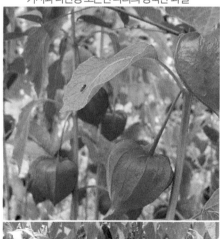

형태와 특징

높이는 40~60cm, 잎은 어긋나며 꽃은 1송이씩 피고, 꽃받침이 열매를 둘러싸며 적색으로 익고, 장과이다.

주요성분

종자에 $4-\alpha,14-\alpha,24-$Trimethylcholesta$-8,24-$dien$-3-$ol, $4-\alpha,24-$Dimethylcholesta$-7,24-$dien$-3-$ol, $31-$Norlanost$-8-$en$-3-$ol 등이 함유되어 있다.

약리효능 효과

해열, 해독, 이뇨 작용이 있어 부종, 간염, 말라리아, 황달 치료와 기침, 인후통종, 무사마귀 치료에 사용한다.

채취 및 제법

가을에 과실이 홍색으로 익을 때 채취하여 햇볕에 말려서 사용한다.

상륙(자리공)

자리공과 다년생 초본인 자리공의 뿌리

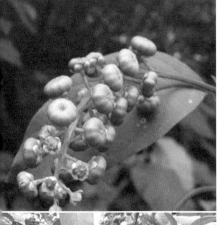

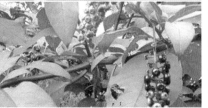

형태와 특징

자리공의 뿌리를 약용, 높이 1m, 덩이뿌리는 굵고, 줄기는 원기둥 모양이다.

주요성분 열매의 붉은지색소는 염기성색소로 Betanidine의 배당체인 β-cyanin(Betanin)이 있고, 잎에 Ascorbic acid, Isoquercitrin, Astragalin, 열매와 씨에는 비타민 B군과 비타민 PP(Nicotinic acid), Anthocyan 색소가 있다. 씨에는 지방이 약 10%, 뿌리에는 다량의 질산칼륨(KNO_3)과 saponin, 알칼로이드 등이 함유되어 있다.

약리효능 효과 강한 이뇨작용이 있으며 수종창만, 복수, 배가 더부룩한 증상, 만성 신장염, 늑막염, 각기병, 적백대하, 이뇨제로도 사용된다.

채취 및 제법 봄과 가을에 채취하여 절편으로 잘라서 그늘에서 말리거나 식초에 담가 약한 불로 말려서 사용한다.

석룡예

두해살이풀 개구리자리의 전초

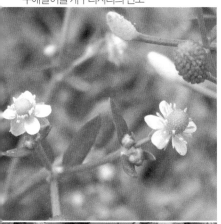

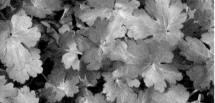

형태와 특징

높이가 15~60cm정도 된다. 뿌리 잎은 1개가 모여서 달리고 3개로 길게 갈라져 있으며, 길이가 3~4cm이다.

분포 조습한 지역이나 물가에서 자생한다.

채취 및 제법 여름과 가을에 채취해 깨끗이 씻어 생으로 사용하거나 햇볕에 말린다.

주요성분 ranunculin, choline.

약리효능

효과임파선결핵, 국부적으로 일어나는 종창, 뱀에 물린 상처, 다리에 생기는 궤양에 효능이 있다.

복용법

3~6g. 독성이 있어 신중하게 사용해야 한다. 외용시에는 적량을 사용한다.

약재의 기미와 성질

맛이 쓰고 매우며, 성질이 차갑다. 독이 있다.

상산

학명: Orixa japonica
이명: 석초, 항산, 계골상산, 황상산, Dichroae radix

낙엽관목인 황상산의 건조한 근경

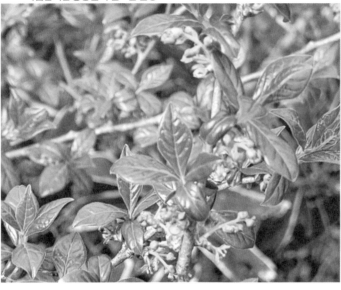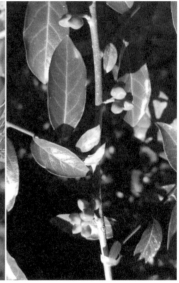

습초류 (물기가 있는 곳에서 자라는 풀)

170

■ 전문가의 한마디 ■

맛은 쓰고 매우며 성질은 차갑고 독성을 가지고 있다. 폐와 간, 심장에 작용한다. 막힌 것을 열어주고 배설시키는 작용이 있어 가슴에 담이 찬 것을 토해내게 하는 등의 작용을 가지고 있다.

형태와 특징

운향과에 남부지방에 자생, 높이 2m 정도, 잎은 호생하고 타원형 또는 도란형, 꽃은 4~5월에 핀다.

주요성분 뿌리에 Alkaloid 0.1% 함유, α-, β- γ-Dichroine, Dichroidine, 4-Quinazoane, Umbelliferone 등이 함유되어 있다.

약리효능 효과

전광, 학질, 흉중담음적취 치료에 쓰고, 반하, 진피 등과 함께 사용해야 한다.

복용사례 빈랑, 초과 등과 배합하여 학질을 다스린다.

약리실험 결과 상산의 alkaloid성분 중 하나인 febrifugine이 말라리아 원충에 대한 살충작용이 있다.

채취 및 제법 가을에 채취하여 잔 뿌리를 제거하고 잘 씻은 후 황주에 담그었다가 불에 약간 볶은 다음 햇볕에 말려서 사용한다.

복용법

하루에 4~12g을 복용한다.

주의사항

독성을 가지고 있으므로 정기가 허약한 사람이나 오랜 병으로 몸이 허약해진 사람은 복용을 피해야 한다.

약초로 활용하는 처방전

• 잘게 썬 상상 10g을 달여 1일 3번 나눠 끼니 사이에 복용한다.
• 상산 15g, 감초 5g을 달여 1일 3번 나눠 복용하면 된다.

선복화(금불초)

학명: Inula britamica var. chinensis
이명: 선복화, 금전화, 하국, 금비초, Inulae flos

다년생 초본인 금불초의 꽃

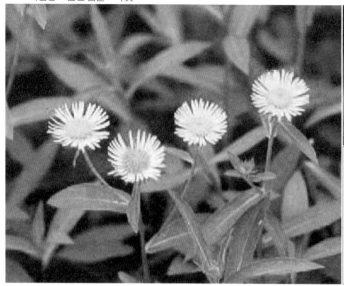
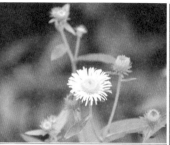
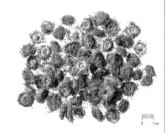

형태와 특징

높이 20~60cm, 줄기는 곧고, 잎은 어긋남, 꽃은 7~9월에 황색, 열매는 수과로 10개의 능선과 털이 있다.

주요성분 Flavonoid 화합물과 당 및 Quercetin, Isoquercetin, Caffeic acid, Chlorogenic acid, Inulin(44%), Taraxasterol, Sitosterol, Inulicin 등이 함유되어 있다.

약리효능 효과

꽃은 소담행수, 강기지구 효능과 진해, 거담, 이뇨 작용이 있다.

채취 및 제법 여름과 가을에 막 피기 시작한 꽃을 채취하여 잡질을 제거한 뒤 햇볕에 말려서 이용한다.

약리실험 결과

기관지 경련을 풀어주고 가벼운 이뇨작용이 있는 것으로 밝혀졌다.

복용사례 길경, 상백피, 빈랑 등과 배합하여 가래가 많은 기침이나 가슴이 답답하고 꽉 막힌 듯한 증상을 다스린다.

복용법 하루에 4~12g을 복용한다.

주의사항 몸이 허약한 사람은 복용을 피해야 하며, 또한 설사를 하거나 마른 기침을 하는 사람은 복용을 피해야 한다.

171

■ 전문가의 한마디 ■

맛은 쓰고 맵고 짜며 성질은 약간 따뜻하다. 폐와 비장, 위, 대장에 작용한다. 기침을 심하게 하면서 가래가 끓거나 가슴이 답답하고 막혀 있을 때, 구토와 트림이 나거나 명치끝이 그득하고 아플 때 등에 효과를 나타낸다.

약초로 활용하는 처방전

• 담음이 몰려서 양쪽 옆구리가 부어오르면서 아픈 것을 치료한다. 물에 달여 먹는대본초].

• 가슴에 담이 뭉쳐 갖풀(아교)같이 된 것을 삭이고 가슴과 옆구리에 담수가 있는 것을 없앤다. 물에 달여 먹거나 알약을 만들어 먹는대본초]

속단

학명: Dipsacus asper, D. japonicus
이명: 용두, 속절, 접골, 천속단, Dipsaci radix

다년생 초본인 속단(산토끼꽃) 및 천속단의 뿌리

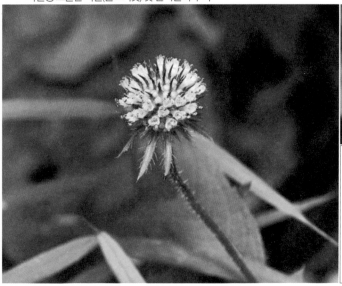
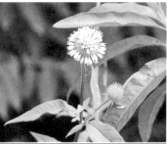
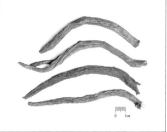

습초류 (물기가 있는 곳에서 자라는 풀)

172

■ 전문가의 한마디 ■

맛은 쓰고 매우며 성질은 약간 따뜻하다. 간과 신장에 작용한다. 간과 신장이 약하여 나타나는 허리와 무릎이 시리고 아픈 증상, 관절이 잘 움직이지 않는 증상, 붕우, 유정, 각종 타박상 등에 효과가 있다.

형태와 특징

줄기에 6~8개의 모서리, 잎은 마주나며 꽃은 8~9월에 흰색 두상화서로 피고, 열매는 9~10월에 익는다.

주요성분 Alkaloid, 정유, Vit. E, Iridoid, Gentianine, Triterpenoid, Saponin, Akebia Saponin D, Daucosterol, Secologanin, Loganin 등이 함유되어 있다.

약리효능 효과 배농, 지혈, 진통, 조직재생촉진 작용이 있고, 허리와 무릎 통증, 관절염, 붕우, 유정, 타박상 등에 효과가 있다.

채취 및 제법 가을에 뿌리를 채취하여 잡질과 잔뿌리를 제거한 후 약한 불에 쬐어 말려서 이용한다.

약리실험 결과

배농작용, 지혈작용, 진통작용, 조직재생촉진작용 등이 있다.

복용법 하루에 6~12g을 복용한다.

복용사례 두충, 우슬, 비해 등과 배합하여 하지무력증을 다스린다.

주의사항

맛이 쓰고 성질이 차가운 약과 함께 사용하여서는 안되며, 열이 많이 나는 사람도 복용을 피해야 한다.

약초로 활용하는 처방전

• 허리와 다리에 힘이 없고 신허로 요통이 나타났을 때 속단 12g를 가루로 만들어 물 200㎖로 달여 1일 3번 나눠 복용하면 좋다.
• 습관성 유산과 유산 직전일 때 속단과 두충 각 12g을 볶아 만든 가루를 졸인 꿀에 반죽해 환으로 제조해 1회 8g씩 1일 3번 나눠 끼니 뒤에 복용하면 된다.

애엽(쑥)

국화과 황해쑥의 잎을 건조한 것

학명: Artemisia argyi, A. princeps Var. orientis, A. montana.
이명: 의초, 첨애, 애, 약쑥, 참쑥, Artemisiae argi folium

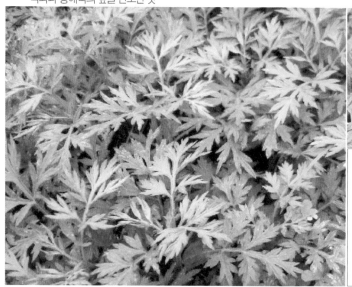

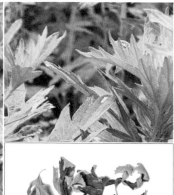

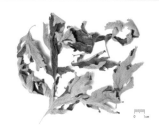

습초류 (물기가 있는 곳에서 자라는 풀)

형태와 특징

높이 60~120cm, 꽃은 7~9월에 원줄기 끝에 원추화서, 열매는 수과로 1.5×0.5mm이다. 약재는 지상부를 사용한다.

주요성분 황해쑥은 정유를 함유하며 Cineol(Eucalyptol)이 가장 많고, 이외에 β-Caryophyllene, Linalool, Artemisia alcohol, Camphor, Borneol 등이 함유되어 있다.

약리효능 효과

지혈 및 항균작용이 있고, 각종 냉증, 월경부조, 자궁이 차서 임신이 안 될 때 좋고, 각종 열성출혈증을 다스린다.

채취 및 제법 여름에 꽃이 아직 피지 않을 때 채취하여 잡질을 제거한 후 햇볕에 말려서 이용한다.

복용법 하루에 4~12g을 복용한다.

복용사례

아교, 당귀, 지황 등과 배합하여 붕루와 하혈을 다스린다.

주의사항

음액이 부족하여 열이 나는 사람과 진액이 부족한 사람 및 과다 출혈을 한 사람의 경우에는 복용을 피해야 한다.

173

■ 전문가의 한마디 ■

맛은 맵고 쓰며 성질은 따뜻하고 약간의 독성을 가지고 있다. 간과 비장, 신장에 작용한다. 복부가 차면서 아프거나 월경부조, 자궁이 차서 임신이 안되는 증상 등에 효과가 있다. 차가운 약재와 함께 쓰면 각종 열성 출혈증을 다스리는 효과도 있다.

약초로 활용하는 처방전

• 위장장애로 나타나는 심한 구토에는 약쑥 150g을 짓찧어 낸 즙을 1회 50㎖씩 1일 3번 나눠 끼니 전에 복용하면 효과가 있다.
• 위병으로 가슴이 쓰릴 때 약쑥 90g을 짓찧어 물 100㎖을 붓고 달여 1회 30㎖씩 1일 3번 나눠 끼니 전에 복용하면 좋다.

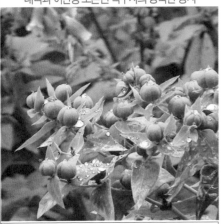

속수자

대극과 이년생 초본인 속수자의 성숙한 종자

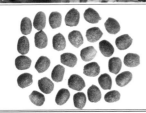

형태와 특징

지중해와 서남아시아 원산, 높이 1m 내외, 절단하면 진이 나옴, 꽃은 꽃같은 꽃이삭, 열매는 삭과로 둥글다.

주요성분

종자에 지방 20~48%, Coumarin 0.6% Daphnetin, Euphorbetin, Esculin 등이 있고, 유독성분으로 Euphorbiasteroide이 있다.

약리효능 효과

사하축수, 파혈소징, 살충 효능이 있고, 어혈, 명치 끝이 아픈데, 부종, 복수, 월경정지 및 식중독 등에 사용된다.

채취 및 제법

중국 하북, 하남, 절강에서 재배하며 여름이나 가을에 성숙한 종자를 채취하여 생용이나 탈지 후 사용한다.

압척초(닭의장풀)

한해살이풀 닭의장풀(달개비)의 지상부

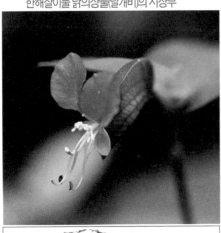

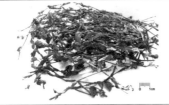

형태와 특징

줄기의 높이가 30~60cm아다. 육질의 줄기는 가로로 기어서 뻗고 많은 가지가 있다.

분포 각 지역에 분포되어 있다.

채취 및 제법 여름과 가을에 지상부만 채취해 신선한 채로 사용하거나 햇볕에 말린다.

주요성분 delphin, commelinin.

약리효능 효과 열독 병증을 열을 내리고 독을 없애는 방법으로 치료하는 것, 소변을 잘 나오게 해서 부기를 없애주는 효능이 있다.

복용법 30~60g. 외용할 때는 적량으로 신선한 것을 찧어서 환부에 붙여준다.

주의사항 몸에 열이 있고 계속된 열이 있을 경우 마르고 차고 혈압이 낮은 자는 복용금지다.

약재의 기미와 성질

맛이 달고 담담하며, 약간 차갑다.

여로(박새)

여로 뿌리줄기

학명: Veratrum nigrum
이명: 여로, 이로, 녹총

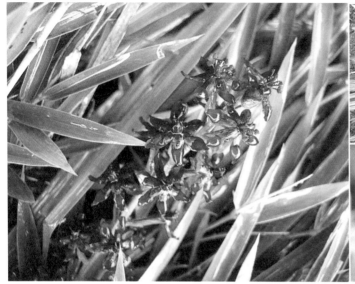

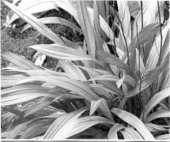

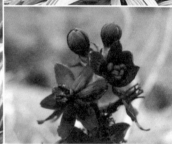

형태와 특징

다년초, 높이 40~100cm, 근경은 짧고 뿌리는 방추형 또는 원주상, 잎은 좁은 피침형으로 크기 20~25×3~9cm이다.

주요성분

jervine, pseudojervine, rubijervine, colchinine, germerine, veratramine 등의 alkaloid가 함유되어 있다.

약리효능 효과

살충, 혈압강하, 간보호 효능이 있으며 중풍, 각종 피부질환, 황달, 설사, 두통, 종기 등에도 이용된다.

복용사례

울금 등과 배합하여 체내의 담음, 가래 등을 다스린다.

채취 및 제법

5~6월에 채취하여 잡질을 제거하고 햇볕에 말리거나 또는 뜨거운 물에 데쳤다가 햇볕에 말려서 이용한다.

복용법

하루에 0.3~0.9g을 복용한다.

주의사항

몸이 허약한 사람과 출혈 증상이 있는 사람, 임산부는 복용을 피해야 한다.

175

■ **전문가의 한마디** ■

맛은 쓰고 성질은 차갑고 독성을 가지고 있다. 폐와 위, 간에 작용한다. 중풍, 전간 등에 효과가 있으며 또한 살충작용이 있고 황달, 설사, 두통, 종기 등에도 이용된다.

약초로 활용하는 처방전

• 가려움과 진물이 날 때 여로 15g을 가루로 만들어 약간의 소기름으로 개어 1일 2번 3일간 옴이 생긴 곳에 발라주면 된다.
• 머리피부가 헐거나 비듬과 습진이 있을 때 여로로 만든 가루 7g을 물 12ℓ에 타서 머리를 감아주면 치료된다. 단 독성이 있어 머리를 감을 때 눈에 들어가지 않도록 해야 한다.

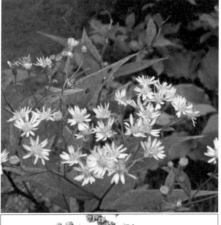

야국(구절초)

구절초의 줄기와 잎을 건조한 것

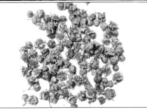

습토조류 (물기가 있는 곳에서 자라는 풀)

형태와 특징

전국 산야에 자생하는 다년초로 꽃은 8~11월에 피고 백색 또는 연한 홍색이다.

주요성분

꽃에는 쓴맛 물질인 고미소(주로 알칼로이드 물질), Chrysanthemin, α-Thuyjone과 정유에는 dl-동뇌 Tetracosanoic hexacosane 등이 함유되어 있다.

약리효능 효과

해열, 해독, 혈압강화, 항균, 항바이러스, 각종 종기, 목이 아픈데, 눈이 충혈되고 아픈데, 피부소양증에 사용한다.

채취 및 제법

전국의 산에서 자라며 분포한다. 꽃이 피는 시기에 전초를 채취하여 말려서 그대로 사용한다. 최근에는 기호 음용차로 애용되고 있으며 대량 수요에 맞추어 상업적으로 재배하고 있다.

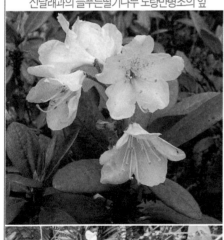

양척촉

진달래과의 늘푸른떨기나무 노랑만병초의 잎

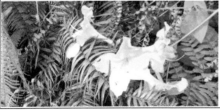

형태와 특징

높이가 10~60cm정도이고 줄기는 옆으로 자라며 가지가 비스듬히 자란다.

주요성분

flavonoid glycoside, triterpenes, saponin.

약리효능 효과

배가 아프고 속이 켕기면서 뒤가 무직하며 곱이나 피고름이 섞인 대변을 자주 누는 병 , 허리와 대퇴관절이 아픈 증에 효능이 있다.

분포

고산지대 숲이나 계곡에서 자생한다.

채취 및 제법

여름과 가을에 잎을 채취해 깨끗이 씻어 응달에서 말린다.

복용법

3~6g이다.

연교(개나리)

학명: Forsythia koreana, F. saxatilis, Abeliophyllum distichum
이명: 연교, 한련자, 대교자

물푸레나무과 낙엽교목인 개나리의 과실을 건조한 것.

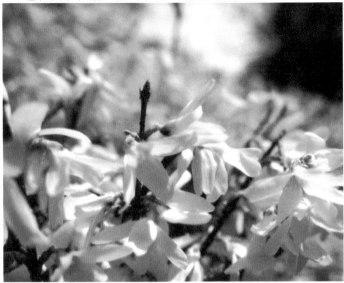

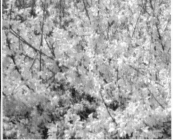

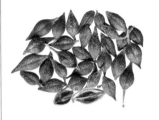

형태와 특징

높이 3m, 잎은 마주나고, 꽃은 3~4월에 노란색, 열매는 난형으로 종자는 갈색이고 5~6mm 날개가 있다.

주요성분 과실에는 forsythol, sterol 화합물, saponin, flavonol 배당체류, matairesinoside 등이 함유되어 있다. 껍질에는 oleanolic acid가 함유되어 있다.

약리효능 효과 항균, 항염증, 혈압강하, 지혈, 간치료, 해열, 진토, 이뇨, 소염 작용이 있다.

복용사례 금은화, 박하 등과 배합하여 열병 초기나 감기로 인해 열이 나고 머리가 아프면서 갈증이 있거나 목이 아픈 증상을 다스린다.

약리실험 결과

강심작용, 이뇨작용, 항균작용, 항바이러스 작용이 있다.

채취 및 제법

가을에 과실이 익었을 때 채취하여 잡질을 제거한 후 쪄서 햇볕에 말려서 이용한다.

복용법 하루에 6~12g을 복용한다.

주의사항 소화기가 약한 사람이나 몸이 허약하여 열이 나는 사람, 종기가 이미 터져버린 증상에는 복용을 피해야 한다.

177

■ 전문가의 한마디

맛은 쓰고 성질은 약간 차갑다. 심장과 폐, 담에 작용한다. 해열작용이 있어 감기에 효과가 있으며, 급성 열성 전염병으로 인한 의식혼미, 피부 발진 등에 효과가 있다.

약초로 활용하는 처방전

• 감기나 급성 전염병으로 열이 많을 때 연교 12g을 물 300㎖에 달여 1일 3번 나눠 복용하면 좋다.
• 갑상선기능항진증이 심해 가슴이 답답하거나 두근거릴 때 패모, 연교 각 10g을 달여 1일 3번 나눠 복용한다.

연미

여러해살이풀 자주붓꽃의 줄기뿌리

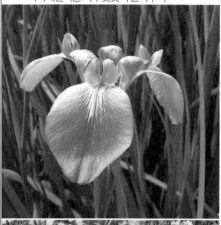

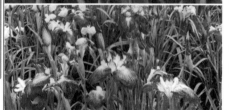

형태와 특징

높이가 40~60㎝정도이다. 줄기뿌리는 굵고 짧으며 마디가 많다. 잎은 어긋나고 엽저는 줄기를 감싼다.

주요성분 tectoridin 등이 들어있다.

약리효능 효과 외상으로 인한 온갖 병, 풍습에 의한 통증, 목구멍이 붓고 아픈 병, 식적으로 그득한 증상에 효능이 있다.

분포 관목림주변에서 자생하거나 재배된다.

채취 및 제법

사시사철 채취가 가능하다. 줄기와 잎, 수염뿌리 등을 제거하고 깨끗이 씻어 적당하게 잘라 햇볕에 말린다.

복용법 3~15g. 외용 시에는 적량을 사용한다.

약재의 기미와 성질

맛이 쓰고 매우며, 성질이 평하다.

영춘화

갈잎떨기나무 영춘화의 줄기와 잎

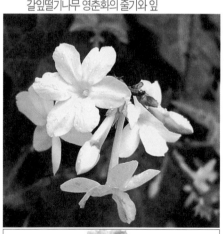

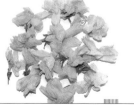

형태와 특징

가지의 속이 비어있고 옆으로 퍼지면서 밑으로 휘어지는데, 땅에 닿으면 뿌리를 내린다.

주요성분

syringin, jasmiflorin, jasmipicrin.

약리효능 효과

혈의 운행을 활발히 하여 독을 없애주는 효능, 옹저나 상처가 부은 것을 삭아 없어지게 하고 통증을 없애는 효능, 악성종기에 효능이 있다.

채취 및 제법

봄과 여름철에 줄기와 잎을 채취해 불에 볶아서 말린다.

복용법

6~9g이다.

약재의 기미와 성질

맛이 쓰고 성질이 평하다.

오두

학명: Aconitum carmichaeli
이명: 천오, 오두

다년생 초본인 오두의 괴근

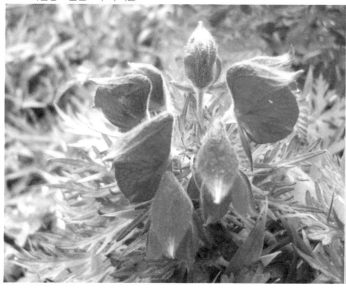
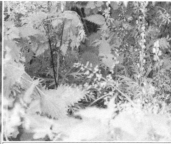
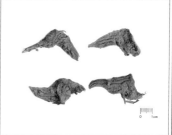

형태와 특징

괴근은 방추형이나 도란형, 외피는 흑갈색, 높이는 60~120cm, 꽃은 원추화서로 열매는 골돌과, 종자는 막질임

주요성분 alkaloid로 hypaconitin, aconitine, mesaconitine 등이 함유되어 있다.

약리효능 효과 급성 류머티즘성 다발성 관절염, 팔다리가 오그라드는 증상, 저리고 아픈 증상, 반신불수, 명치와 배가 차면서 아플 때, 부스럼 등에 사용한다.

복용사례 오령지 등과 배합하여 풍한습비로 인한 관절통을 다스린다.

채취 및 제법

가을에 덩이뿌리를 캐서 햇볕에 건조하여 찬물에 침지하면서 하루 2~3회 물을 갈아주고 아린 맛이 거의 없어지면 같은 양의 검정콩을 넣고 천오두 중심까지 흰색이 변하면 삶아 쪼개어 햇볕에 건조하여 사용한다.

복용법 하루 2~8g을 탕약에 넣어 먹는다.

주의사항 부자와 같이 독성이 매우 강한 약재이므로 복용시에는 반드시 한의사와 상담한 후 법제(가공)된 약재를 사용해야 한다. 또한 임산부와 열성 질환을 앓고 있는 사람은 복용을 금해야 한다.

■ 전문가의 한마디 ■

맛은 맵고 성질은 따뜻하며 독성이 강하다. 비장과 명문에 작용한다. 급성 류머티즘성 다발성 관절염, 팔다리가 오그라드는 증상, 저리고 아픈 증상, 반신불수, 명치와 배가 차면서 아플 때, 부스럼 등에 효과가 좋다.

옥잠화

백합과의 여러해살이풀 옥잠화의 꽃, 잎, 뿌리

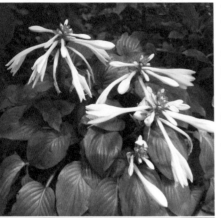

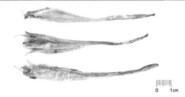

습초조류 (물기가 있는 곳에서 자라는 풀)

형태와 특징

굵은 뿌리줄기가 있다. 잎은 뿌리에서 자라고 모여서 달린다. 잎 조각은 난형에서 심장형 난형까지 있다. 꽃대는 무성한 잎 속에서 나오고 정단에 엽상 포편이 있다.

주요성분 뿌리는 향두정유, triterpenoid성분, 다당류가 들어 있다.

약리효능 효과

뿌리는 악성종기, 목구멍이 붓는 병, 피를 토하는 병 . 잎은 부스럼, 뱀에 물린 상처, 국부적으로 일어나는 종창에 효능이 있다.

분포 음습지에서 자란다.

채취 및 제법 가을에 채취해 깨끗이 씻어 햇볕에 말린다.

복용법 뿌리와 잎 15~30g. 꽃 2.5~3.5g을 사용한다.

약재의 기미와 성질 뿌리와 잎은 맛이 달고 매우며 성질이 차갑다. 독이 있다. 꽃은 맛이 달고 성질이 서늘하다.

용규(까마중)

가지과의 한해살이풀 까마중의 지상부

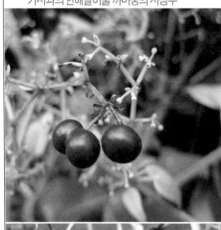

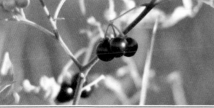

형태와 특징

줄기의 높이가 20~90cm로 줄기의 밑 부분이 목질화이다.

주요성분

전초에 solamargine, solasonine이 함유되어 있다.

약리효능 효과

열독 병증을 열을 내리고 독을 없애는 방법으로 치료하는 것과 소변을 잘 나오게 해서 부기를 없애는 효능이 있다.

채취 및 제법

여름과 가을에 잎과 줄기를 채취하여 신선한 것으로 사용하거나 햇볕에 말린다.

복용법:

9~15g(신선한 것은 24~30g)

약재의 기미와 성질

맛이 쓰고 성질이 차갑다.

맥람채(왕불류행, 장구채)

학명: Saponaria vaccaria, Melandryun firmum,
이명: 왕불류행, 금궁화, 장구채

맥람채의 성숙한 종자를 건조한 것

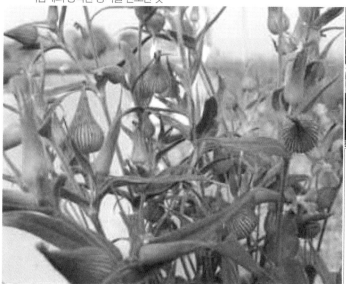
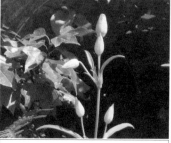
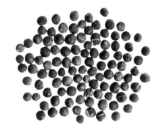

습초류 (물기가 있는 곳에서 자라는 풀)

형태와 특징

높이 30~80cm, 잎은 마주나고, 꽃은 7월에 원줄기 끝에 취산화서로 층층으로 달림, 열매는 삭과로 난형이다.

주요성분 각종 Saponin, Vacsegoside인 Gypsogenin, Qupllaic acid, Glucose, Xylosee, Arabinose, Fucose, Rhamnose 등이 함유되어 있다.

약리효능 효과 활혈통경, 행혈, 지혈, 하유소종, 정통, 최생, 통혈맥, 행혈 효능이 있다.

복용사례

천산갑 등과 배합하여 산후에 유즙(모유)이 잘 분비되지 않는 증상을 다스린다.

채취 및 제법

여름철에 과실이 성숙하여 벌어지기 전에 채취하여 잡질을 제거한 후 잘 씻어서 햇볕에 말려서 이용한다.

복용법

하루에 6~12g을 복용한다.

주의사항

임산부는 복용을 피해야 한다.

181

■ 전문가의 한마디 ■

맛은 쓰고 성질은 어느 한 쪽으로 치우치지 않고 평하다. 간과 위에 작용한다. 혈액을 잘 순환되게 하여 어혈을 제거하고 유즙분비와 월경을 조절하는 효능을 가지고 있다.

약초로 활용하는 처방전

• 왕불류행 8g, 돼지족발 2개, 으름덩굴줄기 4g, 천산갑 4g을 섞어 젖이 잘 나오지 않는 데 쓴다. 달여서 하루 3번에 나누어 복용한다.
• 왕불류행 10g, 포공영 10g, 과루근 8g, 꿀풀 8g을 섞어 젖앓이에 쓴다. 달여서 하루 3번에 나누어 복용한다.

우방자(우엉)

학명: Arctium lappa
이명: 오실, 편복자, 서점자, 우엉씨

2년생 초본인 우엉의 성숙한 과실

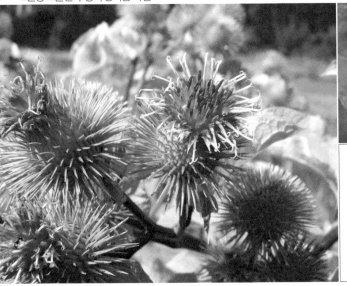
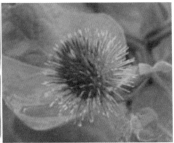
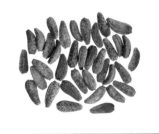

습늪조류 (물기가 있는 곳에서 자라는 풀)

182

■ 전문가의 한마디 ■

맛은 맵고 쓰며 성질은 차갑다. 폐와 위에 작용한다. 체내의 풍열을 몰아내고 해열과 해독작용을 가지고 있어 유행성 감기로 인한 발열, 기침과 함께 가래가 많이 끓을 때, 두드러기와 종기 등의 피부 질환, 목이 붓고 아플 때 등에 효과가 있다.

형태와 특징

높이 1.5m, 뿌리는 길고 굵음, 꽃은 7월에 두화가 산방상으로 핌, 열매는 둥근 삭과, 씨앗은 갈색 관모가 있다.

주요성분 arctiin을 함유하고 있는데, 가수분해에 의해 arctigenin, glucose를 생성하며, 지방유 25~30%가 함유되어 있다.

약리효능 효과 항염, 이뇨, 항균, 강심, 거풍, 해열, 해독 작용 등이 있고, 인후통, 감기, 기침가래, 두드러기, 종기 등에 사용한다.

복용사례

길경, 상엽, 절패모, 감초 등과 배합하여 감기로 인해 기침과 함께 가래가 끓으면서도 잘 뱉어지지 않는 증상을 다스린다.

채취 및 제법 8~9월에 과실이 성숙할 때 채취하여 잡질을 제거한 후 햇볕에 말려서 이용한다.

약리실험 결과 약리실험 결과 항염작용, 이뇨작용, 항균작용 등이 밝혀졌다. 또한 최근에는 강심작용이 있다는 보고도 있다.

복용법 하루에 4~12g을 복용한다.

주의사항 기가 허하여 두드러기가 희게 돋아나고 설사가 있거나 종기가 이미 화농된 사람, 변비가 있는 사람은 복용을 피해야 한다.

약초로 활용하는 처방전

• 열을 내리고 기침을 멈추게 할 때 승마, 연교, 우엉 씨, 도라지를 각 2g을 가루로 만들어 1회 2g씩 1일 4번 나눠 끼니 뒤에 나눠 먹인다.
• 급성신장염일 때 우엉씨와 부평초 각 6g씩 섞어 가루로 만들어 1회에 4g씩 1일 3번 나눠 끼니 뒤에 복용한다.

우슬

학명: Acyranthes bidentata, A. japonica
이명: 회우슬, 쇠무릎지기

우슬 및 첨우슬의 건조한 뿌리

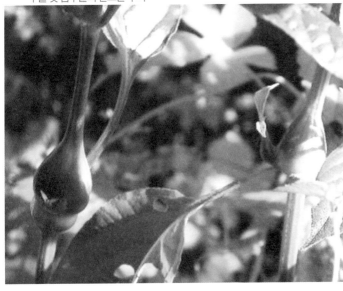

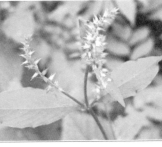

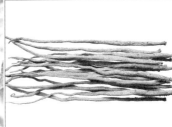

형태와 특징

높이 50~100cm, 잎은 마주나며, 8~9월에 수상화서, 열매는 포과로 긴 타원형이며 1개의 종자가 들어 있다.

주요성분

회우슬에는 triterpenoid, saponin이 함유되어 있으며 가수분해하면 oleanol 산이 생성되며, 다량의 칼슘도 함유되어 있다.

약리효능 효과

혈액순환촉진, 허혈제거, 이뇨, 항알레르기, 항균 작용이 있고, 월경조절, 관절염과 관절통, 요통 등에 약용한다.

복용사례

도인, 홍화, 당귀, 천궁, 목향 등과 배합하여 어혈로 인해 월경이 멈추거나 생리통이 있는 증상, 산후의 복통 등을 다스린다.

채취 및 제법

겨울철에 줄기와 잎이 마른 후 뿌리를 채취하여 잡질과 진흙을 제거한 다음 잘 씻어서 햇볕에 말려서 이용한다.

복용법 하루에 6~12g을 복용한다.

주의사항 임산부와 월경량이 많은 사람은 복용을 피해야 한다.

■ **전문가의 한마디** ■   183

맛은 쓰고 시며 평하다. 간과 신장에 작용한다. 혈액의 순환을 원활하게 하고 어혈을 제거하는 작용을 가지고 있어 관절이 저리고 아픈 증상, 허리와 무릎이 시리고 아픈 증상, 근골이 힘이 없는 증상 등에 효과가 있다.

약초로 활용하는 처방전

• 신허로 허리가 아프고 무릎이 시릴 때 토사자와 우슬초 각 12g을 술에 담갔다 말린 다음 가루로 만들어 꿀을 가미해 1알에 1g짜리 환으로 제조해 1회 8알씩 1일 3번 나눠 끼니 뒤에 복용하면 좋다.

운실

덩굴성식물인 운실의 종자와 뿌리

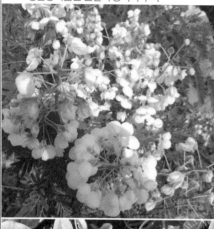

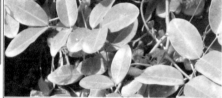

형태와 특징

높이가 10m정도이다. 가지에는 털이 빽빽한데 어린 가지와 잎 뒷면이 흰색이다.

약리효능 효과 종자는 배가 아프고 속이 켕기면서 두가 무직하며 곱이나 피고름이 섞인 대변을 자주 누는 병, 풍습으로 인한 통증에 효능이 있다.

분포

길 주변과 냇가, 숲가와 관목 숲에서 자생한다.

채취 및 제법

가을철에 열매를 채취해 종자만 얻어 햇볕에 말린다. 가을과 겨울철에 뿌리를 채취해 깨끗이 씻은 다음 어슷 썰어 햇볕에 말린다.

복용법 종자는 3~9g. 뿌리는 15~30g이다.

약재의 기미와 성질

종자는 맛이 맵고 성질이 따뜻하며 동기 없다. 뿌리는 맛이 맵고 성질이 따뜻하다.

원화

팥꽃나무의 꽃봉오리를 건조한 것

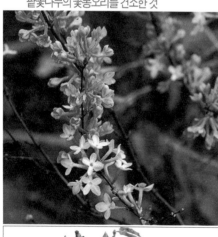

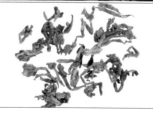

형태와 특징

높이 1m 내외, 잎은 마주나며 긴 타원형, 꽃은 3~5월에 피고 연한 자주색 산형화이다.

주요성분

전초에는 Genkwanin, Hydroxygenkwanin, Yuankanin, Genkwadaphnin, Yuanhuacine, Yuanhuadine, Yuanhuafine, Genkdaphin가 있고 꽃에는 Yuanhuacine, Genkwadaphnin가 함유되어 있다.

약리효능 효과

사수축음, 살충료창 효능이 있으며 담, 수종, 기침, 소변과 대변 잘 나오게 하는데 사용한다.

채취 및 제법

봄의 개화직전에 채취하여 식초를 넣고 약한 불로 충분히 볶아 그늘에서 건조하여 사용한다.

익모초

학명: Leonurus sibiricus
이명: 익명, 익모, 야고초, 곤초, 충초, 야천마

두해살이풀인 익모초의 전초를 말린 것

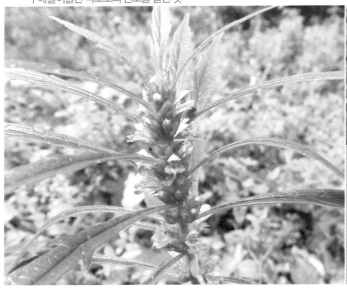
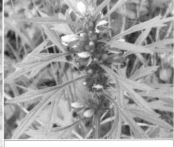
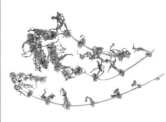

형태와 특징

높이 1m, 줄기는 네모지고 흰색 털이 있고, 꽃은 7~8월에 연한 홍자색으로 핀다. 열매는 흑색이다.

주요성분

Leonurine, Stachydrine, Leonuridine, Rutin, Benzoic acid 등이 함유되어 있다.

약리효능 효과

자궁수축, 호흡중추흥분, 강심이뇨, 이뇨, 강혈압, 장평활근이완, 혈액순환촉진 등의 작용이 있고, 부인과 질환에 주로 사용된다.

복용사례

당귀, 적작약, 목향과 배합하여 월경이 고르지 않는 것과 생리통, 산후 복통 등을 다스린다.

채취 및 제법 이른 여름 꽃이 피기 전에 전초의 윗부분을 베어 그늘에서 말린다.

복용법 하루 6~18g을 탕약, 알약, 가루약으로 먹는다.

주의사항

임신부는 복용하지 않는 것이 좋다.

■ **전문가의 한마디** ■

맛은 맵고 쓰며 성질은 약간 차다.. 심장과 간과 방광에 작용한다. 혈액의 순환을 좋게 하여 월경을 조절하고, 어혈을 없애주는 효능이 있어 월경이 고르지 않은 것, 생리통, 월경이 멎은 것, 산후 복통 등에 쓰인다.

약초로 활용하는 처방전

• 혈압이 높은 때 익모초 25g을 달여 1일 3번 나눠 끼니사이에 복용하면 좋다.
• 손발이 차고 이슬이 많으면서 월경불순일 때 익모초 21g을 가루로 만들어 1회 7g씩 1일 3번 나눠 끼니 전에 물에 타서 복용하면 효과가 있다.

인진쑥

여러해살이 풀인 생당쑥의 전초를 말린 것

학명: Artemisia capillaris
이명: 인진, 면인진, 더위지기, Artemisiae capillaris herba

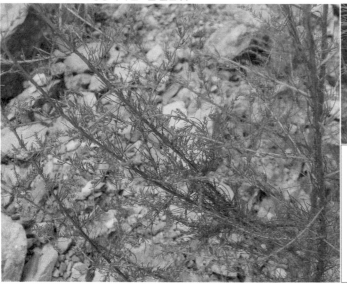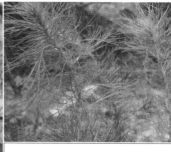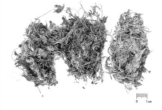

습초류 (물기가 있는 곳에서 자라는 풀)

형태와 특징

크기는 30~100cm, 잎이 가늘고 꽃이 없이 열매가 열린다. 겨울을 넘겨 봄에 마른 줄기에서 새순이 나온다.

주요성분

Abscisic acid(S-form), Aesculetin dimethyl ether, α-Copaene, α-Pinene, α-Terpineol, Apigenin, Arcapillin, Artemisia ketone 등이 함유되어 있다.

약리효능 효과

이뇨, 해열 효능이 있고, 간과 담의 염증 질환에 두루 이용하며 간염, 지방간, 담낭염, 담낭 결석, 황달에 사용한다.

복용사례

대황, 치자 등과 배합하여 황달을 다스린다.

채취 및 제법 여름철 꽃이 피기 전에 전초를 베어 그늘에서 말린다.

복용법

하루 8~20g을 달여 먹는다. 엑기스를 뽑아 환약이나 알약에도 넣기도 한다.

주의사항

간이 원인이 된 황달에만 사용한다.

186

■ 전문가의 한마디 ■

맛은 쓰고 매우며 성질은 서늘하다. 열기와 습기를 제거하며 이뇨작용이 있다. 간염, 지방간, 담낭염, 담낭 결석, 황달에 효과가 있다.

약초로 활용하는 처방전

• 열로 황달이 왔을 때 인진쑥을 거칠게 간 다음 18g을 물에 달여 1일 3번 나눠 복용하면 좋다.

• 손상된 간 실질 회복엔 인진쑥 20g을 달여 1일 3번 나눠 끼니 뒤에 복용하면 된다.

자화지정(호제비꽃)

제비꽃의 뿌리를 포함한 전초

학명: Viola yedoensis
이명: 자화지정, 지정초, 제비꽃

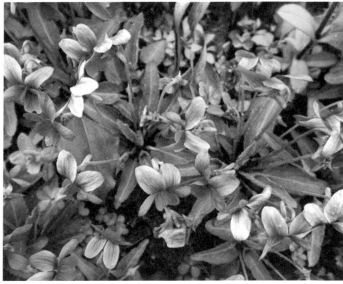
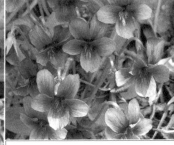
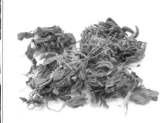

형태와 특징

전체에 짧고 흰 털이 있으며, 뿌리는 흰색이며 갈라진다. 잎은 밀생하며 넓은 피침형이다.

주요성분

배당체, 플라보노이드, 세로틴산, 불포화산 등이 함유되어 있다.

약리효능 효과

양혈소종, 청열해독, 효능이 있으며 모든 종기, 임파선염, 부스럼과 피부질환을 치료한다.

복용사례

금은화, 포공영, 야국화 등과 배합하여 종기, 유선염, 단독을 다스린다.

채취 및 제법

열매가 성숙하면 뿌리채 뽑아 쪄서 말린다.

복용법

하루에 12~20g을 복용한다.

주의사항

체질이 허약하고 몸이 찬 사람은 복용을 피해야 한다.

■ 전문가의 한마디 ■

맛은 쓰고 매우며 성질은 서늘하다. 심장과 간에 작용한다. 종기나 피부에 돋아난 것, 단독, 벌레에 물린 것 등 열독으로 인해 상처가 붉으면서 붓고 아픈 것을 잘 치료한다.

자완(개미취)

학명: Aster tataricus, A. koraiensis
이명: 개미취

여러해살이풀인 개미취의 뿌리를 말린 것

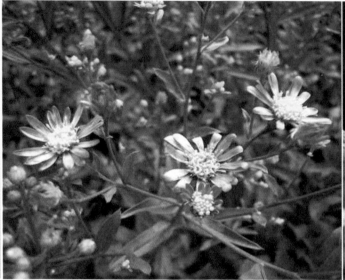
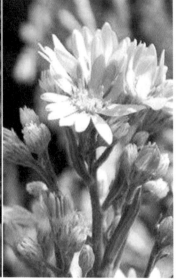

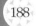

형태와 특징

높이는 1.5m 정도, 줄기는 곧게 서며 뿌리줄기가 짧다. 잎은 좁고 어긋나며 꽃은 7~10월에 연한 자주색 또는 하늘색으로 핀다.

주요성분

사포닌, 쿠에르세틴, 시오논, 프리델린, 프로사포게닌 등이 함유되어 있다.

약리효능 효과 거담, 진해, 항암, 항균 등의 작용이 있고, 마른기침과 가래가 끓는데 사용한다.

■ 전문가의 한마디 ■

맛은 쓰고 매우며 성질은 따뜻하다. 폐에 작용한다. 기침에 가래가 있는 데에 좋은 효과가 있으며 특히 감기가 오래되어 잘 낫지 않으면서 마른기침이 있고 가래가 잘 배출이 되지 않는 경우에 좋은 효과를 보인다.

복용사례

백전, 길경, 감초 등과 배합하여 해수와 담이 잘 토해지지 않는 것을 다스린다.

채취 및 제법 가을에 뿌리를 캐서 줄기를 잘라버리고 물에 씻어 햇볕에 말린다.

복용법

하루 6~12g을 탕약, 알약, 가루약으로 먹는다.

주의사항

감기초기에 열이 심하면서 기침하는 경우와 진액이 부족한 이가 기침하면서 피나는 증상에는 사용하지 않는다.

백질려(남가새)

학명: Tribulus terrestris
이명: 백질려, 자질려, 질려자

1년생 또는 다년생 초본인 남가새의 익은 열매

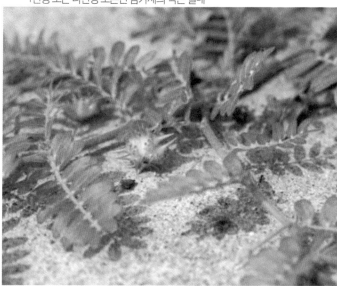

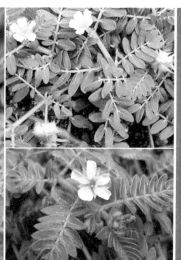

습토조류 (물기가 있는 곳에서 자라는 풀)

189

형태와 특징

바닷가의 모래밭에 자람, 길이는 1m, 잎은 마주나고 짝수 깃꼴겹잎, 7월에 노란색 꽃, 열매는 5개 조각의 합과이다.

주요성분 Kaempferol, Kaempferol-3-glucoside, Tribuloside, Peroxidase 등과 지방유 3.5%, 소량의 정유, Tannin, 수지스테롤, 미량의 Alkaloid, Saponin 등이 함유되어 있다.

약리효능 효과 혈압강하, 이뇨 작용 및 두통, 어지러움, 가슴과 옆구리통증, 젖분비 불량, 풍열성 눈충혈, 가려움증 등에 사용한다.

복용사례 청피, 향부자, 시호 등과 배합하여 간의 기운이 막혀 가슴과 옆구리가 아픈 증상을 다스린다.

약리실험 결과 약리실험 결과 혈압강하작용과 이뇨작용이 밝혀졌다.

채취 및 제법

가을에 열매가 익었을 때 채취하여 햇볕에 말린 후 껍질을 제거하고 볶거나 또는 소금물에 담갔다가 볶아서 사용한다.

복용법 하루에 6~10g을 복용한다.

주의사항

독성이 있으므로 혈이 부족하거나 기가 약한 사람, 임신부는 복용하지 마십시오.

■ 전문가의 한마디 ■

맛은 쓰고 매우며 성질은 따뜻하며 약간의 독성을 가지고 있다. 간에 작용한다. 간의 기운이 상승하여 나타나는 두통과 어지러움, 가슴과 옆구리에 통증이 있고 풍열로 인해 눈이 충혈되거나 몸이 가려울 때 등에 효과가 있다.

유기노초

현삼과의 여러해살이풀 절국대의 지상부

습초조류 (물기가 있는 곳에서 자라는 풀)

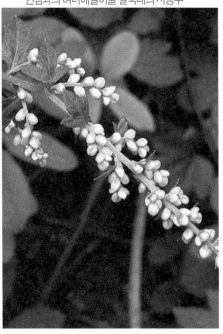

형태와 특징

높이가 30~60㎝이고 뭉툭한 네모진 줄기에는 짧은 털이 있다. 타원형의 잎은 마주나고 잎 가장자리가 밋밋하다.

주요성분

정유 0.43% 및 Saponin을 함유하였다.

약리효능 효과

어혈을 제거하고 통증을 멈추는 효능, 상처를 낫게하고 지혈, 음식을 소화시키고 적취를 제거하는 효능이 있다.

채취 및 제법

8~9월에 지상부를 채취해 응달에서 말린 다음 썰어서 사용한다.

복용법 3~10g.

약재의 기미와 성질 맛이 쓰고 성질이 따뜻하며, 독이 없다. 외용으로 사용할 때는 적량이 없다.

장홍화

붓꽃과의 여러해살이풀 사프란 꽃

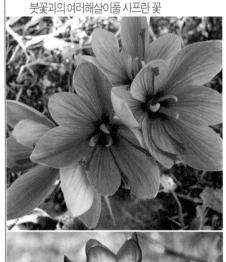

형태와 특징

줄기의 높이가 23㎝정도로 땅속 비늘줄기의 모양은 둥글다. 잎은 9~15개로 비늘줄기에서 나온다.

주요성분

safranal, crocin, crocetindimethylester picrocrocin, picrocrocin.

약리효능 효과

혈의 운행을 활발히 하여 어혈을 없애는 효능, 염증을 가라앉히고 통증을 멎게 하는 효능, 막힌 것을 풀고 맺힌 것을 푸는 효능이 있다.

채취 및 제법

11월에 붉은색 암술의 향기가 날아가지 않도록 해 뜨기 전에 채취해 불에 말린다.

복용법 3~5g.

약재의 기미와 성질

맛이 달고 성질이 평하다.

저근(모시풀)

모시풀의 뿌리를 건조한 것

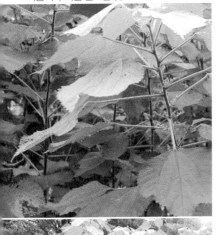

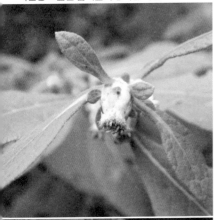

형태와 특징

키 1~2m, 근경은 목질, 줄기는 둥근모양, 잎은 호생하며 넓은 난형, 꽃은 원추화서로 수꽃은 황백색, 암꽃은 연녹색이다. 열매는 수과로 타원형이며, 여러 개가 붙어 있다. 개화기 7~8월이다.

주요성분

뿌리에 Phenol류, Triterpenoids, Chlorogenic acid, Chlorine, Emodin 등이 함유되어 있다.

약리효능 효과

해열, 지혈 효능이 있으며 지혈약으로 코피, 기침코피, 혈뇨 등 출혈증에 사용하고, 안태작용도 있다.

채취 및 제법

겨울철이나 봄철에 채취하여 햇볕에 건조한 후 사용한다.

천명정(담배풀씨)

다년생 초본인 담배풀의 성숙한 과실

형태와 특징

줄기는 높이가 50~100cm, 잎은 긴 타원형, 꽃은 8~9월에 황색으로 피고, 열매는 수과로 점액이 있다.

주요성분

열매에는 정유가 약 1%, 주요성분은 Carabrone, Carpesialactone, Carpesiolin, 11(13)-Dihydrotelekin, Granilin, Isoivaxillin, Ivalin 등이 함유되어 있다.

약리효능 효과

해열, 지혈, 해독, 살충 등의 효과가 있으며 회충이나 요충 기생충증, 어린이의 복통, 항문질환 등에 이용한다.

채취 및 제법

가을 과실이 성숙하였을 때 채취하여 햇볕에 말려 건조하여 사용한다.

정력자(다닥냉이)

학명: Lepidium apetalum, Draba nemorosa var. hebecarpa
이명: 정력자, 대실, 정력, 꽃다지씨

꽃다지와 다닥냉이의 여문씨를 말린 것

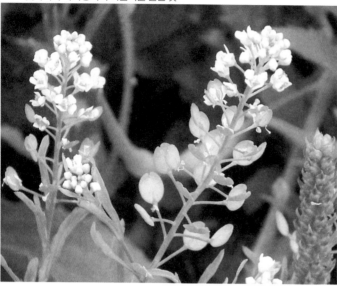

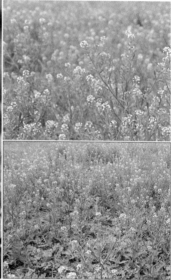

■ 전문가의 한마디 ■

맛은 맵고 쓰며 성질은 차갑다. 폐, 방광에 작용한다.
기를 내리고 담을 삭이며 설사가 나게 하고 또한 오줌을 잘 누게 한다. 폐의 기운을 내리면 수분대사가 잘 되어 담도 사라지고 기침도 멎게 되는 효과를 보인다.

형태와 특징

다닥냉이는 높이 약 20cm, 전체에 짧은 털이 빽빽하고, 뿌리에 달린 잎은 긴 타원형, 꽃은 4~6월에 노란색 총상화서로 핀다.

주요성분 종자에는 Coumarin, Allantoin, Sinigrin, Saponin, Arachidic acid, Lecithin 등이 함유되어 있다.

약리효능 효과

강심작용이 있으며 기침, 가래, 수종, 숨이 찬데, 천식, 폐의 옹종, 복수, 소변불리, 부종 등에 사용한다.

복용사례

대조 등과 배합하여 담음으로 인한 기침과 가래, 흉부 통증을 다스린다.

채취 및 제법

이른 여름 씨가 여문다음 풀을 베서 말려 씨를 털고 약한 불로 볶아서 사용한다.

복용법 하루 4~10g을 탕약, 알약, 가루약으로 먹는다.

주의사항

비위가 허약하거나 음이 부족한 사람은 복용을 금한다.

약초로 활용하는 처방전

• 열이 나고 가슴이 답답하며 두통이 있을 때 정력자 80g을 물 1ℓ 에 달여 수건에 적셔 이마에 대고 찜질하면 효과가 있다.
• 가슴이 답답하고 숨이 찰 때 징력자와 대추 각 10g을 달여 1일 3번 나눠 끼니 뒤에 복용한다.

지부자(댑싸리씨)

댑싸리의 성숙한 씨를 말린 것

학명: Kochia scoparia
이명: 지부자, 천두자, 낙추자

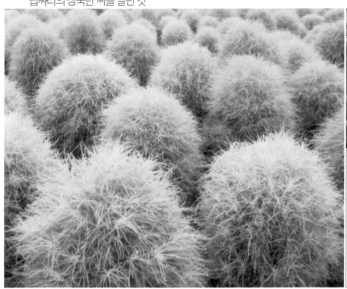

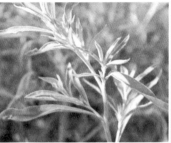

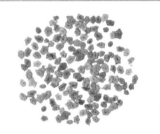

형태와 특징

높이 1m, 꽃은 7~8월에 피며, 꽃받침은 자라서 열매를 둘러싼다. 약재는 편구상의 5각의 별모양이다.

주요성분 전초에 Tanin 3%, Flavonoid, Cumarin, Saponin 등이 있고, 열매에 Triterpene 배당체, 지방이 있다.

약리효능 효과

간보호, 이뇨, 해독, 항균 작용이 있고, 소변불리와 배뇨통증, 임질과 부인 대하, 소양증, 습진 등에 사용한다.

복용사례

저령, 구맥, 동규자 등과 배합하여 배뇨 시 불쾌감과 통증이 있는 증상을 다스린다.

채취 및 제법

가을에 열매가 익었을 때 전초를 채집하여 햇볕에 말려서 과실만 모은다.

복용법 하루 6~12g을 탕약, 알약, 가루약으로 복용한다.

주의사항

진액이 부족한 사람과 소변량이 많은 사람, 임산부는 복용을 피해야 한다.

■ **전문가의 한마디** ■ 193

맛은 쓰고 성질은 차 갑다. 방광에 작용한 다. 방광에 습열이 있 어 소변이 잘 나오지 않고 배뇨시 통증이 있는 경우, 또 임질과 부인들의 대하 등을 다스리고 피부의 습 열에도 작용하여 소 양증이나 습진 등을 다스린다.

약초로 활용하는 처방전

• 방광에 열이 있는 것을 치료하는데 오줌을 잘 나오게 한다. 물에 달여서 먹거나 가루를 내어 먹는다[본초].
• 손발이 달면서 아픈 것을 치료한다. 물에 달여 하루 세 번 먹는다[본초].

지황

학명: Rehmanniaglutinosa, R. glutinosa f. hueichingensis
이명: 생지황, 원생지, 건지황

지황 또는 지황 또는 회경지황의 뿌리줄기

습초류 (물기가 있는 곳에서 자라는 풀)

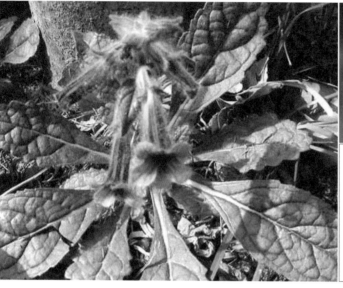
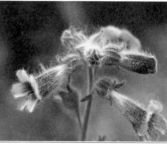
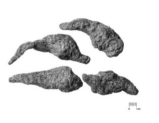

194

■ **전문가의 한마디** ■

맛은 달고 성질은 차 갑다. 심장과 간, 신 장에 작용한다. 신장 을 보하고 혈액을 보 충하여 주며, 열을 내 려주는 작용이 있어 각종 발열성 질환, 토 혈이나 코피, 목이 붓 고 아플 때 등에 일정 한 효과를 나타낸다.

형태와 특징

높이 20~30cm, 꽃은 6~7월에 연한 홍자색, 줄기 끝에 총상화서, 열매는 삭과로 타원상 구형이다.

주요성분 주요성분은 β-sitosterol 과 mannitol이며, 소량의 stigmasterol과 미량의 campesterol, rehmanin, alkaloid, 지방 산 catalpol, glucose, vitamin A 등을 함유하고 있다.

약리효능 효과 자음, 청열, 양혈, 생진, 지혈, 강심, 이뇨, 혈당량 강하 작용이 있고, 허약체질, 발열질환, 토혈, 코피, 자궁출혈, 생리불 순, 변비에 사용한다.

복용사례 현삼, 맥문동 등과 배합하여 열이 나면서 목이 마르고 헛 소리를 하는 등의 증상을 다스린다.

약리실험 결과

지혈촉진작용, 강심작용, 이뇨작용, 혈당량 강하작용 등이 있다.

약초로 활용하는 처방전

• 빈혈, 신경쇠약으로 나타나는 어지럼증에 토 사자와 숙지황을 각 12g씩 섞어 만든 가루를 1 회 8g씩 1일 3번 나눠 복용하면 된다.
• 혈당강하에 생지황 70g과 황련 7g을 1회분 으로 물에 달여 1일 3번 나눠 복용한다.

채취 및 제법

봄과 가을에 채취하여 잡질을 제거하고 잘 씻 은 후 천천히 불에 쬐어 말려서 이용한다.

복용법 하루에 12~20g을 복용한다.

주의사항 소화기가 약하고 뱃속이 그득하면서 변이 무른 사람은 복용을 피해야 한다.

차전자(질경이)

초본인 질경이, 털질경이의 성숙한 종자

학명: Plantago asiatica, P. depressa, P. major var. japonica
이명: 차전자, 차전실, 하마의자

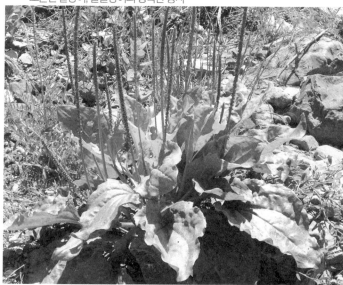
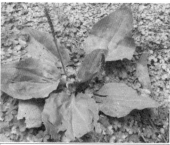
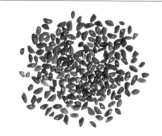

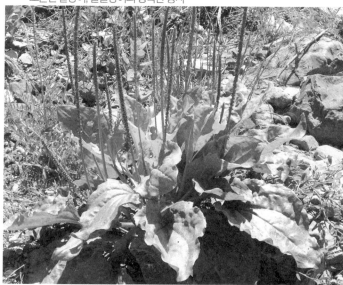

습초류 (물기가 있는 곳에서 자라는 풀)

형태와 특징

타원형이거나 불규칙한 긴원형으로 약간 납작하고 길이는 약 2mm정도이다.

주요성분

차전자에는 Disaccharide, Plantenolic acid, Succinic acid, Adenine 등이 함유되어 있다.

약리효능 효과

이뇨작용, 거담작용, 진해작용, 항궤양작용, 항염작용, 지혈촉진작용, 콜레스테롤강하작용 등이 밝혀졌다.

복용사례

목통, 활석 등과 배합하여 소변이 잘 안 나오면서 아픈 것을 다스린다.

채취 및 제법

여름과 가을에 성숙한 종자를 채취하여 생용을 하거나 소금물에 담근 다음 약한 불로 볶아서 사용한다.

복용법 12~20g을 복용한다.

주의사항 스트레스성 무기력증이나 양기가 부족한 사람, 유정이 있는 사람은 복용을 피해야 한다.

■ 전문가의 한마디 ■ 195

맛은 달고 성질은 차 갑다. 간과 신장, 폐, 소장에 작용한다. 소변이 잘 나오지 않는 증상, 간의 열로 눈이 침침하고 잘 보이지 않는 증상, 폐에 열이 있어 기침을 하면서 가래가 나오는 경우에 효과가 있다.

약초로 활용하는 처방전

· 복수를 소변으로 배출시키기 위해 차전자 10g을 물에 달여 1일 3번 나눠 복용하면 좋다.
· 신장염, 오줌소태로 붓기가 있을 때 차전자 10g과 옥수수염 40g을 물에 달여 1일 3번 나눠 복용한다.

창이자(도꼬마리)

학명: Xanthium strumarium
이명: 창이자, 호침자, 창자, Xanthi fructus

도꼬마리의 성숙한 과실

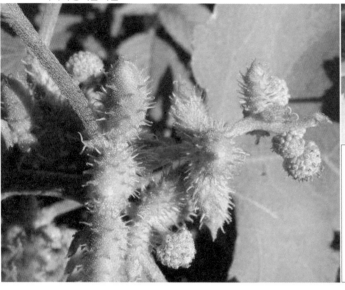
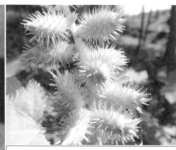
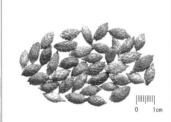

0   1cm

196

■ 전문가의 한마디 ■

맛은 맵고 쓰며 성질은 따스하고 독성이 있다. 폐에 작용한다. 풍한으로 인한 콧물, 코막힘, 축농증, 비염 등의 증상을 개선하는데 좋은 효과가 있다.

형태와 특징
높이 1m, 꽃은 노란색으로 8~9월에 핀다. 열매는 수과이다.

주요성분
열매에 Xanthostr5umarine, 수지, 요드염, 씨에 수지, 40%까지의 기름(Linoleic acid 63.4%, Oleic acid 27%, 포화지방산 8.2%)이 있다.

약리효능 효과
축농증 코가 막힌데, 비염, 두통, 발열, 기침, 사지동통마비, 굴신, 피부가려움증, 중이염에 활용된다.

복용사례
백지, 신이 등과 배합하여 두통, 콧물 나는 것을 다스린다.

채취 및 제법
가을철에 과실이 성숙하였을 때 채취한다.

복용법
하루에 4~12g을 복용한다.

주의사항
몸에 혈이 부족한 사람의 두통과 저린 감에는 쓰지 않는다.

약초로 활용하는 처방전
• 감기, 콧병으로 생기는 두통일 때 창이자 12g을 물 200㎖로 달여 1일 3번 나눠 끼니사이에 복용한다.
• 비염으로 코가 막히고 콧물이 나올 때 창이자, 금은화 각 15g, 꼭두서니 12g을 달여 1일 3번 나눠 복용하면 좋다.

청상자(개맨드라미)

학명: Celosia argentea
이명: 청상자, 우미화자

개맨드라미의 성숙한 종자

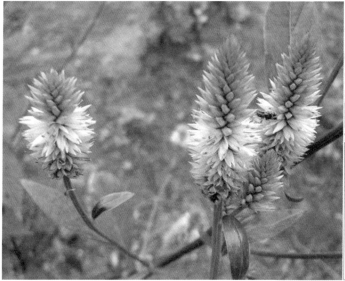
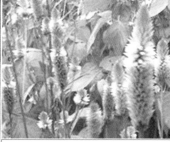
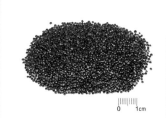

형태와 특징

높이 40~80cm. 잎은 어긋나고 침상, 꽃은 7~8월에 연한 적색 수상화서, 열매는 짧으며 종자는 여러 가지다.

주요성분

지방유, 소산 카리움, 니코틴산이 함유되어 있다.

약리효능 효과

청상자는 안과질환에 상용하는 약재로 고혈압, 코피를 치료한다. 혈압강하, 동공산대, 항균 작용이 있다.

복용사례

결명자, 밀몽화, 국화 등과 배합하여 눈이 충혈되고 아픈 증상과 함께 시력이 약해지는 것을 다스린다.

채취 및 제법

가을에 성숙한 종자를 채취하여 건조하여 사용한다.

복용법

하루 12~20g을 복용한다.

주의사항

간과 신장이 안 좋은 사람이나 동공이 산대된 사람은 복용을 피해야 한다.

197

■ **전문가의 한마디** ■

맛은 쓰고 성질은 약간 차갑다. 간에 작용한다. 간에 열이 있으면 눈이 충혈되거나 아프고 눈에 뭔가 끼어 잘 보이지 않게 되는데 청상자는 이러한 증상에 효과가 있다. 이외에도 고혈압, 코피 등을 다스린다.

약초로 활용하는 처방전

• 맨드라미씨(청상자)와 방풍 각 2.5g을 1일 1회 5g씩 끼니 뒤에 복용하면 치루나 탈항 때 나오는 피를 멈추게 한다.

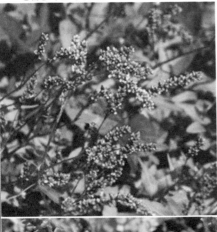
청대
숭람등의 잎이나 근경

형태와 특징
줄기는 높이가 50~60cm이고 붉은 자줏빛을 띠며, 가지가 갈라졌다.
주요성분 indigotin, indirubin 등이 들어있다.
약리효능 효과
인체 내의 기생충을 제거하고 놀란 것을 그치게 하는 효능, 혈을 맑게 하여 종기를 없애는 효능이 있다.
채취 및 제법
7~8월에 쪽 잎을 두서너 차례 채취해 2~3일 동안 물에 담갔다가 건져 절구에 넣고 충분히 찧는다. 찧 꺼기를 버리고 즙과 석회를 10대1로 섞는데, 이때 생긴 거품을 제거한 나머지 액체를 햇볕에 말린 다음 가루로 만들어 사용한다. 가볍고 진한 청색을 띤다.
복용법 많이 쓰면 안되고 2~4g 정도 사용한다.
맛이 짜고 성질이 차갑다. 강력한 항염증 효과가 있다. 위장이 차가운 사람은 복용하지 말아야 한다.

파초근(바나나)
파초과의 여러해살이풀 파초의 뿌리

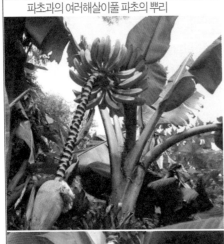

형태와 특징
줄기의 높이가 약 4m이고 잎의 길이가 2m정도이다.
주요성분 염산가용액, 조단백질, cellulose.
약리효능 효과
열을 없애는 것, 갈증을 그치게 하고, 변이 잘 나오게 하는 효능이 있다.
분포
우리나라는 중국에서 들여왔고 남부지방의 뜰에 심는다.
채취 및 제법
연중 채취가 가능한데, 채취 후 깨끗이 씻어 생으로 사용한다.
복용법 15~30g이다.
약재의 기미와 성질
맛이 달고 성질이 차가우며, 독이 없다.

청호(사철쑥)

개똥쑥이나 사철쑥의 지상부를 건조한 것

학명: Artemisia annua
이명: 청호, 야란호, 제비쑥, Artemisiae annuae herba

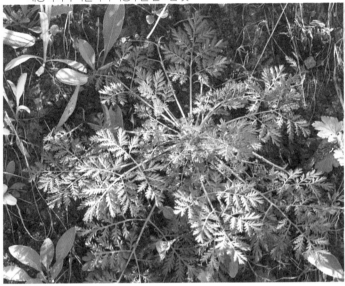
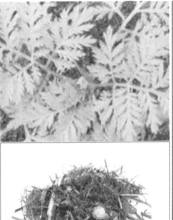
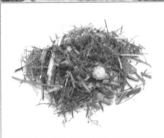

형태와 특징

높이 1~1.5m, 꽃은 6~8월에 녹황색으로 피고, 수과는 길이 0.7mm정도이다. 약재는 잎이 거의 없는 꽃대가 줄기이다.

주요성분

abrotanine, α-pinene, artemisia ketone, daphnetin, 7-hydroxy-8-methoxy coumarin 등이 함유되어 있다.

약리효능 효과

위통, 각종암, 폐암, 간암, 위암, 유선암, 열내림약, 지혈약, 해독약, 악창, 말벌에 쏘인데 사용한다.

복용사례

생지황, 별갑, 지모 등과 배합하여 한열왕래 등을 다스린다.

채취 및 제법

여름과 가을에 꽃이 필 때 채집하는데 지상부분을 베어 그늘에서 말려 사용한다.

복용법

하루에 3~9g을 복용한다.

주의사항

설사를 하는 사람과 땀이 많이 나는 사람은 주의하여 복용하여야 한다.

■ **전문가의 한마디** ■　199

맛은 쓰고 매우며 성질은 차갑다. 간과 담에 작용한다. 혈의 열로 인한 증상, 여름에 더위를 먹었을 때, 학질로 인한 발열 및 소아의 하절기 발열, 음이 허하여 생긴 발열, 황달 등에 사용한다.

약초로 활용하는 처방전

• 황달이 나타났을 때 청호 18g을 물에 달여 1일 3번 나눠 끼니 뒤에 복용하면 된다.
• 고름이 나올 때 개사철쑥 가루를 면봉에 묻혀 귀 안에 넣어주면 효과가 좋다.

패장초

학명: Patrinia villosa, P. scabiosaefolia
이명: 미초, 녹장, 야고채, 말냉이

뚝갈나물 및 마타리의 대근 전초

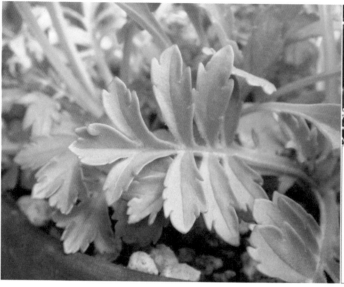
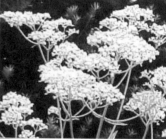
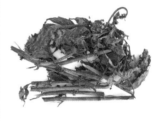

습초류 (물기가 있는 곳에서 자라는 풀)

200

■ 전문가의 한마디 ■

맛은 맵고 쓰며 성질은 약간 차갑다. 위와 대장, 간에 작용한다. 장옹(충수돌기염)을 치료하며 폐농양과 간농양에도 효과가 있다.

형태와 특징

높이 1~1.5m, 꽃은 7~8월에 노란색, 열매는 타원상 구형, 약재는 원주형의 근경과 분지된 뿌리로 갈색이다.

주요성분

Triterpenoid saponin, Volatile oils, Tannic Acid, Patrinoside, Coumarin, Scabioside 등이 함유되어 있다.

약리효능 효과

급성 황달성 간염, 포도상구균, 연쇄상구균 및 바이러스 감염, 폐농양, 자궁부속기염, 난소낭종 등에 좋다.

복용사례

의이인, 부자 등과 배합하여 이미 화농된 장옹을 다스린다.

채취 및 제법

가을에 채집하여 깨끗이 씻어 그늘에 말려 토막 내어 썰어서 약으로 한다.

복용법

하루 10~30g 달여서 복용한다.

주의사항

과량 복용 시 머리가 어지럽거나 오심 등의 증상이 나타날 수 있으므로 주의하여야 한다.

약초로 활용하는 처방전

• 율무씨 18g, 패장 12g, 부자 4g으로 만든 패장산은 장옹에 쓴다. 달여서 하루에 3번 나누어 복용한다.
임산부에게는 쓰지 않는다.

편축(마디풀)

마디풀의 전초를 말린 것

학명: Polygonum aviculare
이명: 편축, 편죽, 편만, Polygoni avicularis herba

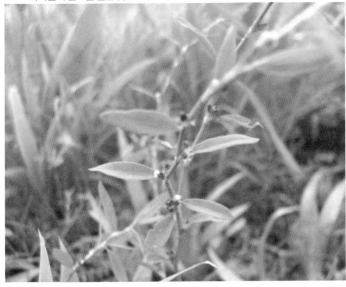
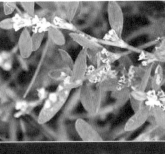
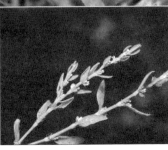

습조류 (물기가 있는 곳에서 자라는 풀)

형태와 특징

높이 30~40cm, 줄기는 밑 부분에서 갈라지고 털이 없으며 비스듬하게 산다.

주요성분

Avicularin, quercetin, 당 2~3% 및 소량의 탄닌 등이 함유되어 있다.

약리효능 효과

열이 있어 소변이 나오지 않는 증상, 옹저와 치질, 회충층, 피부습진, 습열로 인한 황달을 치료한다.

복용사례

구맥, 목통, 차전자 등과 배합하여 배뇨 시 소변이 잘 나오지 않고 통증이 있는 것을 다스린다.

채취 및 제법

여름철 꽃이 필 때 전초를 베어 그늘에서 말린다.

복용법 하루 6~12g을 복용한다.

주의사항

소변이 정상인 사람과 소화기가 약한 사람은 복용을 피해야 한다.

■ 전문가의 한마디 ■

맛은 쓰고 성질은 평하다. 방광에 작용한다. 임질, 소변이 시원치 않은 증상, 소변에 피가 섞여 나오는 증상, 방광염, 신장염, 부종, 황달, 어린이 회충증, 피부소양감 등에 사용한다.

약초로 활용하는 처방전

• 대소변이 잘 나가지 않는 데 쓴다. 물가에서 자라며 자줏빛 꽃이 피는 것이 좋다. 짓찧어 즙을 내어 먹는다.

피마자(아주까리)

일년생초본인 아주까리의 성숙한 종자

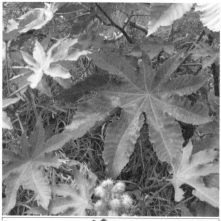

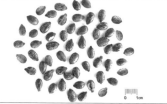

0   1cm

형태와 특징

높이 2~2.5m, 꽃은 8~9월에 원줄기 끝에 길이 20cm의 총상화서로 달린다.

주요성분

지방유 64-71%, ricin, ricinine, Alanine Aspartic acid, Astragalin, Glutamic acid Hemagglutinin, Hyperoside 등이 함유되어 있다.

약리효능 효과

변비, 소변이 잘 안 나올 때, 장내 적취, 버짐, 종기, 옴, 편도선염, 부종으로 몸이 붓는 증상을 치료한다.

채취 및 제법

가을에 종자를 채집하여 사용한다.

복용법

내복 시에는 기름과 껍질을 제거하고 종인을 사용하고 외용 시는 분쇄하여 사용한다.

해우(알로카시아)

여러해살이 관엽식물 알로카시아의 줄기뿌리

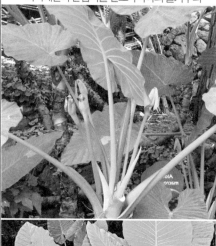

형태와 특징

높이가 1~2m정도이다. 줄기뿌리는 육질로서 굵고 단단하며 원기둥모양이다. 잎은 크고 잎자루가 굵으며, 단단하고 가장자리가 천파상이다.

주요성분 alkaloid, sterol 화합물과 alocasin.

약리효능 효과

폐결핵, 장티푸스. 외용은 겉에 생기는 여러 가지 외과 질환과 피부 질환에 효능이 있다.

분포 산골짜기 숲의 음습한 곳이나, 마을주변의 길가에서 자생한다.

채취 및 제법 사시사철 채취가 가능한데, 채취한 다음 외피를 벗기고 신선한 생으로 사용하거나, 썰어서 햇볕에 말린다.

복용법 10~20g. 오랫동안 달여서 복용한다.

약재의 기미와 성질

맛이 약간 맵고 떫으며 성질이 차갑다. 독이 있다.

하고초

조개나물, 단향과 제비꿀의 전초

학명: Prunella vulgaris var. asiatica, P. vulgaris var. aleutica
이명: 석구, 유월건, 꿀방망이, 꿀풀, Prunella spica

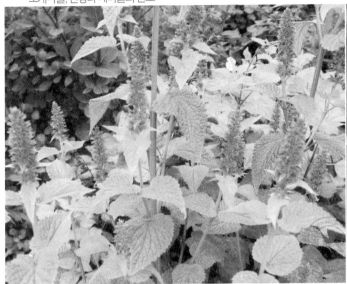
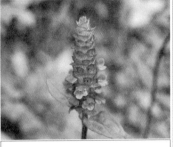
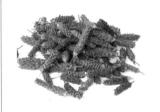

습토초류 (물기가 있는 곳에서 자라는 풀)

형태와 특징

높이 20~30cm, 꽃은 5~7월에 적자색, 열매는 분과로 황갈색이다. 약재는 화축이 많은 포엽 및 꽃받침이 붙어있다.

주요성분

수용성 무기염이 들어 있는데 그 중 68%가 염화칼륨이다. 비타민 B1 및 Alkaloid 등도 함유하고 있다.

약리효능 효과

혈압강하, 유방의 종양이나 암, 고혈압, 자궁염, 폐결핵, 간염, 구안와사, 갑상선종, 발열 등에 약용한다.

복용사례

국화와 석결명 등과 배합하여 눈이 붓고 붉어지며 아픈 증상이나 두통, 어지럼증을 다스린다.

채취 및 제법

여름에 이삭이 절반쯤 시들 때에 채집하여 햇볕에 말려 약으로 한다.

복용법 하루 10~20g을 달여 복용한다.

주의사항

몸이 허약한 사람이나 소화기가 약한 사람은 복용을 피해야 한다.

■ **전문가의 한마디** ■

맛은 맵고 쓰며 성질이 차갑다. 간과 담에 작용한다. 유방의 종양이나 암, 기타 고혈압, 자궁염, 폐결핵, 간염, 구안와사, 갑상선종, 발열 등에 사용한다.

203

약초로 활용하는 처방전

• 말린 꿀풀(하고초) 9g을 가루로 만들어 1회 3g씩 1일 3번 나눠 복용하면 효과가 있다.
• 초기 방광염일 때 꿀풀(하고초) 15g을 달여 1일 3번 나눠 끼니 전에 복용하면 효과가 좋다.

해금사(고사리포자)

실고사리의 성숙한 포자

학명: Lygodium japonicum
이명: 해금사, 좌전등회, 실고사리 종자

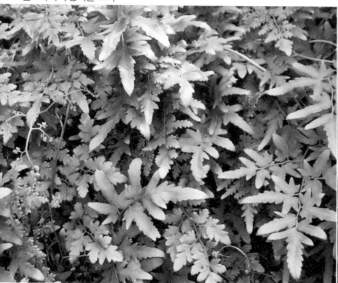
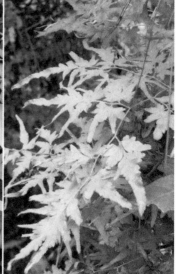

204

맛은 달고 성질은 차 갑다. 방광과 소장에 작용한다. 소변을 볼 때 아프고 잘 나오지 않는 증상, 피나 고름 이 섞여 나오는 증상, 요로에 결석이 있어 통증이 있는 증상 등 하부 방광이하의 습 열로 인한 증상에 이 용된다.

형태와 특징

뿌리줄기는 검은색, 잎은 잎자루가 원줄기처럼 자라며, 잎줄기는 잎처럼 1쌍의 깃조각과 작은 깃 조각으로 갈라진다.

주요성분

지방유를 포함하며 그 외에 lygodin을 함유하고 있다.

약리효능 효과

소변불리, 혈뇨나 탁한 증상, 요로에 결석 통증 등에 약용한다.

복용사례

활석, 감초 등과 배합하여 소변 량이 적고 소변색이 짙거나 또는 배뇨장애와 함께 통증이 있는 것을 다스린다.

채취 및 제법

가을에 포자가 아직 남아있을 때 채취하여 건조한다.

복용법

하루 8~20g을 복용한다.

주의사항

진액이 부족한 사람은 복용을 피해야 한다.

약초로 활용하는 처방전

• 오줌을 잘 나가게 한다. 사림으로 오줌이 나 오지 않는 데 쓴다.
40g을 좋은 찻가루 20g과 고루 섞어서 한번에 12g씩 생강과 감초를 달인 물에 타 먹는대[본 초]

호로파

호로파의 여문 씨를 말린 것

학명: Trigonella foenum-graecum
이명: 로파, 호파

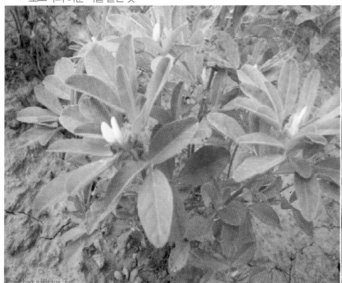
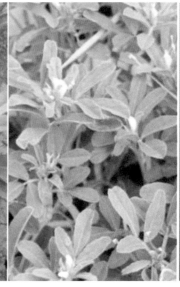

습조류 (물기가 있는 곳에서 자라는 풀)

형태와 특징

높이 50~80cm, 향기가 나고, 잎은 어긋난다. 꽃은 흰색, 열매 꼬투리는 가늘며, 종자는 다갈색이다.

주요성분

trigonelline, gallactose, mannose, choline 등이 함유되어 있다.

약리효능 효과

허리와 무릎이 시리고 아픈데, 발기부전과 정력약화, 속이 차고 배가 아프고 방광까지 당기고 아픈데, 위경련, 각기, 배뇨장애 등에 사용한다.

복용사례

유황, 부자 등과 배합하여 신장이 약해서 생긴 복부와 옆구리의 팽만을 다스린다.

채취 및 제법

늦은 여름 씨가 여문 다음 전초를 채취하여 씨를 털어 잡질을 제거한 후 이용한다.

복용법 하루 3~9g을 복용한다.

주의사항

음이 허하여 허열이 뜨는 사람은 복용을 피해야 한다.

■ 전문가의 한마디 ■   205

맛은 쓰고 성질은 따뜻하다. 신장에 작용한다. 호로파는 신장의 양기가 허하여 허리와 무릎이 시리고 아픈데, 발기가 되지 않고 정력이 약해지거나, 속이 차면서 배가 아프고 방광까지 당기고 아픈 데, 위경련, 각기, 배뇨장애가 있을 때 사용한다.

약초로 활용하는 처방전

• 호로파씨 9g, 개암풀씨 9g, 모과 8g을 달여 습각기에 하루에 3번 나누어 복용한다.
• 호로파씨 · 회향씨 · 도인 각각 10g을 달여 아랫배 아픈 데 하루에 3번 나누어 복용한다.

협엽중루 (삿갓나물)

백합과의 여러해살이풀 삿갓나물 뿌리줄기

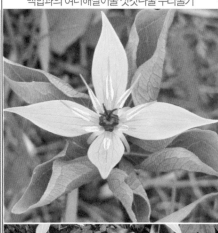

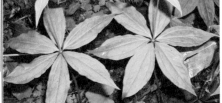

형태와 특징

뿌리줄기는 굵고 두툼하며 갈색을 띤다. 위쪽에는 여러 개의 고리마디가 빼곡히 있고 줄기는 자색이다.

주요성분

steroid saponin.

약리효능 효과

유행성일본뇌염, 위통, 충수염, 임파절결핵, 편도선염, 유선염에 효능이 있다.

분포

관목숲속에서 자생한다.

채취 및 제법

여름과 가을에 비늘줄기를 채취해 깨끗이 손질한 다음 햇볕에 말린다.

복용법 7~15g이다.

약재의 기미와 성질

맛이 쓰고 성질이 차가우며, 약간 독이 있다.

화탄모

여러해살이풀 나도하수오의 전초

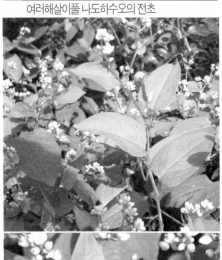

형태와 특징

줄기에 각진 홈이 있고 털이 없거나 약간 있다. 잎에는 짧은 잎자루가 있고 밑동에 각각 1개씩의 옆편이 있다.

주요성분 flavonoid glycoside등.

약리효능 효과

열을 꺼주고 습사를 제거하는 효능, 혈분에 열독이 몹시 성한 병증을 치료하는 효능이 있다.

분포

양지바른 풀밭이나, 숲 또는 길가에서 자생한다.

채취 및 제법

사시사철 채취가 가능한데, 신선한 채로 사용하거나 씻어서 햇볕에 말려 사용한다.

복용법 25~50g이다.

약재의 기미와 성질

맛이 약간 시고 달면서 성질이 서늘하다.

호장

호랑이지팡이 및 범싱아의 뿌리를 말린 것

학명: Polygonum cuspidatum, Reynoutria japonica, R. sachalinensis
이명: 반장, 호장, 범상아뿌리

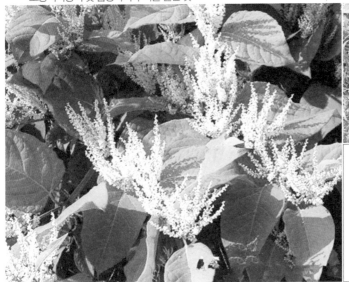
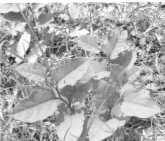
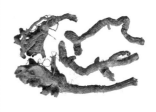

습초류 (물기가 있는 곳에서 자라는 풀)

형태와 특징

높이 1.5m, 뿌리줄기는 굵고, 잎은 어긋나며 꽃은 6~8월에 피고, 열매 수과는 세모진 난형이다.

주요성분

Emodin, Monoethyl ether, Chrysophanic acid 등과 생뿌리에 환원형인 Anthrone이 있다.

약리효능 효과

이뇨, 설사유발, 항균, 항바이러스, 소염, 풍습제거, 진통, 활열 및 어혈제거, 생리조정, 이뇨, 진해, 거담, 효능이 있다.

복용사례

천초, 익모초 등과 배합하여 어혈로 인해 생리가 멈추는 증상을 다스린다.

채취 및 제법

가을 또는 봄에 뿌리를 다치지 않게 채취하여 물에 씻은 후 햇볕에 말려서 이용한다.

복용법 하루 6~10g을 복용한다.

주의사항

임신부는 복용을 피해야 한다.

■ 전문가의 한마디 ■

207

맛은 쓰고 성질은 약간 따뜻하다. 간과 담, 폐에 작용한다. 풍습을 제거하여 통증을 없애고, 혈을 잘 돌게 하여 어혈을 없애 생리를 고르게 하고, 오줌을 잘 누게 하며 기침과 가래를 그치게 하는 작용을 가지고 있다.

약초로 활용하는 처방전

• 가슴통증과 늑간신경통이 있을 때 천남성덩이줄기와 박하 잎을 같은 양으로 짓찧어 식초로 개어 통증부위에 찜질하면 좋다.
• 얼굴신경마비, 파상풍 등으로 나타나는 통증엔 천남성을 가루로 만들어 생강즙과 함께 개어 통증부위에 붙여 찜질하면 된다.

홍화

잇꽃의 꽃을 말린 것

학명: Carthamus tinctorius
이명: 자홍화, 초홍화, 홍란, 잇꽃, Carthamiflos

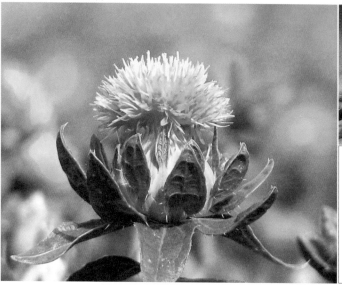
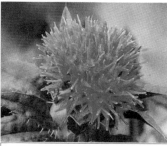
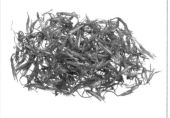

습초류 (물기가 있는 곳에서 자라는 풀)

208

■ **전문가의 한마디** ■

맛은 맵고 성질은 따뜻하다. 심장과 간에 작용한다. 어혈로 인한 생리통이나 생리가 나오지 않는 것, 산후 오로가 완전히 나오지 않는 것, 삐거나 타박상에 좋다.

형태와 특징

높이 1m, 꽃은 7~8월에 노란색으로 피며 엉겅퀴와 모양이 비슷하며 시간이 지나면 붉은색으로 변한다.

주요성분

칼륨, 마그네슘, 칼슘, 백금, carthamin, saflor yellow, carthamidin, lignan 등이 함유되어 있다.

약리효능 효과

자궁수축, 관상동맥확장, 혈압강하, 어혈제거, 혈액순환촉진 작용이 있다.

복용사례

도인, 유향, 몰약 등과 배합하여 타박상으로 멍들고 아픈 것을 다스린다.

채취 및 제법 이른 여름 노란꽃이 빨갛게 변할 때 꽃을 채취하여 그늘에서 건조하여 이용한다.

복용법

하루 3~6g을 복용한다.

주의사항

임산부는 복용을 피해야 한다.

약초로 활용하는 처방전

• 진정작용과 혈관확장작용, 심장수축력을 높일 때 천궁과 홍화를 각 12g을 달여 1일 3번에 나눠 끼니 뒤에 한 달간 복용한다.
• 혈액순환을 원활하게 할 때 우슬초 15g과 홍화 6g을 달여 1일 3번 나눠 끼니 뒤에 복용하면 된다.

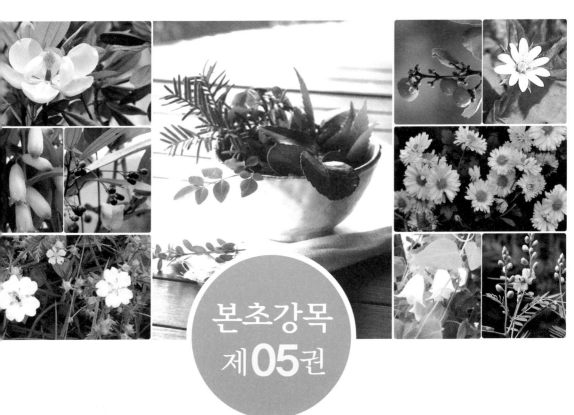

본초강목
제 **05** 권

만초류

(약으로 사용하는 덩굴이 뻗은 풀)

갈근

학명 : Pueraria thunbergiana(SIEB.et ZUCC) BENTH
이명 : 건갈, 감갈, 분갈, 야갈, 칡, 칡뿌리, 칡뿌리

여러해살이 낙엽 덩굴나무 칡의 덩이뿌리

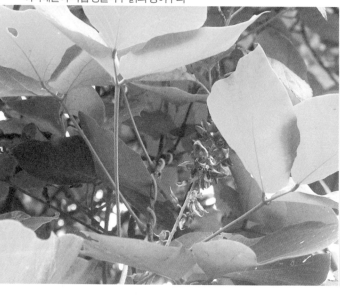
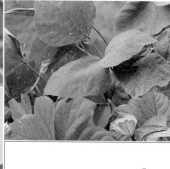
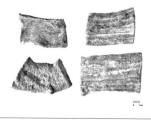

만초류 (덩굴이 뻗은 풀)

210

■ **전문가의 한마디** ■

달고 매우며 성질은 평하며 비장과 위에 작용한다. 과음했을 때 마시면 주독을 풀어주고 복통, 설사, 구토, 식욕부진 해소에 효과가 있으며 고혈압, 두통, 불면증, 위장장애를 해소시켜 주는 효과가 있다.

형태와 특징

줄기 전체에 황갈색의 긴 털이 있고 뿌리가 비대하다. 잎은 3출 겹잎이고 긴 자루가 있다. 턱잎은 방패모양으로 착생하고 난상 장원형이다.

주요성분 Flavonoid, 전분 및 소량의 정유성분이 들어 있다.

약리효능 효과

외사가 표에 침범하여 열이 나는 증상과 땀이 나지 않는 증, 갈증에 좋다.

약리실험 결과

뿌리추출물은 뚜렷한 해열작용을 나타내고 성분 중 다이드제인은 파파베린과 비슷한 진경작용을 나타내며 총플라보노이드는 뇌와 관상혈관의 혈류량을 늘린다는 것이 밝혀졌다.

채취 및 제법 10월부터 이듬해 2월까지 뿌리를 채취해 깨끗이 씻어 종이나 횡으로 잘라 햇볕에 말린다.

복용법

5~10g을 사용한다.

주의사항

소화기가 안 좋으면서 구토하거나 땀이 많은 자는 복용하지 말아야 된다.

약초로 활용하는 처방전

• 술독을 풀고 술에 취해서 깨지 않는 것을 치료한다. 칡뿌리를 짓찧어 즙을 낸 다음 1~2홉을 마시면 깨어난다. 칡뿌리를 먹어도 또한 좋다.

• 소갈을 주로 치료한다. 20g을 물에 달여서 먹거나 생것으로 즙을 내어 먹어도 좋다[본초].

견우자(나팔꽃 씨앗)

학명: Pharbitis nil, P. purpurea
이명: 견우자, 견우, 나팔꽃씨

나팔꽃이나 둥근 나팔꽃의 성숙한 종자를 건조한 것

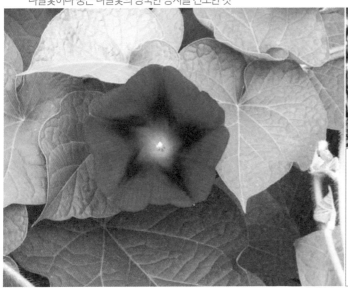

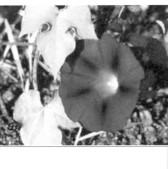

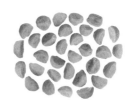

만초류 (덩굴이 뻗은 풀)

형태와 특징

길이 4~8mm, 너비 3~5mm이며 표면은 흑색이나 담황백색으로 단단하고, 횡단면은 담황색 또는 황록색의 쭈그러진 자엽이 있으며 기름기를 띤다.

주요성분

pharbitin, gallic acid, nilic acid가 함유되어 있다.

약리효능 효과

변비, 배뇨, 복수가 찬데, 과량복용하면 혈뇨증, 복통, 설사, 파두유와 함께 복용하지 않는다.

복용사례

산사, 신곡, 맥아를 배합하여 체하여 트림이 나고 배가 아프며 대소변이 잘 안 나오는 것을 다스린다.

채취 및 제법 가을에 완숙종자를 채취하여 햇볕에 말린다. 술에 버무려 6시간을 찌거나 볶아 익혀서 사용한다.

복용법

4~12g을 복용한다.

주의사항

기운이 없는 이의 소화기증상에는 피하는 것이 좋다.

■ **전문가의 한마디** ■   211

맛은 쓰고 성질이 차가워 폐와 신장과 대장에 작용하여 변비, 오줌이 잘 안 나오는 것, 복수가 찬 것 등을 다스린다. 그 외에도 복통, 체한 것, 기생충으로 인한 통증 등에 사용된다.

약초로 활용하는 처방전

• 심한 변비일 때 견우자 12g을 약한 불에 볶아 가루로 만들어 1회 4g씩 1일 3번 나눠 끼니 전에 따뜻한 물에 타서 복용하면 효과가 있다.
• 오줌소태와 전신부종, 복수가 찰 때 감수 1g과 견우자 3g을 가루로 만들어 1회 1g씩 1일 4번 나눠 끼니 뒤에 복용하면 좋다.

과루인(하눌타리)

학명: Trichosanthes kirilowii
이명: 과루인, 하눌타리, 과루인, Platycodi radix

하눌타리의 성숙한 과실의 종자

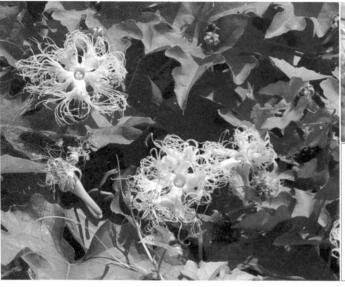
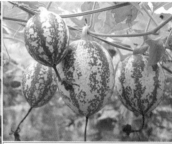
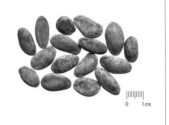

212

형태와 특징

잎은 어긋나고 손바닥처럼 5~7개로 갈라진다. 꽃은 암수 딴 그루로서 7~8월에 핀다.

주요성분 씨(과루인)에는 기름 25%(불포화지방산 67%, 포화지방산 30%), 잎에 Luteolin, 열매 껍질에 붉은색소는 Caroten과 Lycopene이 있다.

약리효능 효과 거담, 진해, 변통 작용, 가슴이 답답하고 걸리는데, 소갈, 황달, 변비 등에 사용한다.

복용사례

황금, 지실, 우담남성과 배합하여 끈끈한 가래와 함께 기침이 나는 것을 다스린다.

채취 및 제법

가을에 열매가 누렇게 익을 때 따서 말려서 사용한다.

복용법

하루 12~30g을 탕약으로 먹거나 즙을 내어 복용한다.

주의사항

소화기가 약하고 대변이 묽으며 묽은 가래에는 사용하지 말아야 한다.

구등(조구등)

학명: Uncaria sinensis, U. rhynchophylla
이명: 조등, 조등구, Uncariae ramulus et uncus

구등과 대엽구등 또는 무병과구등의 갈고리가 달린 가지

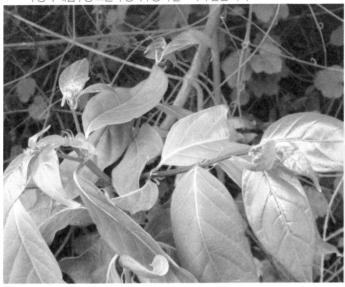
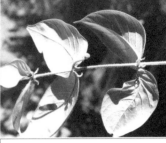
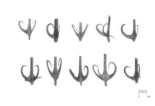

만조류 (덩굴이 뻗은 풀)

형태와 특징

작은 가지는 네모지고, 낚시바늘 모양의 가지는 잎겨드랑이에서 나와 아래로 굽는다.

주요성분

rhynchophylline, isorhynchophylline 등이 함유되어 있다.

약리효능 효과

간과 심포의 화열을 삭히는 요약으로 경련이나 간질, 두통, 현훈, 마비, 소아 발작, 고혈압 등에 좋다.

복용사례

천마, 영양각, 전갈 등과 배합하여 경련이나 마비, 근육이 땅기고 오그라드는 증상을 다스린다.

채취 및 제법

봄과 가을에 어린 가지를 채취하여 그늘에 말린다.

복용법

10~15g을 사용하며 오래 끓이지 않는다.

주의사항

봄이 허약한 사람은 복용을 피하는 것이 좋다.

213

■ 전문가의 한마디 ■

맛은 달며 성질은 약간 차고 독은 없다. 간과 심포에 작용한다. 경련이나 마비, 소아의 놀라서 발작하는 증상 등을 다스리고 두통이나 어지럼증, 고혈압 등에 좋다.

약초로 활용하는 처방전

• 구등을 20분 이상 끓이면 혈압을 내리게 하는 작용이 약해진다. 그러므로 구등을 다른 약과 섞어 달임약으로 고혈압병 치료에 쓰는 경우에는 다른 약을 먼저 달이다가 구등을 나중에 넣고 10~15분 더 달여 낸다.

금은화(인동덩굴)

학명: Lonicera japonica, L. japonica var. recens for. Chinensis
이명: 금은화, 잔털인동덩굴, 인동화, 겨우살이덩굴, 능박나무

인동 꽃봉오리 및 잎이 달린 가지

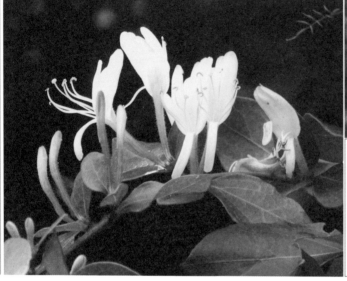
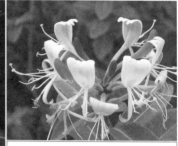
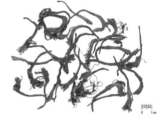

214

■ 전문가의 한마디 ■

달며 성질은 차며 폐와 위와 심에 작용하여 열을 내리고 독을 풀며 경맥을 잘 통하게 한다. 대장염, 위궤양, 방광염, 인두염, 편도선염, 결막염 및 창양, 부스럼을 치료한다. 기타 열로 인하여 생긴 병이나 감기, 호흡기 질병, 매독 등에 효과가 있다.

형태와 특징

잎은 마주나고, 타원형이다. 꽃은 6~7월에 잎겨드랑이에 1~2개가 달리며, 꽃통은 길이 3~4cm이고 흰색~노란색으로 겉에 털이 있고 끝이 5갈래이다.

주요성분 Saponin, Tannin, 섬유당이 함유되어 있다.

약리효능 효과

염증성 질병에 효과가 있어 대장염, 위궤양, 방광염, 인두염, 편도선염, 결막염 및 창양, 부스럼을 치료한다.

복용사례

포공영, 야국화, 자화지정과 배합하여 피부의 창양, 종독을 다스린다.

채취 및 제법

술에 담가서 한잔씩 복용해도 좋고, 볶아서 더운물에 우려내 차로 복용해도 무방하다.

약초로 활용하는 처방전

• 대장염일 때 금은화 70g에 물 300㎖를 붓고 100㎖의 양으로 달여 1~2세는 1회 10㎖, 3세는 20㎖씩 1일 6번 나눠 먹이면 된다.
• 가래, 기침이 날 때 은행나무껍질 20g과 금은화 25g을 달여 1회 3번 나눠 끼니 뒤에 복용하면 좋다.

복용법

15~30g(열중독이 강한 환자에게는 60g까지 사용)을 달여서 복용한다.

주의사항

몸이 허약하면서 설사하는 사람은 피해야 한다.

마두령(쥐방울덩굴)

쥐방울의 익은 열매를 말린 것

학명: Aristolochia contorta
이명: 마두령, 마도령, 방울풀열매

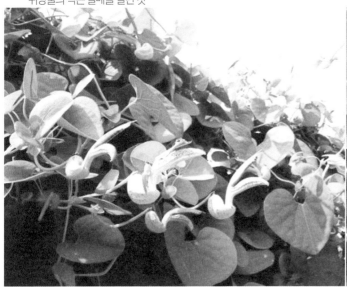
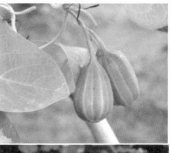
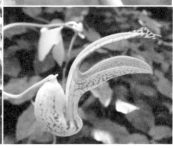

만초류 (덩굴이 뻗은 풀)

형태와 특징

꽃은 7~8월에 녹자색, 꽃받침은 통형으로 밑은 둥글게 부풀고, 윗부분은 좁아져 나팔처럼 벌어져 있다.

주요성분 뿌리에는 정유가 약 1% 정도 있으며 주성분은 Aristolone 및 Aristolochic acid A, C 및 D, Norearistolochic acid, Aristolochialactam 등의 알칼로이드가 있다.

약리효능 효과

폐열로 기침이 나고 숨이 찬 것과 가래, 종기, 고혈압, 치질에 사용한다.

복용사례 아교, 행인 등과 배합하여 폐가 약하여 오래도록 기침하는 증상에 사용한다.

채취 및 제법

가을에 황색으로 완숙된 열매를 채취하여 그늘에서 말린다. 생용으로 하거나 꿀로 볶아서 사용한다.

복용법

하루 4~12g을 탕약으로 복용한다.

주의사항

신체가 허약한 자와 비위가 약하여 오랜 설사를 앓는 자는 금해야 한다.

215

■ 전문가의 한마디 ■

맛은 쓰고 성질은 차며 폐에 작용하여 열을 내리고 담을 삭여 주므로 폐열로 기침이 나고 숨이 찬 것과 가래, 종기, 고혈압, 치질에 사용한다.

약초로 활용하는 처방전

• 기관지 확장과 가래를 삭이고 기침이 날 때 마두령 9g을 볶아 가루로 만들어 1회에 3g씩 1일 3번 나눠 끼니 뒤에 복용하면 좋다.

낙석등(마삭줄)

마삭줄과 털마삭줄 줄기

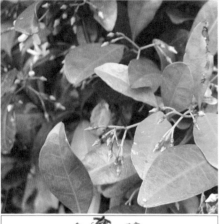

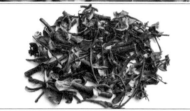

만초류 〈덩굴이 뻗은 풀〉

형태와 특징

줄기덩굴은 원주형으로 지름 1~5mm, 잔가지가 많으며 구부러지며 바깥면은 적갈~다갈색이다.

주요성분 Dambonitol, Arctiin, Tracheloside 등이 함유되어 있다.

약리효능 효과

근육이 땅기는 증상, 허리와 무릎이 시리고 아픈 증상, 타박상을 치료한다.

복용사례

목과, 의이인, 독활, 위령선 등을 배합하여 사지가 저리고 근육이 땅기는 증상을 다스린다.

채취 및 제법 가을에 잎이 떨어지기 전에 채취하여 햇볕에 말려서 사용한다.

복용법 8~16g을 복용한다.

주의사항 소화기가 약한 사람은 사용하지 말아야 된다.

약재의 기미와 성질 쓰고 약간 차며 심장과 간에 작용한다.

대백부

백부과의 여러해살이풀 대엽백부의 뿌리

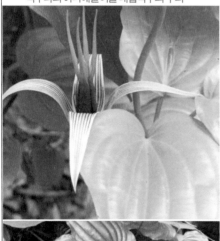

형태와 특징

키가 5m정도 자란다. 뿌리줄기는 육질이고 방추형 또는 원주형으로 길이가 15~30㎝이다.

주요성분 stemonine, tuberostemonine, isotuberostemonine, stenine, hypotuberostemonine.

약리효능 효과

풍한사에 의한 기침, 백일해, 폐결핵, 노년에 기침할 때 소리도 나고 가래도 나오는 증상에 효능이 있다.

분포 양지바른 관목 숲속에서 자생한다.

채취 및 제법

가을철에 깨끗이 씻어 수염뿌리를 제거하고 끓는 물에 넣어 삶은 다음 햇볕에 말린다.

복용법

3~9g이다.

약재의 기미와 성질

맛이 달고 쓰며, 성질이 약간 따뜻하다.

발계(토복령, 청미래덩굴)

학명: Smilax glabra, Smilax china
이명: 토복령, 우여량

청미래덩굴(광엽발계)의 뿌리줄기를 건조한 것

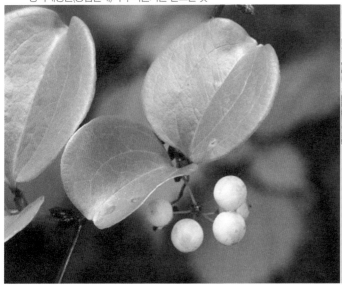
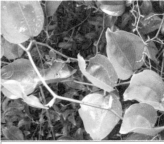
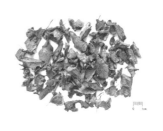

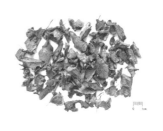

만초류 (덩굴이 뻗은 풀)

형태와 특징

뿌리줄기는 굵고 꾸불꾸불 함, 줄기는 길이 3m, 갈고기 같은 가시가 있음, 잎은 어긋나다.

주요성분

phytosterol, steroidsaponin, tannin 등이 함유되어 있다.

약리효능 효과

임질, 매독 치료에 사용되고, 허리와 등이 아프고 관절이 아픈데, 소변을 자주 보고 탁한데 사용한다.

복용사례

고삼, 창출, 백선피, 지부자 등과 배합하여 염증을 다스린다.

채취 및 제법

여름이나 가을사이에 채취하여 말린다.

복용법

하루 20~75g을 사용한다.

주의사항

간과 신장이 약한 사람은 복용에 주의하여야 한다.

■ **전문가의 한마디** ■   217

맛은 달고 담담하며 성질은 평하다. 간과 위에 작용한다. 허리와 등이 아프고 관절이 저리며 아픈 증상, 소변을 자주 보거나 소변색이 뿌연 증상 등에 효과가 있다.

약초로 활용하는 처방전

• 토복령 20g, 금은화 12g, 백선뿌리껍질 9g, 으아리 9g, 감초 4g을 섞어 매독에 쓴다. 달여서 하루에 3번 나누어 복용한다.

마전자

마전과의 늘푸른큰키나무 마전자나무의 종자

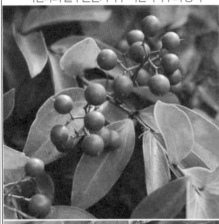

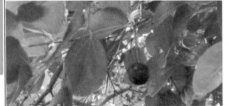

형태와 특징

키가 10m이상에 자란다. 잎은 마주나고 타원형 또는 계란형, 넓은 계란형이며, 주맥이 5개이다.

주요성분

strychine 등.

약리효능 효과

소아마비 후유증, 유풍습 관절염, 국부적으로 일어나는 종창에 효능이 있다.

분포

산지의 숲속에서 자생한다.

채취 및 제법

가을에 열매가 익을 때 채취해 종자응 얻어 햇볕에 말린다.

복용법 0.3~0.6g.

약재의 기미와 성질

맛이 쓰고 성질이 차가우며 독이 약간 있다.

목별자

여러해살이 덩굴식물 목별의 종자와 뿌리와 잎

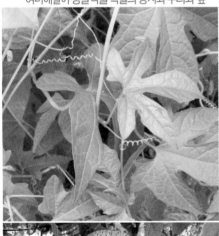

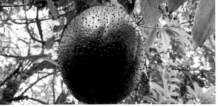

형태와 특징

덩굴손이 잎에 붙어서 자라며 가지를 치지 않는다. 잎은 계란모양으로 3~5번 손바닥모양이다.

주요성분 Momordicacid, pentacylic triterpene glycoside, columbin 등.

약리효능 효과

경임파선, 결핵, 외옹이 곪아터진 후 오랜 동안 아물지 않는 병에 효능이 있다.

분포 산비탈 숲 주변에서 자생한다.

채취 및 제법

가을철에 열매를 채취하고, 여름과 가을철사이에는 뿌리와 잎을 채취해 햇볕에 말리거나 신선한 상으로 사용한다.

복용법 외용 시에는 적량을 사용한다.

약재의 기미와 성질

맛이 쓰고 약간 달며 성질이 따뜻하다. 독이 있다.

방기(댕댕이덩굴)

학명: Stephania tetrandra, S. acutun
이명: 목방기, 한방기

방기과 식물인 목방기의 뿌리

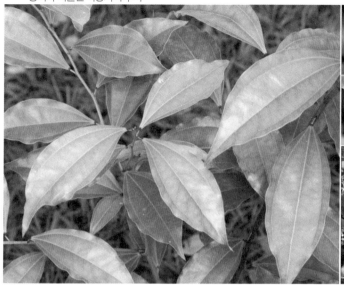
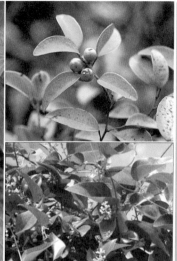

형태와 특징

길이 7m이며 잎은 어긋난다. 꽃은 암수 딴그루로 6월에 피는데, 잎겨드랑이에서 나오는 총상화서에 달린다. 열매는 핵과로 둥글며 10월에 검은색으로 익는다.

주요성분 Trilobine, Isotrilobine, Trilobamine 등을 함유하고 있다.

약리효능 효과

진통, 해열, 이뇨 등 효능이 있어 감기, 중풍, 요도염, 설사, 부인구토, 얼굴마비, 손발통증 치료에 사용한다.

복용사례

다이어트에 방기차를 마시는데 방기 20g과 감초 3g을 깨끗하게 씻어 약 600cc의 물에 넣고 은은하게 30~40분간 끓인 후에 마신다.

채취 및 제법

봄과 가을에 채취하여 코르크 껍질을 벗기고 햇볕에 말려서 사용한다.

복용법 하루 6~12g을 탕약, 알약, 가루약으로 복용한다.

주의사항

신체가 허약하고 음이 부족한 사람과 비위가 허약한 사람은 피해야 한다.

■ 전문가의 한마디

성질은 평하고 따뜻하며 맛은 맵고 쓰며 독이 없고, 방광과 신장, 비장에 작용한다. 찬바람을 쐬거나 하여 입과 얼굴이 비뚤어진 것, 손발이 아픈 것이나 열나고 추운 것을 치료한다.

약초로 활용하는 처방전

• 출산 후 전신부종일 때 방기와 쉽사리 각 18g을 함께 섞어 1회 12g을 물에 달여 1일 3번 나눠 끼니사이에 나눠 복용하면 좋다.

백렴(가위톱)

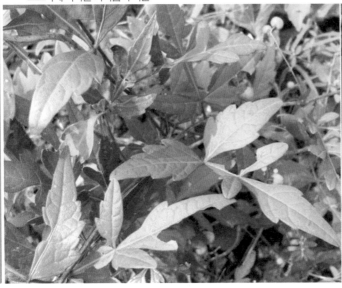
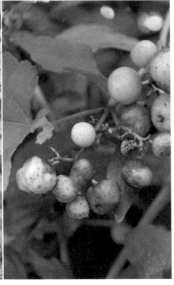

학명: Ampelopsis japonica
이명: 백렴, 백근, 곤륜, 토핵, 백초, 가회톱

포도과에 속하는 가회톱의 괴근

220

■ **전문가의 한마디** ■

맛이 쓰고 성질은 약간 차며, 심장과 위와 간에 작용한다. 옹저, 종기, 창양 등을 다스리고 새 살이 돋게 한다. 악창이나 부스럼이 아물지 않거나 물이나 불로 상처를 받았을 때 새살을 돋게 하여 치료해 준다.

형태와 특징

길이 2m 이상, 갈색의 덩이뿌리, 잎은 장상으로 3~5개로 갈라짐, 꽃은 양성화로 6~7월에 연한 노란색의 취산화서, 열매는 장과로 9~10월에 익으며 흰가루로 덮여있다.

주요성분 뿌리에는 Gallotannins, Quercetin 3-O-(2-O-galloyl)-α-rhamnoside, 유기산, 점질물, 녹말 등이 함유되어 있다.

약리효능 효과

청열해독, 산결, 염창생기, 지통의 효능이 있어 옹종, 화상, 경간, 혈리, 장풍, 치루를 치료하고, 소아경련과 학질, 성기부종, 적백대하여 사용한다.

복용사례

연교를 배합하여 종기의 초기에 사용한다. 적소두를 배합하여 악창이나 종기환자의 환부에 붙인다.

약초로 활용하는 처방전

• 피부화농성 질환일 때 백렴 10g과 여로 5g을 섞어 가루로 만들어 술에 개어 부위에 붙여주면 낫는다.
• 염증제거와 붓기를 내리고 통증을 멈출 때 백렴뿌리 150g을 가루로 만들어 술로 섞어 엿처럼 개어 부위에 1일 한 번씩 7일간 발라주면 된다.

채취 및 제법

봄과 가을에 채취하여 쪄서 말려서 사용한다.
복용법 6~16g을 복용한다.

주의사항

소화기가 약한 이와 종기가 빨갛게 드러나지 않은 경우는 피해야 한다.

배풍등(백영)

학명 Solanum lyratum Thunb.

가지과의 덩굴성 여러해살이풀 백영의 지상부와 뿌리

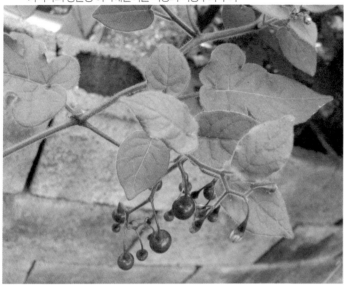

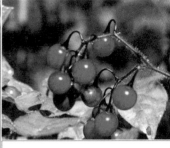

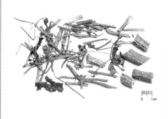

형태와 특징

어린 가지에는 많은 털이 덮여 있다. 줄기는 덩굴지고 잎은 어긋맞게 나며, 부드러운 털이 있다.

주요성분

줄기와 열매는 Lanine 등이다. 과피는 Anthcyanin.

약리효능 효과

지상부는 감기, 배가 아프고 속이 켕기면서 뒤가 무직하며 곱이나 피고름이 섞인 대변을 자주 누는 병, 온 몸과 눈, 소변이 누렇게 되는 간염에 효능이 있다.

분포

산지의 풀숲이나 관목 숲속에서 자생한다.

채취 및 제법

여름과 가을철에 채취해 깨끗이 손질한 다음 햇볕에 말린다.

복용법

15~30g. 외용 시에는 적량을 사용한다.

주의사항

열매를 날 것으로 먹어서는 안 된다. 독은 조제되어야만 유익한 물질이 되기 때문이다.

221

■ **전문가의 한마디** ■

맛이 쓰고 성질이 평하며 약간 독이 있다. 지상부는 감기, 배가 아프고 속이 켕기면서 뒤가 무직하며 곱이나 피고름이 섞인 대변을 자주 누는 병과 황달형 간염, 담낭염, 담석병 등에 효과가 있다.

복분자

학명: Rubus coreanus
이명: 복분, 오포자, 산딸기

낙엽관목인 화동복분자와 산딸기 나무의 과실

만초류 (덩굴이 뻗은 풀)

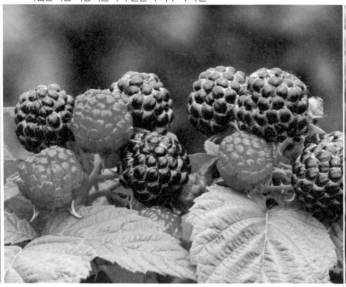
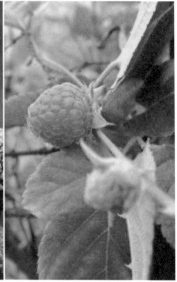

■ 전문가의 한마디 ■

맛은 달고 시며 성질은 따뜻하다. 간과 신장, 방광에 작용한다. 강장제로 특효가 있으며 신장과 간의 기능을 원활하게 하여 유정, 몽정, 혈액을 맑게 하고 눈을 밝게 하는데도 이용된다.

약초로 활용하는 처방전

• 신을 보하고 따뜻하게 한다. 술에 담갔다가 약한 불기운에 말려서 약에 넣어 알약을 만들어 먹거나 가루 내어 먹는대[본초].
• 신정이 허약하고 줄어든 것을 치료한다. 복분자를 술에 담갔다가 쪄서 말려 가루 낸 다음 그대로 먹거나 알약을 만들어 먹기도 한다.

형태와 특징

높이 2~3m, 줄기가 휘어 지면에 뿌리를 내림, 줄기는 자줏빛, 갈고리모양 가시, 꽃은 5~6월에 연한 붉은 색이다.

주요성분 유기산, 당류, 소량의 vitamine C를 함유하고 있으며, 무기질의 인과 철 칼륨도 함유되어 있다.

약리효능 효과

해열, 강심, 이뇨작용 및 신장의 양기를 북돋아주는 작용이 있다고 애용되었다.

복용사례 토사자, 오미자 등과 배합하여 신장의 기능이 약하여 발생하는 발기불능과 조루 등을 다스린다.

약리실험 결과

해열작용과 강심작용, 이뇨작용이 있다.

채취 및 제법 이른 여름에 열매가 녹색에서 녹황색으로 변할 때 채취하여 끓는 물에 2~4분 정도 익힌 후 햇볕에 말려서 이용한다.

복용법 하루에 8~16g을 복용한다.

주의사항

신장이 약하면서 열이 있어 배뇨시 통증이 있는 사람은 복용을 피하는 것이 좋다.

비해(도꼬로마)

학명: Dioscorea tokoro
이명: 비해, 백지, 큰마

다년생 덩굴풀인 도코로마와 분배서여의 건조한 근경

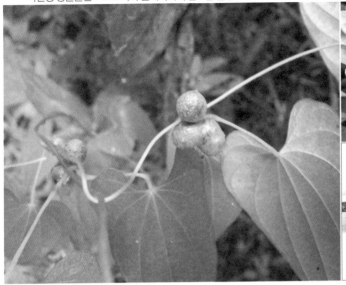
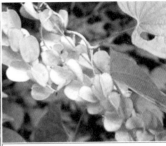
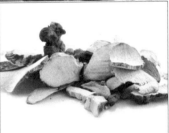

만초류 (덩굴이 뻗은 풀)

형태와 특징

뿌리줄기는 굵음, 잎은 어긋나고 삼각상 심장형, 꽃은 암수딴그루로 6~7월에 핌, 열매는 삭과로 3개의 날개가 있다.

주요성분 Saponin 성분인 Dioscin, Dioscorin, Discorea-sapotoxin-A 등은 살충작용, Dioscin은 사상균 항균작용, 그 외 Gracillin, Tokoronin, Yononin 등의 Saponin 류가 있다.

약리효능 효과 이뇨효과, 관절이 붓고 아플 때 이용된다.

복용사례 복령, 석창포) 등과 배합하여 습열로 인해 소변이 뿌옇고 잘 안 나오는 증상이나 대하를 다스린다.

약리실험 결과 saponin성분인 dioscin, discorea-sapotoxin-A 등이 살충작용을 가지고 있으며, 특히 dioscin은 사상균에 대한 항균작용이 있다.

채취 및 제법 가을과 겨울에 채취하여 잔뿌리를 제거한 후 잘라서 물에 씻어 햇볕에 말려 사용한다.

복용법 하루에 12~20g을 복용한다.

주의사항

신장의 기운이 약하고 몸에 진액이 부족한 사람은 복용을 피해야 한다.

■ **전문가의 한마디** ■   223

맛은 쓰고 성질은 어느 한 쪽으로 치우치지 않고 평한다. 간과 위와 방광에 작용한다. 습기를 없애고 이뇨효과가 있어서 배뇨가 시원하지 않고 아프며 색이 뿌옇게 나오는 증상이나 대하에 효과가 있다.

약초로 활용하는 처방전

• 밤에 오줌을 많이 누거나 오줌이 나가는 줄 모르는 것을 치료한다. 또한 오줌이 밤낮 때 없이 자주 나오는 것도 낫게 한다. 썰어서 물에 달여 먹거나 가루 내어 술에 쑨 풀에 반죽한 다음 알약을 만들어 한번에 70알씩 소금 끓인 물로 빈속에 먹는다[득효].

사군자

학명: Quisqualis indica
이명: 오릉자, 유구자, 사군자인

사군자과 사군자나무의 성숙한 과실

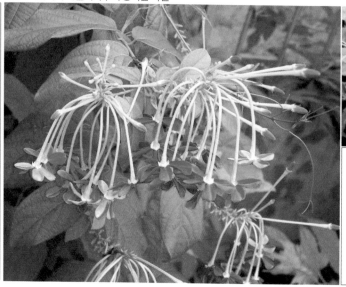
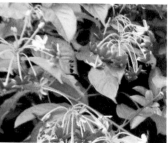
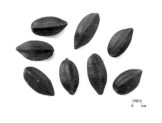

만조루 (덩굴이 뻗은 풀)

224

형태와 특징

타원형–난원형으로 4~6개의 세로줄, 횡단면은 5각 별모양, 종피는 얇으며 약한 향기와 맛은 조금 달다.

주요성분 열매에는 Arachidic acid, 지방유 20~27%가 있으며 지방은 Oleic acid, Palmitic acid, Stearic acid, Linoleic acid 등 종피에는 Quisqualic acid 등이 함유되어 있다.

약리효능 효과 화중증으로 인한 복통과 소아감적에 사용한다. 구충제로 흔히 사용된다.

복용사례

후박, 대황 등과 배합하여 기생충으로 인해 배가 아프고 대변이 나오지 않는 증상을 다스린다.

채취 및 제법 가을에 과실이 자흑색으로 변할 때 채취하여 잡질을 제거하고 건조하여 이용한다.

복용법 하루에 12~20g을 복용한다. 볶아서 사용할 경우 향기가 더욱 좋아지며 효과도 조금 더 좋은 것으로 알려져 있다.

주의사항

많은 양을 먹으면 딸꾹질, 어지럼증, 구토 등의 부작용이 나타날 수 있으므로 주의하여야 한다.

■ **전문가의 한마디** ■

맛은 달고 성질은 따뜻하다. 비장과 위에 작용한다. 사군자는 구충의 목적으로 회충으로 인한 복통과 소아감적 등에 좋은 효과를 나타낸다. 또한 비위의 기능을 원활히 하는 작용도 있다.

산두근(새모래덩굴)

학명: Sophora subprostrata, Indigofera kirilowi
이명: 산두근, 산대두근

콩과 낙엽소관목인 월남과의 뿌리와 뿌리줄기

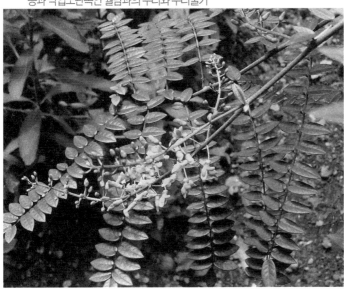
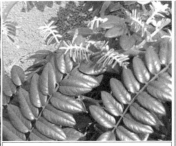
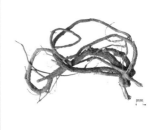

형태와 특징

덩굴성 초본으로 1~3m, 잎은 방패모양, 꽃은 6월에 연한 황색의 원추화서이다.

주요성분 Matrine, Oxymatrine, Anagyrine, N-Methylcytisine 등의 Alkaloid, Flavon Inducer, 고급알코올에테르 등이 함유되어 있다.

약리효능 효과 혈압강하, 항암, 진경, 근육이완, 심장수축력증강, 면역항진, 백혈구상승, 항균, 해독 등의 작용이 있다.

복용사례

사간, 판람근, 연교, 현삼 등과 배합하여 인후와 치은이 붓고 아픈 것을 다스린다.

약리실험 결과 혈압강하작용, 항암작용, 진경작용, 근육이완작용과 함께 혈중 콜레스테롤을 낮추는 작용이 있다.

채취 및 제법

가을에 채취하여 잡질과 잔뿌리를 제거한 뒤 건조시켜 이용한다.

복용법 하루에 4~12g을 복용한다.

주의사항 소화기가 약하고 속이 찬사람, 조금만 먹어도 곧 설사를 하는 사람은 복용을 피해야 한다.

■ 전문가의 한마디 ■

맛은 쓰고 성질은 차갑다. 폐와 위에 작용한다. 폐와 위의 열을 내려주고 해독작용과 함께 종기를 없애는 작용이 있어 인후가 붓고 아플 때, 치은염 등에 효과가 있으며 조기의 폐암과 인두암에도 일정한 효과가 있다.

사매(뱀딸기)

장미과의 식물인 뱀딸기의 전초

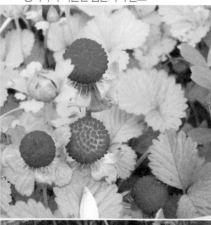

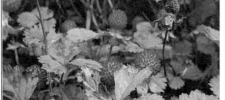

형태와 특징

덩굴성 줄기가 땅 위에서 옆으로 뻗으며 번식하는데 꽃이 필 때까지는 짧게 자란다.

주요성분 fatty oil, β-sitosterol.

약리효능 효과

각기, 감기, 결기, 당뇨병, 동상, 발열, 보혈, 상한, 설사, 암(골수암) 등에 효능이 있다.

채취 및 제법

여름과 가을에 채취하여 신선한 채로 사용하거나 깨끗이 씻어서 햇볕에 말린다.

복용법 15-30g. 외용시에는 적량을 사용한다.

주의사항

너무 많이 쓰지 않는 것이 좋다.

약재의 기미와 성질

평온하며, 달고 쓰다. 약간 독이 있다. 주로 피부과 · 호흡기 · 순환계 질환을 다스린다.

영실(찔레꽃)

장미과의 갈잎떨기나무 찔레나무의 열매

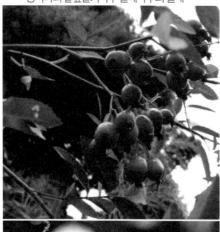

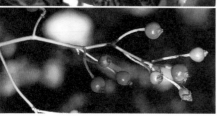

형태와 특징

높이는 2m까지 곧추서서 자라고 가시가 있다. 가지 끝이 밑으로 처졌다.

주요성분 시아닌, 물티플로린, 헤네이코산, 디코산, 코리코산 헥산코산, 펠라프곤알데히드 등.

약리효능 효과

폐옹, 이질, 풍습관절통, 안면신경탄탄, 반신불수, 토혈, 코피, 변혈, 월경부조에 효능이 있다.

분포 양지바른 곳이나 물가에 자생한다.

채취 및 제법

8~9월경에 반쯤 익은 열매를 채취해 깨끗이 씻은 다음 응달에서 말려 사용한다.

복용법

4.5~12g을 사용한다.

약재의 기미와 성질

맛이 쓰고 떫으며, 성질이 서늘하다.

오미자

학명: Schisandra chinensis, S. nigra japonica
이명: 현급, 회급, 오매자

오미자 또는 회중오미자의 성숙한 과실

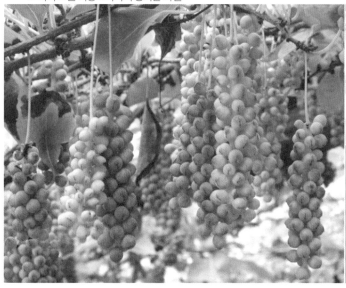
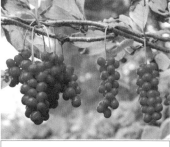
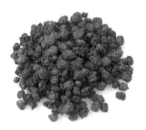

만초류 (덩굴이 뻗은 풀)

형태와 특징

크기는 6~8m, 잎은 타원형, 꽃은 암수 딴그루로 6~7월에 붉은빛 황백색, 열매는 8~9월에 붉은색으로 익는다.

주요성분

3%의 정유가 함유되어 있으며, 주성분은 sesquicarene, $\beta2$-bisabolene, β-chamigrene, α-ylangene 등이 함유되어 있으며, 이 외에도 citral 12%, 사과산 10% 등이 함유되어 있다.

약리효능 효과

중추신경 흥분, 피로회복 촉진, 혈압조절, 위액분비조절, 혈당량강하, 진해, 지사 작용 등이 있고, 허약한 데 효능이 있다.

복용사례 숙지황, 산수유, 산약 등과 배합하여 폐와 신장이 허약해서 발생한 오랜 기침을 다스린다.

채취 및 제법

상강 후에 채취하여 잡질을 제거한 후 햇볕에 말려서 이용한다.

복용법 하루에 2~8g을 복용한다.

주의사항

기침이나 반진 등의 초기 증상일 때, 몸에 열이 있는 사람 등은 복용을 피해야 한다.

227

■ 전문가의 한마디 ■

맛은 시고 달며 성질은 따뜻하다. 폐와 심장, 신장에 작용한다. 기침을 멈추게 하고 신장에 작용하여 설사와 유정을 멎게 하고 인체의 진액을 보충해주는 효과가 있다.

약초로 활용하는 처방전

• 기침이 나고 호흡이 곤란할 때 오미자 20g과 살구씨 5개를 물 500㎖로 절반이 되게 달인 다음 1일 3번 나눠 끼니 뒤에 복용하면 된다.

• 가슴이 답답하고 기침이 날 때, 만성기관지염으로 기침이 많을 때 오미자 20g을 물에 달여 1일 3번 나눠 끼니 뒤에 복용하면 된다.

오렴매(거지덩굴)

포도과의 여러해살이풀 거지덩굴의 지상부

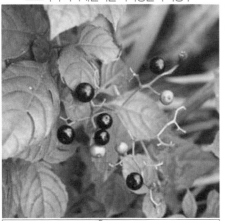

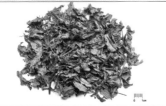

형태와 특징
줄기에 덩굴손이 있고 어린가지에 털이 있다. 잎은 손바닥 모양의 겹잎이다.

주요성분 지상부는 araban, mucilage, 종자는 alkaloid. 열매는 cayratinin.

약리효능 효과
내복은 온 몸과 눈, 소변이 누렇게 되는 병, 배가 아프고 속이 켕기면서 뒤가 무직하며 곱이나 피고름이 섞인 대변을 자주 누는 병 , 요로감염 및 풍습통에 효능이 있다.

분포 넓은 들판, 계곡, 숲속 등에서 자생한다.

채취 및 제법
여름과 가을에 채취해 깨끗이 씻어 햇볕에 말린다.

복용법 15~30g을 사용한다.

약재의 기미와 성질 맛이 쓰고 시며 성질이 차갑다. 외용 시에는 적량을 찧어서 낸 즙을 환부에 바른다.

왕과근

주먹참외의 뿌리를 말린 것

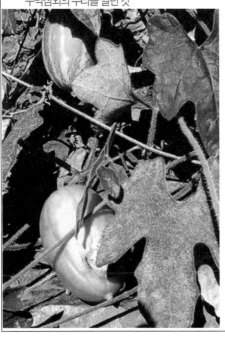

형태와 특징 이명:토과근
줄기 전체에 털이 없고 덩굴손이 2회 나눠 가닥진다. 잎은 넓은 난형 심장모양으로 길이가 7~20㎝이다.

약리효능 효과 종기가 나거나 종독, 종창으로 인한 통증, 고름을 없애고 기육을 생기게 하는 효능, 근육과 뼈가 아픈 것에 효능이 있다.

분포 산이나 길가의 관목 숲에서 자생한다.

채취 및 제법 여름과 가을에 채취해 깨끗이 씻은 다음 햇볕에 말린다.

복용법 하루 6~9g, 신선한 것은 60~90g을 달여 먹거나 짓찧어 즙을 내어 먹는다. 외용약으로 쓸 때는 생것을 짓찧어 붙인다.

약재의 기미와 성질 맛이 쓰고 성질이 차갑다. 열병으로 가슴이 답답하고 목이 마르는 데, 황달, 열성 변비, 배뇨장애, 무월경, 징가, 부스럼 등에 사용한다.

율초(환삼덩굴)

뽕나무과의 덩굴성 한해살이풀 한삼덩굴의 지상부

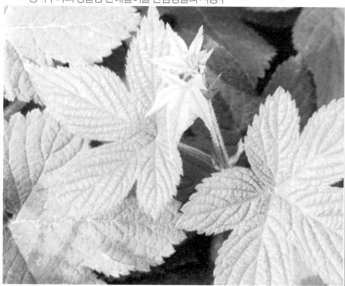

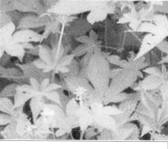

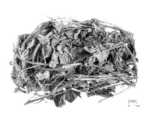

형태와 특징

길이가 2~3m까지 자라고 식물전체에 갈고리 모양의 가시가 돋아 있다. 잎은 마주나고 손바닥모양이며, 5갈래로 깊게 갈라진다.

주요성분 지상부는 luteolin, 포도당 배당체, choline, asparamide 등.

약리효능 효과

오줌이 잘 나오지 않으면서 아프고 방울방울 끊임없이 떨어지며, 늘 오줌이 급하게 나오면서 짧고 자주 마려운 병, 소변량이 줄거나 잘 나오지 않거나 심지어 막혀서 전혀 나오지 않는 병에 효능이 있다.

약리 실험

혈압 강하 작용, 이뇨 작용, 그람양성균에 대한 항균 작용이 밝혀 졌다.

분포 도랑가, 길가 또는 거친 땅에서 자생한다.

채취 및 제법

여름과 가을에 채취해 깨끗이 씻어 햇볕에 말린다.

복용법

15~30g.(신선한 것을 쓰는 경우 100~400g을 사용한다)

■ 전문가의 한마디 ■

229

맛이 달고 쓰며, 성질이 차갑다.

열이 나고 가슴이 답답하며 갈증이 나는데, 학질, 폐결핵으로 열이 나는 데, 소화장애, 급성 위장염, 부종, 설사, 이질, 방광염, 요도염, 임증, 요로결석, 고혈압, 부스럼, 헌데 등에 사용한다.

약초로 활용하는 처방전

• 5가지 임병을 치료하는데 오줌을 잘 나가게 한다. 짓찧어 즙을 내 먹거나 물에 달여서 먹는다.

• 고림에는 이 즙 2되에 식초 2홉을 타서 쓰는데 빈속에 1잔씩 먹으면 곧 낫는데[본초].

월계화

늘푸른떨기나무 월계수의 꽃봉오리와 잎과 뿌리

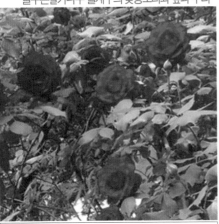

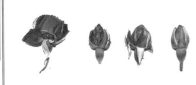

형태와 특징

작은 가지에는 갈고리 모양의 가시가 있지만 때로는 없는 것도 있다. 잎은 깃꼴 겹잎이고 소엽은 3~7장으로 타원형이다.

주요성분 휘발성 정유 등이 함유되어 있다.

약리효능 효과 꽃봉오리는 월경 때의 출혈량이 부족한 병, 월경 중에 또는 월경 전후에 아랫배나 허리가 아픈 병에 효능이 있다.

분포 각지에서 보편적으로 재배한다.

채취 및 제법 겨울철에 뿌리를 채취하고 여름과 가을에 반쯤 핀 꽃봉오리를 채취해서 깨끗이 씻어 응달에서 말리거나 약한 불로 말린다.

복용법 꽃봉오리는 3~6g, 뿌리는 10~5g이다.

약재의 기미와 성질

꽃봉오리는 맛이 달고 성질이 따뜻하다. 뿌리와 잎은 맛이 달고 성질이 따뜻하다.

위령선

으아리의 뿌리와 뿌리줄기를 건조한 것

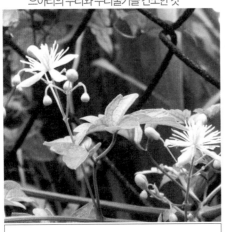

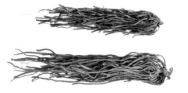

형태와 특징

길이 2m, 잎은 마주나며 깃꼴겹잎, 꽃은 6~8월에 흰색 취산화서, 열매는 수과로 난형 9월에 익는다.

주요성분

Anemonin, Anemol, Saponin, Clematoside, Hederagenin, Sitosterol, Oleanolic acid, 당류 등이 함유되어 있다.

약리효능 효과

혈압강하, 평활근 흥분, 이뇨, 혈당하강, 진통, 항균 작용이 있고, 관절굴신불리, 사지마비, 요통, 사지동통, 근육마비, 타박상을 치료 및 오장의 기능항진, 경락이 막힌 통증에 사용한다.

채취 및 제법

으아리, 큰꽃으아리, 참으아리의 뿌리를 가을에 채취하여 말려서 사용한다.

천문동

다년생 초본인 천문동의 괴근

학명: Asparagus cochinchinensis
이명: 천동, Asparagi radix

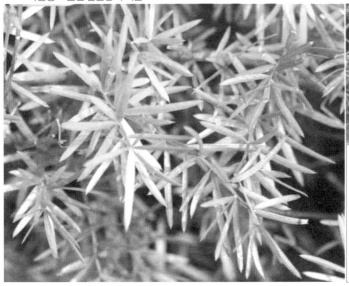

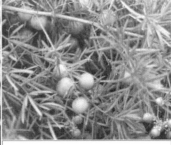

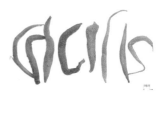

만초류 (덩굴이 뻗은 풀)

231

형태와 특징
뿌리줄기는 짧고, 방추형 뿌리가 사방으로 퍼짐, 잎은 가시모양, 꽃은 5~6월에 연한 노란색, 열매는 흰색이다.

주요성분
아스파라긴, 점액질, 베타시토스테롤 등이 함유되어 있다.

약리효능 효과
거담, 진해, 항암, 약한 이뇨, 항균 작용과 윤조, 강화, 자음, 청폐 효능이 있어 변비, 음허발열, 인후종통, 폐옹, 폐위, 해수토혈에 약용한다.

복용사례
맥문동, 백부근, 상백피, 현삼, 비파엽 등과 배합하여 기침, 가래를 다스린다.

채취 및 제법
가을과 겨울에 채취하여 외피를 제거한 다음 말려서 이용한다.

복용법 하루에 6~12g을 복용한다.

주의사항
소화기가 약한 사람과 감기로 인한 기침에는 사용을 피해야 한다.

■ 전문가의 한마디 ■

맛은 달고 쓰며 성질은 차갑다. 폐와 신장에 작용한다. 폐의 열로 진액이 마르게 되면 목이 간질간질 하고 기침이 나는데 이러한 증상에 효과가 있다.

약초로 활용하는 처방전
• 유방암 초기엔 천문동 50g을 사루에 쩌 1일 3번 나눠 복용하면 효과가 있다.

자위(능소화)

능소화과 능소화나무의 꽃

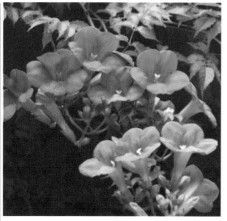

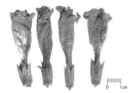

형태와 특징

중국 원산, 관상용 귀화식물, 유독식물로 화밀은 눈에 유독함, 낙엽덩굴로 10m정도, 잎은 대생, 기수 1회 우상복엽, 작은 잎은 7~9장, 난형이나 난상 피침형, 길이 3~6cm임, 꽃은 8~9월에 속이 주홍색이나 겉은 적황색이다.

주요성분

Apigenin, β-Sitosterol, Boschniakine Cachineside Ⅰ-Ⅴ, Campenoside, Campsiside Pondraneoside, Tecomoside, Verbascoside 등이 함유되어 있다.

약리효능 효과

이뇨제, 해열제, 통경약으로 산후병, 월경불순에 씀, 산후의 유방염에도 사용한다.

채취 및 제법

여름과 가을에 채취하여 햇볕에 말려서 사용한다.

천리광

국화과의 덩굴성 여러해살이풀 천리광의 전초

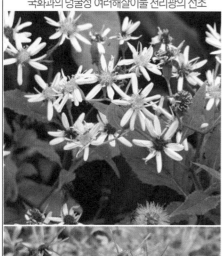

형태와 특징

어린 가지에는 털이 있다. 잎은 난형 또는 난상 비소꼴로 양면에 털이 고르게 나있다.

주요성분

hydroquinone, salicylic acid, flavoxanthin.

약리효능

효과배가 아프고 속이 켕기면서 뒤가 무직하며 곱이나 피고름이 섞인 대변을 자주 누는 병. 외용은 안결막염, 풍, 습, 열 3가지 사기가 피부를 침습하여 발생하는 피부염 또는 염증에 효능이 있다.

분포 수풀 가장자리, 도랑가, 길가에서 자생한다.

채취 및 제법

여름과 가을에 채취해 깨끗이 씻어 햇볕에 말린다.

복용법 15~30g이다. 외용 시에는 적량을 사용한다.

약재의 기미와 성질

맛이 쓰고 매우며, 성질이 서늘하다.

천초근(꼭두서니)

꼭두서니의 뿌리를 건조한 것

학명: Rubia akane
이명: 천초근, 혈견수, 지소목, Rubiae radix

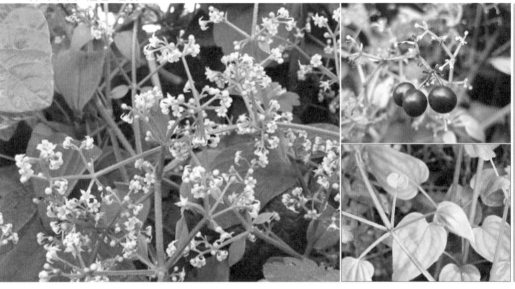

형태와 특징

길이 1m. 줄기는 네모지고, 뿌리는 공기에 노출되면 황적색으로 변한다. 잎은 4개씩 돌려난다.

주요성분

purpurin, pseudopurpurin, munjistin 등이 함유되어 있다.

약리효능 효과

혈열로 인한 코피, 토혈 및 자궁 출혈, 대장 출혈 등의 각종의 출혈증 및 부인의 생리통, 타박어혈, 토혈, 자궁출혈, 혈뇨, 관절통, 무월경 등에 사용된다.

복용사례

생지황, 측백엽, 지유 등과 배합하여 각종 출혈증을 다스린다.

채취 및 제법

봄이나 가을에 채취하여 말린다.

복용법

하루 6~12g을 복용한다.

주의사항

소화기가 약한 사람이나 몸에 어혈이 없는 사람은 복용을 피해야 한다.

■ **전문가의 한마디** ■

맛은 쓰고 성질은 차갑다. 간에 작용한다. 토혈, 붕루하혈, 코피 등의 각종 출혈증과 어혈로 인하여 복통이 있고 월경이 그친 것, 관절이 저리고 아픈 것 등을 다스린다.

약초로 활용하는 처방전

• 한습으로 생긴 각기병을 치료한다. 설핀 베주머니에 넣어서 미지근한 불돌 위에 놓은 다음 발로 조피열매 주머니를 밟고 있으면 한습이 빠지고 낫는대[입문].

• 뼈마디에 한습이 있어 저리고 아픈 것을 치료한다. 조피열매를 달여 먹거나 알약을 만들어 먹어도 다 좋다.

청풍등

나도밤나무과의 낙엽 덩굴나무 분방기의 뿌리

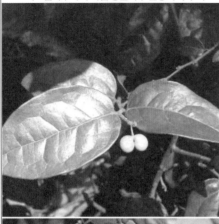

형태와 특징

잎은 긴 원형 또는 긴 난형 또는 거의 피침형이다. 길이가 5~13.5cm이고 너비가 1~4cm이며, 잎 끝이 점점 뾰족해진다.

약리효능 효과

외상으로 인한 온갖 병, 인후통, 비염, 기관지염에 효능이 있다.

분포

산골짜기의 숲이나 관목숲속에서 자생한다.

채취 및 제법

사시사철 채취가 가능하며 채취 후에는 깨끗이 씻어 햇볕에 말린다.

234

합등자

덩굴성식물인 합등자의 줄기와 종자

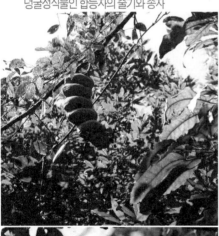

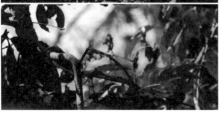

형태와 특징

편평한 줄기는 좌우로 틀어지면서 비스듬히 자란다.

주요성분

줄기에는 amino acid, flavonoid glycoside phenols. 종자에는 entada saponin A and B.

약리효능 효과

줄기는 풍습관절염, 손발이 나무처럼 뻣뻣하여 불편한 병. 종자는 온 몸과 눈, 소변이 누렇게 되는 병에 효능이 있다.

분포 산비탈 숲속에서 자생한다.

채취 및 제법

줄기는 사시사철 채취가 가능하고 종자는 겨울과 봄에 채취해 깨끗이 씻어 햇볕에 말린다.

복용법 줄기는 9~30g. 종자는 3g.

약재의 기미와 성질

맛이 약간 쓰고 떫으며, 성질이 평하다.

토복령

학명 : Smilax glabra, Smilax china
이명 : 토복령, 우여량

청미래덩굴(광엽발계)의 뿌리줄기를 건조한 것

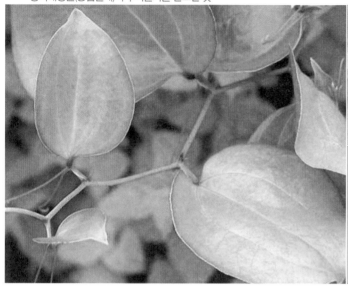
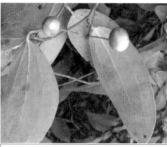
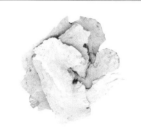

만초류 (덩굴이 뻗은 풀)

형태와 특징

뿌리줄기는 굵고 꾸불꾸불 함, 줄기는 길이 3m, 갈고기 같은 가시가 있음, 잎은 어긋나다.

주요성분

phytosterol, steroidsaponin, tannin 등이 함유되어 있다.

약리효능 효과

임질, 매독 치료에 사용되고, 허리와 등이 아프고 관절이 아픈데, 소변을 자주 보고 탁한데 사용한다.

복용사례

고삼, 창출, 백선피, 지부자 등과 배합하여 염증을 다스린다.

채취 및 제법

여름이나 가을사이에 채취하여 말린다.

복용법

하루 20~75g을 사용한다.

주의사항

간과 신장이 약한 사람은 복용에 주의하여야 한다.

235

■ **전문가의 한마디** ■

맛은 달고 담담하며 성질은 평하다. 간과 위에 작용한다. 허리와 등이 아프고 관절이 저리며 아픈 증상, 소변을 자주 보거나 소변색이 뿌연 증상 등에 효과가 있다.

약초로 활용하는 처방전

• 말린 토복령 200g을 1400㎖의 물을 붓고 1시간 우려낸 물을 2시간을 달여 건더기를 건져내고 돼지비계 50g을 넣어 300㎖의 양으로 졸여 1회 20㎖씩 1일 3번 나눠 복용한다.

토사자(새삼씨)

새삼의 성숙한 씨를 말린 것

학명: Cuscuta japonica, C. australis
이명: 토사자, 토사실

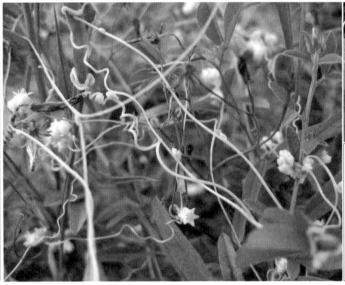
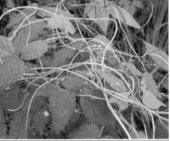
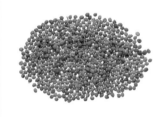

236

형태와 특징

종자는 땅에서 발아하지만 기주 식물(주로 활엽수)에 붙게 되면 뿌리가 없어진다.

주요성분 Glycoside, β-Carotene, γ-Carotene, 5,6-Epoxy-α-carotene, Tetraxanthine, Lutein 등이 함유되어 있다.

약리효능 효과

강근육 및 명안, 신장을 튼튼하게 하여 유정과 소변을 자주보고, 정력감퇴, 요통과 무릎통증 등에 사용한다.

복용사례

구기자, 복분자, 오미자 등과 배합하여 발기부전이나 유정 등을 다스린다.

채취 및 제법

가을철에 종자가 성숙했을 때 채취하여 술과 같이 볶으며 술에 넣고 4~5일이 지난 다음 4~5번 쪄서 익힌 후 덩어리를 만들어서 햇볕에 말린 후 사용한다.

주의사항

몸에 열이 많아 소변이 붉고 배뇨 시 통증이 있는 사람은 복용을 피해야 한다.

통초

두릅나무과에 속하는 관목인 통탈목의 경수

학명 : Tetrapanax papyriferus K, KOCH
이명 : 통탈목, 총초, 등칡줄기

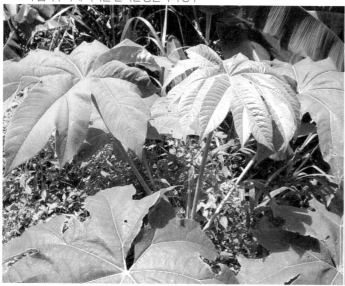
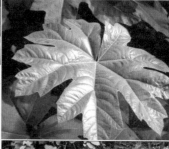
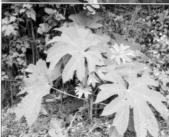

만초류 (덩굴이 뻗은 풀)

형태와 특징

원주형으로 길이 20-40cm이다. 표면은 백색이거나 담황색으로 얕은 세로 주름이 있다. 가볍고 질은 연하며 탄성이 있다.

주요성분

회분, 지방, 단백질, 조섬유, 펜토산 등이 함유되어 있다.

약리효능 효과

통초는 폐에 작용하여 수분대사를 좋게 하며 열로 인해 배뇨시 소변이 잘 나오지 않거나 부종이 있는 증상에 효과가 있다.

복용사례

의이인, 활석, 죽엽 등과 배합하여 배뇨장애를 다스린다.

약리실험 결과

약리실험 결과 강심작용, 항암작용, 혈압강하작용 등이 밝혀졌다.

채취 및 제법

가을에 2-3년 된 것을 골라 채취한다.

복용법 하루 4-8g을 복용한다.

주의사항 몸이 허약한 사람과 혈액이 부족한 사람, 임산부는 복용을 피해야 한다.

237

■ 전문가의 한마디 ■

맛은 달고 담담하며 성질은 약간 차다. 폐와 위에 작용한다. 위에 작용하여 기를 소통시키켜 산후 젖이 잘 나오지 않는 것을 치료한다. 통초는 작용이 완만하여 수분을 배출시키되 몸의 진액을 손상시키지 않는 장점이 있다.

하수오

적하수오의 덩이뿌리

학명: Polygonum multiflorum
이명: 진지백, 마간석, Polygoni multiflori radix

만초류 (덩굴이 뻗은 풀)

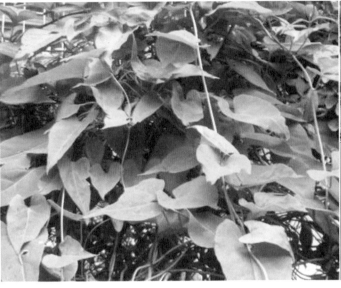
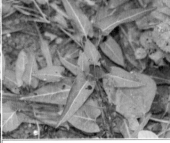
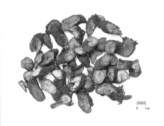

238

■ 전문가의 한마디 ■

맛은 쓰고 달고 떫으며 성질은 따스하다. 간과 심장, 신장에 작용한다. 빈혈성 어지러움증, 머리 세는 것, 유정, 대하, 오랜 설사, 종기, 만성 간염, 치질, 등을 다스린다.

형태와 특징

뿌리는 땅 속으로 뻗고 둥근 뿌리줄기가 있으며, 잎은 어긋나고 심장형이다.

주요성분

chrysophanol, emodin, physcion, 조지방 등이 함유되어 있다.

약리효능 효과

강장, 조혈기능강화, 피로회복촉진 작용 등이 있다.

복용사례

용골, 인삼, 당귀 등과 배합하여 하혈이 그치지 않는 것을 다스린다.

채취 및 제법

늦가을에서 이른 봄에 걸쳐 채취하여 생용을 하거나 흑두와 황주를 넣고 삶아 말려서 사용한다.

복용법

하루 8~25g을 복용한다.

주의사항

변이 무른 사람이나 담이 걸리는 사람은 복용을 피해야 한다.

약초로 활용하는 처방전

• 백하수오 21g을 가루로 만들어 1회 7g씩 1일 3번 나눠 따뜻한 물에 타서 끼니사이에 먹거나 꿀로 반죽해 1알을 0.3g으로 만들어 1회 25알씩 1일 3번 나눠 끼니사이에 복용한다.
• 근력 무력증이 심할 때 우슬초 10g, 백하수오와 토사자 각 8g에 물 1ℓ로 달여 120㎖의 양으로 졸여 1일 3번 나눠 끼니 전에 복용한다.

현구자(산딸기)

장미과의 갈잎떨기나무 산딸기나무의 덜 익은 열매

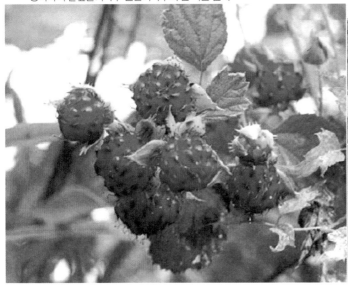
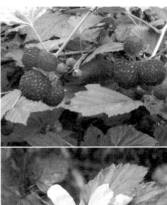
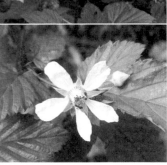

239

형태와 특징

줄기의 높이가 1~2m정도로 자라고 전체 가시가 많다. 잎은 서로 어긋나게 자리고 넓은 계란 모양으로 3~5갈래로 갈라지지만, 꽃이 달리는 가지의 잎은 갈라지지 않는다.

주요성분

유기산인 능금산과 구연산, 포도당, 과당, 자당 등의 당분이 들어 있다.

약리효능

효과자양, 강정, 강장 등의 효능을 가지고 있다.

분포

전국적으로 산이나 밭 주변 양지바른 곳에서 자생한다.

채취 및 제법

열매가 붉게 물들기 전(덜 익은)에 채취해 깨끗이 씻어 햇볕에 말려서 사용한다.

복용법

1회 2~4g을 물 200㎖에 넣어 달이거나 가루로 만들어 복용한다.

■ **전문가의 한마디** ■

맛이 달고 시며 성질이 따뜻하다.
신체허약, 유정, 음위, 빈뇨, 피부윤택을 치료한다.

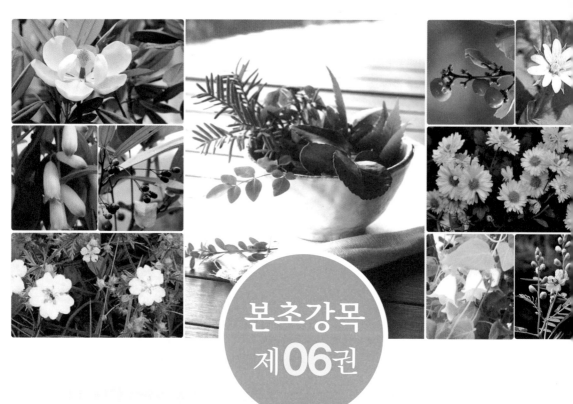

본초강목

제06권

수초류

(물속이나 물가에서 자라는 풀)

곤포(다시마)

두해살이 바다나물인 다시마의 엽상체를 말린 것

학명: Laminaria japonica
이명: 곤포, 해곤포, 윤포, Laminariae thallus

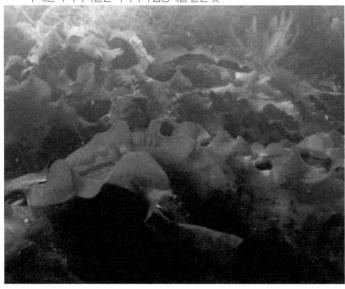

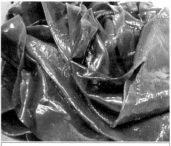

형태와 특징

몸은 넓은 띠 모양이며, 바탕은 두껍고 표면이 미끄러우며 가장자리에 물결무늬가 있다.

주요성분

칼슘(Ca) 칼륨(K) 나트륨(Na) 마그네슘(Mg) 라미닌 요드 등 50여 종의 각종 미네랄을 풍부하게 함유하고 있다.

약리효능 효과

강장작용, 갑상선기능조절작용, 항암작용, 혈압강하작용, 동맥경화방지작용, 방사성물질배설촉진작용, 혈액응고지연작용, 약한 설사작용 등이 밝혀졌다.

복용사례

해조 현삼 모려 하고초와 배합하여 갑상선 종대에 사용한다.

채취 및 제법 봄 또는 여름에 엽상체를 뜯어 잡질을 제거하고 물에 씻은 다음 햇볕에 말린다.

복용법

하루 6~12g을 탕약, 알약, 가루약으로 복용한다.

주의사항

비위가 허하고 차서 습이 쌓인 사람과 임신부는 사용하지 말아야 한다.

241

■ 전문가의 한마디 ■

맛은 짜고 성질은 서늘하다. 신장과 간에 작용한다. 담을 삭이고 굳은 것을 유연하게 하며 뭉친 것을 흩어지게 하며 오줌을 잘 누게 하므로 배 안의 덩어리나 부스럼, 종기, 종양, 변비, 붓는 데 등에 사용한다.

약초로 활용하는 처방전

• 딱딱하고 곪아있을 때 다시마(곤포)와 해인초 각 15g을 볶아 가루로 만들어 밥에 이겨 식초와 소금으로 간을 맞춰 먹으면 낫는다.

부평(개구리밥)

학명: Spirodela polyrhiza, Lemna perpusilla
이명: 부형, 수평, 부평초, Spirodelae herba

다년생 표부식물인 개구리밥과 청평의 전초.

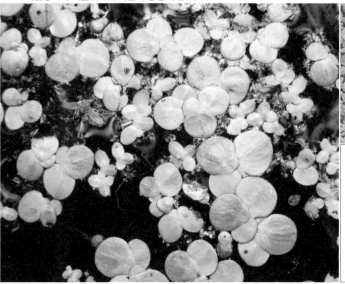
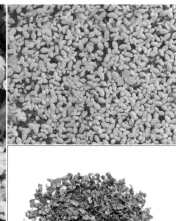
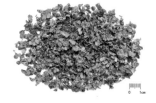

수조류 (물속이나 물가에서 자라는 풀)

242

■ 전문가의 한마디 ■

맛은 맵고 성질은 차
갑다. 폐에 작용한다.
부평은 맛이 맵고 성
질이 차가워 땀을 내
어 병을 푸는 작용이
있다. 또한 이뇨작용
을 촉진하고 풍진과
피부 소양증, 부종 등
에도 일정한 효과가
있다.

약초로 활용하는 처방전
• 보다 더 땀이 잘 나게 한다. 중풍으로 반신불
수가 된 것과 열독을 치료하는데 문문에 있는
거풍단이 바로 이것이대단심).

형태와 특징

부유식물로 잎처럼 생긴 넓은 난형, 잎의 앞면은 녹색이고 뒷면은
자줏빛, 꽃은 흰색이다.

주요성분 다량의 vitamine B1, B2, C 등 수용성 vitamine과
flavonoid성분, sterol 류, 엽록소, 당단백질, tannin 등이 함유되
어 있다.

약리효능 효과 해열, 강심, 이뇨, 뇌척수염 바이러스 항균 작용이 있
고, 풍진과 피부 소양증, 부종 등에 효과가 있다.

복용사례 박하, 우방자, 선태, 방풍 등을 배합하여 열이 있으면서 땀
은 나지 않고 피부 소양감 등이 있는 것을 다스린다.

약리실험 결과 해열작용, 강심작용, 이뇨작용, 뇌척수염을 일으키는
바이러스에 대한 항균작용 등이 밝혀졌다.

채취 및 제법 6월에서부터 9월 사이에 채취하여 잘 씻은 후 잡질을
제거한 후 햇볕에 말려서 이용한다.

복용법 하루에 4~12g을 복용한다.

주의사항

가만히 있어도 식은땀이 나는 사람과 혈이 부족하
면서 피부가 건조한 사람, 열이 없는 사람은 복용
을 피해야 한다.

창포

학명: Acorus gramineus, A. gramineus var. variegatus
이명: 창포, 창본, 구절창포

다년생 초본인 창포의 건조한 근경

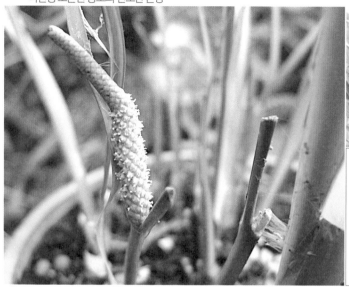

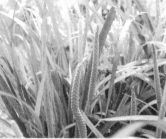

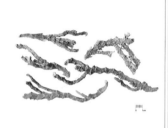

형태와 특징

뿌리줄기는 옆으로 뻗고, 마디가 많다. 잎은 뿌리줄기 끝에서 모여 나고, 꽃은 6~7월에 연한 노란색이다.

주요성분 뿌리에 정유 0.11~0.42%, 주성분은 β-Asarone, Asarone, Caryophyllene, α-Humulene, Sekishone, Saprol, Humulene, Trans-4-propenyle 등이 함유되어 있다.

약리효능 효과 건위, 진정, 진통작용이 있으며 정신혼미, 귀와 눈이 저하, 머리가 무거울 때 좋고, 머리를 맑게 하는데 사용한다.

복용사례 후박, 진피, 창출 등과 배합하여 가슴과 배가 답답하고 그득하면서 식욕이 없는 것을 다스린다.

약리실험 결과 건위작용, 진통작용이 있음이 밝혀졌으며, 석창포의 추출물이 암세포에 대한 독소작용을 한다는 것이 밝혀졌다.

채취 및 제법 가을과 겨울에 채취하여 잔 뿌리와 진흙을 제거하고 물에 깨끗이 씻어 햇볕에 말려서 이용한다.

복용법 하루에 4~12g을 복용한다.

주의사항 몸에 진액이 부족한 사람과 가슴이 답답하면서 땀이 많은 사람, 피를 토하거나 기침을 하는 사람, 유정이 있는 사람은 복용을 피해야 한다.

243

■ 전문가의 한마디 ■

맛은 맵고 쓰며 성질은 따뜻하다. 심장과 위에 작용한다. 막힌 것을 소통시켜주며 담을 없애고, 인체의 양기를 순조롭게 하는 작용과 정신을 맑게 하며 눈과 귀를 밝게 하는 작용이 있다.

약초로 활용하는 처방전

• 불면증과 건망증이 심할 때 흰복령과 원지 각 5g을 감초 5g 달인 물에 넣고 끓여 석창포 뿌리 5g을 넣고 계속 달인 다음 1일 여러 번 나눠 복용하면 된다.

• 잠이 오지 않고 정신이 혼미할 때 창포 10g을 가루로 만들어 술에 타서 마시면 된다.

양제(참소리쟁이)

여뀌과 다년생 초본인 참소리쟁이의 뿌리

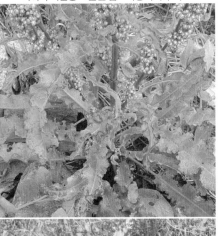

형태와 특징

높이는 40~100cm, 줄기와 잎은 어긋나고 난상 긴 타원형, 꽃은 5~7월에 핀다.

주요성분

뿌리에는 Acetic acid, α-Pinene, α-Terpineol, Benzaldehyde, Benzoic, Benzyl alcohol, β-Pinene, Palmitic acid, p-Cresol, phenol 등이 함유되어 있다.

약리효능 효과

해열, 지혈 효능이 있어 각종 출혈병, 코피, 토혈, 변혈, 붕루 등에 쓰며 열성 변비에도 사용한다.

채취 및 제법

가을에 채취하여 햇볕에 말려 사용하고, 식용은 이른 봄에 어린잎을 나물로 먹는다.

행채(금련자)

용담과의 여러해살이풀 노랑어리연꽃의 지상부

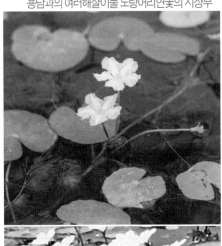

형태와 특징

줄기는 원기둥꼴로 여러 개의 가지를 뻗으며 물속에 잠겨있다. 막 뿌리를 갖추고 있거나 물속 진흙에서 땅 속 줄기로 포복하면서 자란다.

주요성분 잎은 rutin, 3-α-L-Arabinopyranosido-(1→6)-β-D-glucopyranosy-3-, quercetin.

약리효능 효과

습열이 하초에 몰려서 소변을 조금씩 자주 보면서 잘 나오지 않는 등의 증상이 나타나는 임증. 외용은 국부적으로 일어나는 종창에 효능이 있다.

분포 연못 및 물의 흐름이 빠르지 않은 하천에서 자생한다.

채취 및 제법 여름에 채취해 깨끗이 씻어 햇볕에 말린다.

복용법 15~25g이다.

약재의 기미와 성질

맛이 달고 성질이 차갑다.

택사

질경이 택사의 덩이뿌리를 건조한 것

학명: Alisma canaliculatum, A. orientale
이명: 수사, 급사, 택지

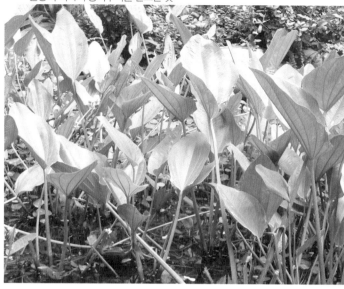

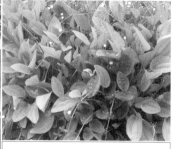

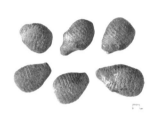

형태와 특징

뿌리줄기는 짧고 둥글며 수염뿌리가 있음, 잎은 난상 타원형, 꽃은 7~8월에 흰색, 열매는 수과로 환상으로 배열되어 있다.

주요성분 트리터페노이드화합물, 알리솔 A,B,C, 알리솔 A 모노아세테이트, 알리솔 B 모노아세테이트, 알리솔 C 모노아세테이트 등이 함유되어 있다.

약리효능 효과

이뇨, 혈압강하, 혈당강하, 콜레스테롤저하, 항균 작용이 있고, 빈뇨, 설사, 부종, 고지혈증, 어지럼 등에 쓴다.

복용사례

복령, 저령, 백출 등을 배합하여 소변이 잘 안나오는 것과 부종 등을 다스린다.

채취 및 제법

겨울에 채취하며 술에 축여서 볶거나 소금물에 넣고 볶아서 사용한다.

복용법 하루 6~12g을 복용한다.

주의사항

유정이 있거나 신장이 안 좋아 몸이 붓고 배뇨장애가 있는 사람은 복용을 피해야 한다.

245

■ 전문가의 한마디 ■

맛은 달고 성질은 차갑다. 신장과 방광에 작용한다. 소변이 잘 나오지 않는 것, 설사하고 소변량이 적은 것, 배뇨시 소변이 잘 나오지 않으면서 아픈 것, 배가 그득하면서 붓는 것, 부종이 있어 몸이 부은 것, 고지혈증, 어지럼 등에 사용한다.

약초로 활용하는 처방전

• 심장병, 신장염, 임신부 붓기와 복수가 찰 때 택사와 흰 삽주를 각 10g씩 물에 달여 1일 3번 나눠 복용한다.

• 붓기와 소변에 단백이 섞여 나올 때 2kg짜리 호박꼭지를 도려내고 속을 파낸 다음 꿀 300g과 택사 18g을 넣고 꼭지를 덮어 솥에서 찐다. 이때 호박에 고인 꿀물을 1회 70mℓ씩 복용한다.

해조

학명: Sargassum pallidum, S. fusiforme
이명: 낙수, 담해조, 비닷말, 양서체, 해호자, Sargassum

갈조식물인 대엽해조나 소엽해조의 건조한 전초

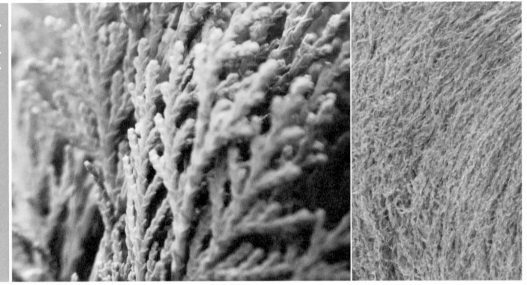

형태와 특징

높이 30~60cm, 나뭇가지 모양으로 암갈색, 잎과 같은 돌기는 바늘모양, 돌기 사이에서 둥근 기낭이 나온다.

주요성분

Alginic acid 20.8%, Sargassan, 조단백, Mannitol, 회분, 칼륨 등이 함유되어 있다.

약리효능 효과

갑성선종, 간비종대 등의 각종 종양과 고환이 붓고 아픈데, 부종 등에 약용한다. 기타 성인병 예방에도 사용한다.

복용사례

곤포 등과 배합하여 담이 뭉친 것을 다스린다.

채취 및 제법

여름과 가을에 채취하여 깨끗한 물로 씻은 후 말려서 이용한다.

복용법

하루 12~20g을 복용한다.

주의사항

소화기가 약한 사람은 복용을 피해야 한다.

■ 전문가의 한마디 ■

맛은 쓰고 짜며 성질은 차갑다. 간과 위, 신장에 작용한다. 갑상선종이나 간비종대 등의 각종 종양과 고환이 붓고 아픈 것, 부종 등을 다스린다. 기타 성인병을 예방해주는 효과도 있다.

향포(부들꽃가루)

학명: Typha latifolia, T. angustata, T. orientalis
이명: 포황, 감통, 향포, 부들꽃가루

애기부들, 넓은잎부들의 꽃가루를 말린 것

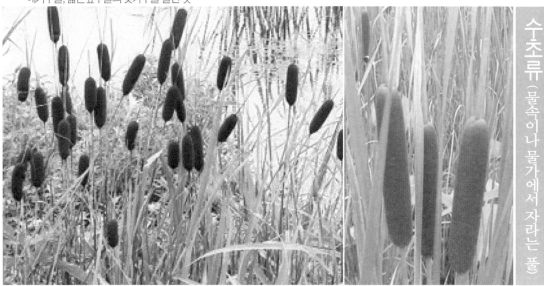

형태와 특징

높이 1.5m, 잎은 바늘모양, 꽃은 6~7월에 줄기 끝에 달리고, 열매는 적갈색 원주형이다.

주요성분

주요성분은 flavonoid glycoside, 정유, 지방유(palmitic acid, stearic acid, β-sitosterol), 등이 함유되어 있다.

약리효능 효과

혈액응고촉진, 자궁수축, 이뇨, 어혈제거, 지혈, 이뇨 작용이 있다. 복용사례 백급, 청대 등과 배합하여 토혈과 코피를 다스린다.

채취 및 제법

여름에 꽃이 필 때 꽃대를 잘라 꽃가루를 털어 말린다.

복용법

하루 4~10g을 탕약 또는 알약, 가루약으로 먹는다.
주의사항 임신부는 복용을 피해야 한다.

■ 전문가의 한마디 ■

맛은 달고 성질은 평하다. 간과 심포에 작용한다. 코피, 객혈, 토혈, 외상출혈 등과 생리 불순, 대하, 탈항. 치질, 방광염에 사용하고 어혈로 아랫배가 아프고 생리통이나 무월경이 있을 경우 사용한다.

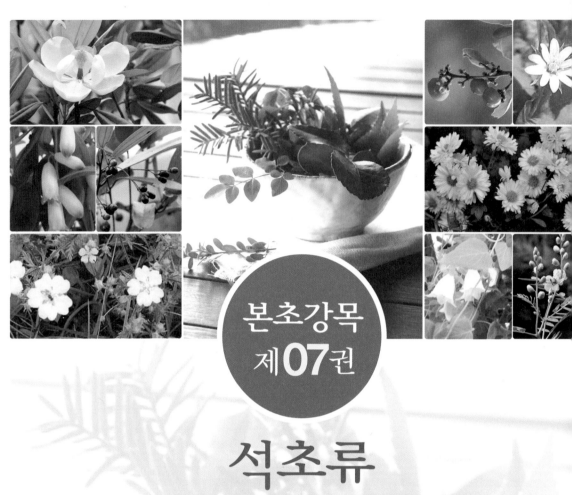

본초강목
제07권

석초류

(돌에 붙어나는 풀)

골쇄보(넉줄고사리)

학명: Drynaria fortunei
이명: 골쇄보, 괄궐, 석모광, Drynariae rhizoma

넉줄고사리의 뿌리줄기

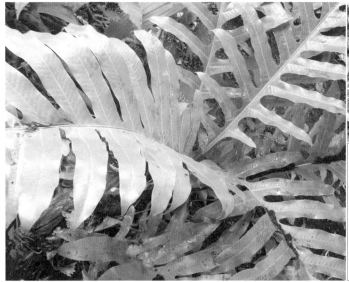

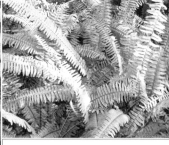

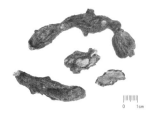

석초류 (돌에 붙어나는 풀)

0   1cm

형태와 특징

넉줄고사리는 산지의 바위나 나무껍질에 자생, 뿌리줄기는 길게 뻗고 잎이 드물게 달리고 비늘조각으로 줄모양의 바소꼴로 회갈색 막질이다.

주요성분 뿌리줄기에 전분 16.4%, 포도당 5.37%, hesperidin, starch 등이 함유되어 있다.

약리효능 효과

허리 통증, 오랜 설사, 귀울음, 타박상, 팔 다리 저림, 골절 등에 사용한다.

복용사례

보골지 우슬 등과 배합하여 요통이나 관절 통증이 끊임없이 지속될 때 복용한다.

채취 및 제법 겨울과 봄에 채취하여 건조하여 사용한다.

복용법

하루 6~12g을 탕약, 약술, 가루약, 알약으로 복용한다.

주의사항

음이 허한 사람과 어혈이 없는 사람이 사용해서는 안 된다.

249

■ **전문가의 한마디** ■

맛은 쓰고 성질은 따뜻하며 신장에 작용한다. 신을 보하므로 신이 허할 때 생기는 허리 통증이나 오랜 설사, 귀울음, 타박상, 팔 다리 저림, 뼈가 부러진 데 등에 사용한다. 성질이 따뜻해서 혈액의 운동을 촉진시키는 작용을 한다.

약초로 활용하는 처방전

• 이빨이 아프고 흔들리면서 피가 나오는 것을 치료한다. 80g을 썰어서 거멓게 되도록 볶은 다음 가루를 내어 양치한다. 다음 이뿌리를 문지르고 한참 있다가 뱉어 버린다[강목].

석곡

학명: Dendrobium moniliforme
이명: 임란, 두란, 금채화, Dendrobii herba

환초석곡, 마편석곡, 황초석곡, 철피석곡 등의 건조한 줄기.

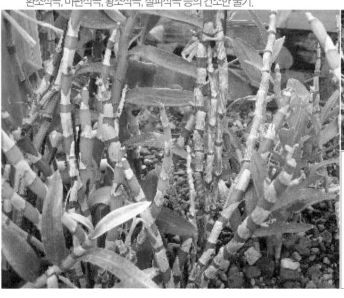
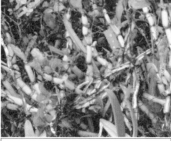
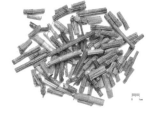

250

■ **전문가의 한마디** ■

맛은 달고 성질은 약간 차갑다. 위와 폐, 신장에 작용한다. 인체의 진액을 보충하고 허열을 내려주어 열병으로 인한 증상, 입이 마르고 갈증이 있거나 밤에 열이 오르는 증상 등에 효과가 있다.

형태와 특징

잎은 2~3년생, 꽃은 5~6월에 흰색 또는 연한 붉은색으로 원줄기 끝에 1~2개가 달린다.

주요성분 Dendrobine, Dendramine, Nobilonine, Dendroxine, Dendrine, 점액질과 전분 등이 함유되어 있다.

약리효능 효과

해열, 진통, 건위 작용이 있고, 입이 마르고 갈증, 밤에 열이 오르는 증상 등에 좋다.

복용사례 생지황, 맥문동, 천화분 등과 배합하여 열병으로 몸의 진액을 상하여 발생하는 갈증을 다스린다.

약리실험 결과 해열작용, 진통작용, 건위작용이 있다.

채취 및 제법 가을 이후에 채취하여 물에 담그었다가 잡질을 제거하고 햇볕에 말려서 이용한다.

복용법 하루에 8~20g을 복용한다. 선석곡의 경우에는 20~40g을 복용한다.

주의사항

열병이지만 아직 진액을 상하지 않은 사람과 위나 신장에 허열이 있는 사람은 복용을 피해야 한다.

약초로 활용하는 처방전

• 5장을 보하고 허로로 몸이 여윈 것을 보한다. 석곡을 술에 담가 두고 먹거나 달여 먹거나 알약을 만들어 먹어도 좋다[본초].
• 다리와 무릎이 아프고 시리며 약해지는 것을 치료한다. 달여 먹거나 알약을 만들어 먹으면 좋다[본초].

석위

학명: Pyrrosia lingua, P. petiolosa
이명: 석사, 석피, 금성초, Pyrrosiae folium

다년생 초본인 석위 또는 애기석위의 건조한 전초

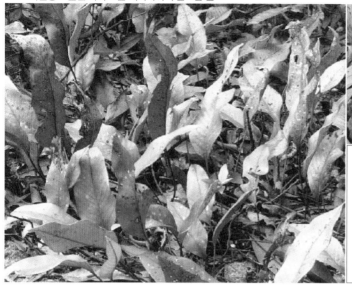
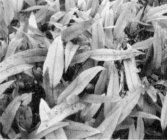
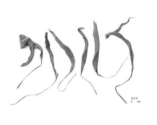

형태와 특징

뿌리줄기는 옆으로 길게 뻗음, 비늘조각이 많고, 잎은 드물게 나고, 포자낭군은 잎 뒷면에 흩어져 있다.

주요성분 Saponin, Anthraquinones, Tannin, Hopene-B, β-Sitosterol이 함유되어 있다.

약리효능 효과

이수통림, 화담지해, 지혈 효능이 있으며 소변에 열림, 석림 및 혈림 등의 증상, 만성기관지염, 토혈, 코피, 자궁 출혈, 각혈에 좋다.

복용사례 백모근, 산치자, 목통 등과 배합하여 소변이 잘 나오지 않으면서 피가 섞여 나오는 증상을 다스린다.

약리실험 결과 항균작용과 진해작용이 밝혀졌다.

채취 및 제법

봄과 여름, 가을에 채취하여 근경과 근을 제거한 후 햇볕에 말리거나 음지에서 말려서 이용한다.

복용법

하루에 8~16g을 복용한다.

주의사항

몸에 진액이 부족한 사람과 열이 나지 않는 자는 복용을 피해야 한다.

■ 전문가의 한마디 ■

251

맛은 쓰고 달며 성질은 약간 차갑다. 폐와 방광에 작용한다. 폐를 깨끗하게 하고 아래로는 방광의 기능을 원활하게 하는 작용이 있어, 열을 내리고 소변을 잘 보게 하는 효과가 있다.

약초로 활용하는 처방전

• 5가지 임병과 융폐된 것과 방광에 열이 몰려서 오줌이 잘 나오지 않는 것을 치료하는데 오줌을 잘 나가게 한다. 물에 달여서 먹는대[본초].

• 방광에 열이 심한 것을 치료한다. 물에 달여서 먹는대[본초].

석호유(중대가리풀)

국화과의 키 작은 한해살이풀 중대가리풀의 전초

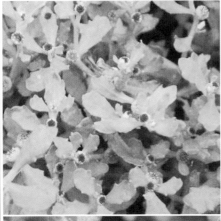

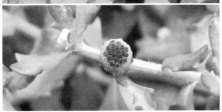

형태와 특징

줄기는 높이가 10㎝이고 옆으로 뻗으면서 뿌리가 내린다. 줄기는 가늘고 밑에서 가지를 치며, 털이 없거나 약간 있다.

주요성분

타락사스테롤, 팔미탄산, 초산 에스테르, 미리 오존산, 휘발유, 프라보노이드, 아미노산, 비타민 A등.

약리효능 효과

감기, 기침, 백일해, 학질, 만성비염에 효능이 있다.

분포 길가나 밭, 논둑 근처에서 분포한다.

채취 및 제법

7~9월에 개화기에 전초를 채취해 햇볕에 말린다.

복용법 6~12g을 물약 또는 생즙으로 복용한다.

약재의 기미와 성질

맛이 맵고 성질이 따뜻하다. 외상은 짓찧어 환부에 부치거나 가루를 코 안에 넣는다.

호이초

범의귀과의 여러해살이풀 범의귀의 전초

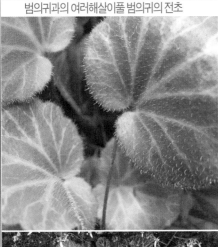

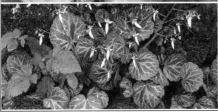

형태와 특징

줄기의 높이가 20~40㎝정도이고 전체에 털이 나있다. 자색의 가지는 땅바닥으로 기고 실모양이다.

주요성분 alkaloid, arbutin, potassium nitrate.

약리효능 효과

청열작용, 해독작용, 거풍작용, 중이염치료, 습진치료, 단독치료에 효과가 있다.

분포

빛이 약하고 습기가 많은 숲 속, 암석 위, 개울가 등에서 자생한다.

채취 및 제법

사시사철 채취가 가능한데, 채취 후 깨끗이 씻어 햇볕에 말리거나, 신선한 것을 그대로 사용한다.

복용법 5~15g이다.

약재의 기미와 성질

맛이 맵고 정질이 서늘하며, 독이 약간 있다.

초장초

괭이밥과의 여러해살이풀 괭이밥의 전초

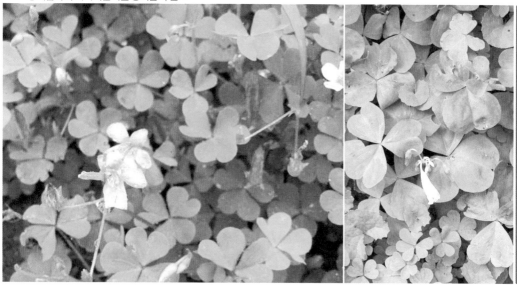

형태와 특징

줄기의 높이가 15~20㎝정도이다. 줄기는 가늘고 연약한데, 아래쪽을 비스듬히 누워 기면서 자라고 가지가 모여서 자란다. 위쪽은 약간 직립하고 보통 자색을 띠며 마디부위에 막 뿌리가 자란다.

주요성분 전초에는 플라보노이드 성분으로 isovitexin, vitexin, vitexin-2"-O-β-D-glucopyranoside, 유기산 성분으로 ascorbic acid, dehydroascorbic acid, pyruvic acid, glyoxalic acid등이 함유되어 있다.

약리효능 효과

감기 때문에 열이 나는 증상, 장염, 간염, 요로감염, 결석, 신경쇠약. 외용은 외상으로 인한 온갖 병에 효능이 있다.

분포

길가나 밭, 주택과 도랑변의 습지에서 자생한다.

채취 및 제법

여름과 가을에 채취해 손질해 깨끗이 씨어 햇볕에 말린다.

복용법

25~200g. 외용 시에는 적량을 사용한다.

■ 전문가의 한마디 ■

맛이 시고 성질이 서늘하다.

전초의 물과 메탄올 추출물을 경구 투여하면 피마자유로 유발된 설사를 억제하고, 대변의 묽음이 감소되며, 래트의 소장을 통한 숯 밀 테스트에서 추진을 시켰다.

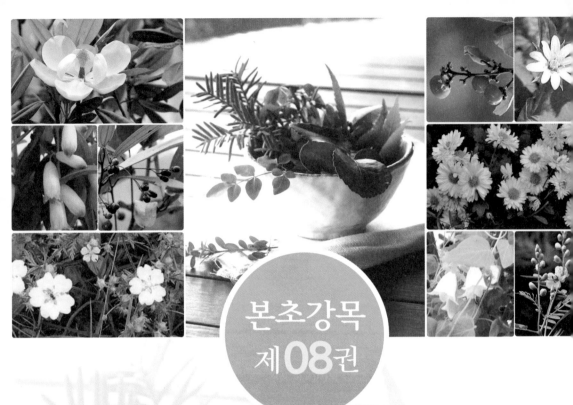

본초강목
제08권

태류

(약으로 사용하는 이끼)

마발

학명: Lasiosphaera fenzlii, L. nipponosa
이명: 탈피마발, 자색마발, Lasiosphaera seu calvatia

말불버섯과 진균인 탈피마발의 성숙한 자실체.

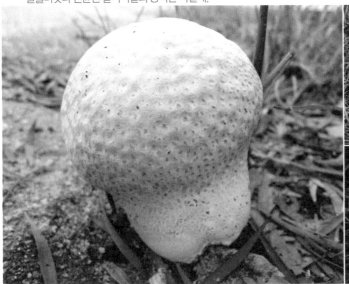
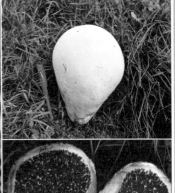
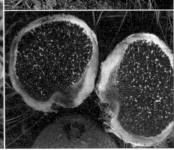

태류 (약으로 사용하는 이끼)

형태와 특징

말불버섯과 진균인 탈피마발의 성숙한 자실체, 편구형−구형으로
지름 10~30cm, 어릴 때는 흰색이다.

주요성분

Sodium phosphate, Gemmatein, Ergosterol, Leucine, Lyrosine,
Mycosterin, Lycoperdin, Nucleotids 등이 함유되어 있다.

약리효능 효과

기침, 인후의 염증이나 통증에 사용하고, 코피나 외상출혈에 바른다.

복용사례

현삼, 길경, 판람근, 감초 등과 배합하여 인후가 붓고 아픈 것을 다
스린다.

채취 및 제법

봄과 가을에 자실체가 성숙하면 채취하여 건조 후 작은 덩어리로
만들어 사용한다.

복용법

2~8g을 내복한다.

주의사항

피로가 심하면서 기침하는 사람은 피해야 한다.

■ **전문가의 한마디** ■　255

맵고 성질은 평하며
독은 없으며 폐에 작
용하여 호흡기의 열
을 식혀준다. 기침,
인후의 염증이나 통
증을 다스리고 기타
코피나 외상 출혈을
다스린다.

약초로 활용하는 처방전

• 후폐로 목구멍이 아픈 것을 치료한다. 꿀에
개서 조금씩 물에 타 먹는다[본초].
• 또는 백반과 같은 양으로 하여 가루를 내서
게사니깃관으로 목 안에 불어넣어도 가래를 토
하고 낫는다[강목].

권백(바위손)

부처손과 부처손(바위손)의 전초

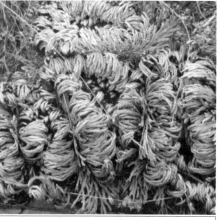

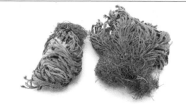

형태와 특징

높이 20cm, 수많은 뿌리가 얽혀서 생긴 거짓줄기 끝에서 많은 가지가 사방으로 붙으며 깃모양으로 갈라진다.

주요성분

amino acid, tannin, Amentoflavone, Cryptomerin B(Hinokiflavone-4', Isocryptomerin(Hinokiflavone7'-Me ether) 등이 함유되어 있다.

약리효능 효과

수렴성으로 지혈작용을 하여 각종 출혈병증 빈혈, 토혈, 뇨혈, 탈항 등 치료, 혈액순환작용이 매우 강하여 어혈을 풀어주고 월경통, 타박상 등에 좋다.

채취 및 제법

전국 고산지대의 바위에 자생하며 봄, 가을에 채취하여 생용하거나 볶아서 사용한다.

와송

여러해살이풀 바위솔의 뿌리를 제외한 전초

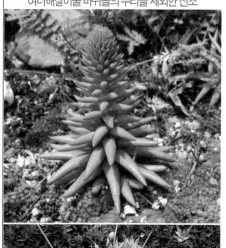

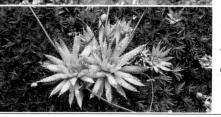

형태와 특징

줄기 높이가 30cm정도이다. 풀 전체가 분백색이고 홍자색의 가는 점이 촘촘히 분포한다.

주요성분 oxalic acid.

약리효능 효과

설사, 대변과 함께 피가 항문으로 나오는 병, 치질 출혈, 공능성자궁출혈에 효능이 있다.

분포

산의 정상, 산비탈 암석이나 돌이 있는 마른 곳에서 자생한다.

채취 및 제법

여름과 가을에 채취해 뿌리와 흙 등을 제거하고 깨끗이 씻어 햇볕에 말린다.

복용법 1.5~3g이다.

약재의 기미와 성질

맛이 시고 성질이 평하며, 독이 있다.

지의초

균류와 조류가 한곳에 어울려 복합체 바위 표면에 붙어 기생하는 이끼인 바위 옷

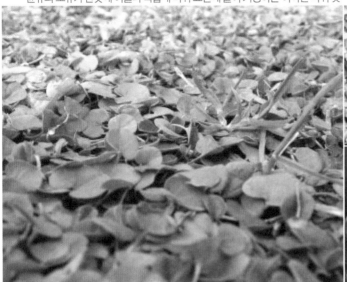
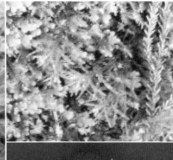
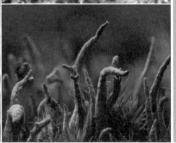

257

형태와 특징

외부형태로 구분하면 엽상, 수장, 딱지모양 등으로 나눠진다. 엽상은 전체가 편평하고 양면의 구별이 뚜렷한 것이다. 수상은 식물체가 직립해 나뭇가지 모양으로 갈라지는 것이다. 딱지모양(고착지의)은 바위 위나 나무껍질 등에 붙어서 자라는 것이다. 엽상의 대부분은 뒷면에 헛뿌리가 달려 있어 바위에 착생하기가 쉽다.

주요성분

usnic acid.

약리효능 효과

지혈, 염증을 가라앉히고, 진통, 심통, 속창, 작목, 화창. 외상출혈에 효능이 있다.

분포

지구상에 약 20,000여종이 분포되어 있다.

채취 및 제법

6~7월 비가 온 다음에 채취해 잡질을 제거하고 햇볕에 말린다.

복용법

3~6g을 사용한다.

■ **전문가의 한마디** ■

맛이 달고 성질이 차가우며, 독이 있다.

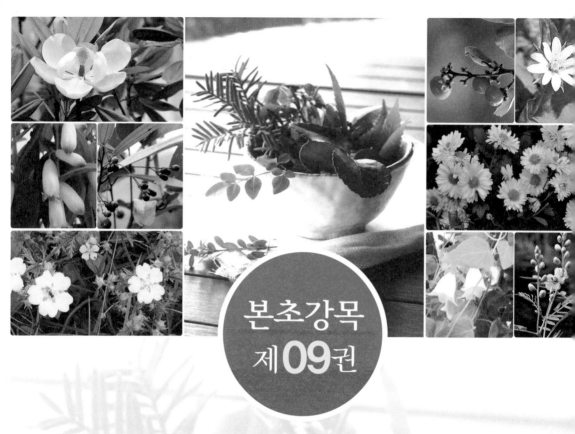

본초강목
제**09**권

곡류

(약으로 사용하는 곡식)

녹두

녹두열매 말린 것

학명: Phaseolus radiatus
이명: 청소두, Phaseoli radiati semen

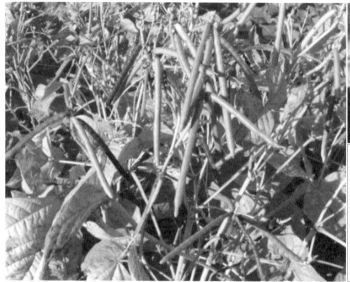
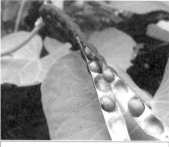
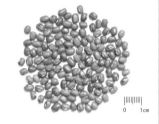

형태와 특징

인도가 녹두 원산지, 잎은 호생 3출엽, 작은 잎은 넓은 피침형-난상 원형, 꽃은 노란색 접형이다.

주요성분 팥과 비슷, 당질 45%(거의 전분), 단백질 21%, Arcelin, Arginine, Asparagine, Cystine, Leucine, Genistein, Phaseollidin, Phylloquinone, Phytosterols, Proline, Saponins, Vit-B-6 등이 함유되어 있다.

약리효능 효과 열을 식혀 주고 갈증을 해소, 혈당과 혈압을 강하작용, 빈혈이나 저혈압환자도 좋고 해독작용과 해열작용이 있다.

복용사례

여름에 더위로 열날 때 녹두 한 가지만 먹어도 좋다. 당뇨병 환자는 녹두 삶은 물을 자주 복용하고, 고혈압 환자는 녹두를 삶아 거르고 남은 녹두 껍질을 말려 베게 속으로 이용하면 혈압이 내려간다.

채취 및 제법

가을에 성숙한 종자를 채취하여 그늘에서 말려서 사용한다.

주의사항

평소 속이 찬 사람과 설사가 잦은 사람은 복용을 하지 말아야 한다.

■ 전문가의 한마디 ■

달고 성질은 차며 독은 없고 심과 위에 작용한다. 혈당과 혈압을 떨어뜨리는 작용을 하므로 고혈압환자에게는 좋지만 빈혈이 있거나 저혈압환자에게는 안 좋다. 간을 튼튼하게 해주며 위를 보호해 주며 해독작용과 해열작용이 있다.

교맥(메밀)

여뀌과 메밀의 종자

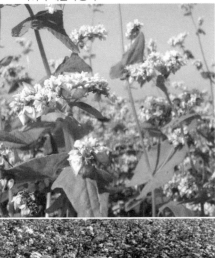

형태와 특징

메밀은 중앙-동북아시아가 원산, 열매는 주로 3각형, 열매 과피는 단단하고 광택이 있으며 벗겨지기 쉽고, 내부에 종피, 배유, 배가 있다.

주요성분

α-Amyrin, β-Amyrin, Catechin, Epicatechin, Fagopyrine, Hyperoside, Quercetin, Quercitrin, Myristoleic acid, n-Tetradecane, Salicyladehyde, Gluten, Rutin 등이 함유되어 있다.

약리효능 효과

동맥경화, 고혈압, 당뇨병, 화상, 습진, 종기, 소화촉진, 소화불량, 적체, 만성설사, 지혈, 옹종 등을 치료한다.

채취 및 제법 가을에 서리가 내릴 때 종자를 채취하여 말려서 사용, 가축에는 햇볕을 쬐면 피부발진 유발하는 독성이 있다.

260

낭미초

벼과의 여러해살이풀 수크령의 전초 또는 뿌리

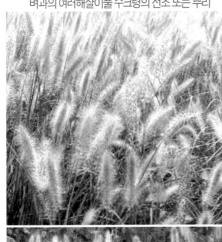

형태와 특징

줄기가 곧게 서고 높이가 30~100㎝정도이다. 9월에 이삭이 잎 사이에서 나오는데, 빛깔이 흑자색이고 가시랭이와 털이 빽빽하다.

분포

밭가나 길가, 산비탈 등에서 자생한다.

채취 및 제법

여름과 가을에 채취해 깨끗이 씻어 햇볕에 말려 사용한다.

약리효능 효과

눈이 붉어지고 아픈 병. 뿌리는 열기에 의해 손상된 폐기를 맑게 식혀 기침을 멈춤, 해독에 효능이 있다.

복용법

9~15g이다.

약재의 기미와 성질

맛이 달고 성질이 평하다.

마자인(화마인, 삼씨)

학명: Cannabis sativa
이명: 마자인, 화마인, 대마인, Cannabis fructus

뽕나무과의 일년생 초본인 삼의 성숙된 열매.

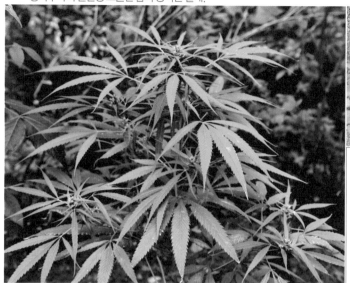
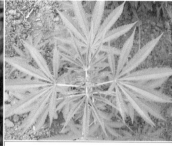
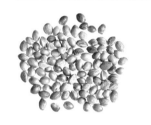

곡식류 (약으로 사용하는 곡식)

형태와 특징

크기는 3m 내외, 줄기는 세로 골이 지며 혁피질이다. 섬유길이는
3~10cm 정도, 잎은 5~9개 작은 잎이 있는 장상복엽이다.

주요성분

지방유, 단백질, 버섯독소, Choline, 비타민 B1 등을 함유하고 있다.

약리효능 효과

혈압강하, 변비 특히 노인변비, 출산 후 변비 등에 좋다. 마약류로
유통이 금지되어 있다.

복용사례

대황, 지실 등과 배합하여 변비를 다스린다.

채취 및 제법

가을에 열매가 익었을 때 채취하여 햇볕에 말려 사용하고, 살짝 볶
아 빻아서 사용한다.

복용법

하루에 3~9g을 복용한다.

주의사항

변이 무른 사람은 복용을 피해야 한다. 또한 과량
을 복용하였을 경우 구토, 설사, 사지마비, 번조
불안, 정신착란 등의 중독증상이 나타난다.

261

■ 전문가의 한마디 ■

맛은 달고 성질은 평
한다. 비장과 위, 대
장에 작용한다. 화마
인은 마약류의 일종
인 대마초의 씨앗이
다. 지방이 풍부하고
윤기가 있어 대장을
윤활하게 하여 진액
이 부족하여 발생하
는 변비를 다스린다.
화마인은 현재 유통
이 금지되어 있는 약
재이다.

약초로 활용하는 처방전

• 대소변이 나오지 않는 것과 풍비, 열비, 혈비
를 치료한다. 갈아서 즙을 내어 죽을 쑤어 먹거
나 차조기와 함께 즙을 내어서 죽을 쑤어 먹기
도 하는데 이것을 소마죽이라고 한다[본초].

대두시

콩과의 한해살이풀 콩을 증기로 쪄서 제조한 것

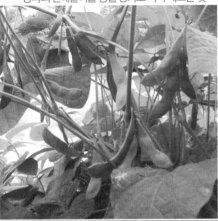

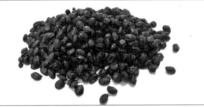

형태와 특징

줄기가 곧게 서고 갈색의 긴 보드라운 털이 있으며, 높이가 50~80㎝정도 자란다. 잎은 3출 복엽이고 잎자루가 길며, 턱잎이 작다.

주요성분

단백질, 지방, 탄수화물.

약리효능 효과

외감표증, 한열두통, 심번, 흉민에 효능이 있다.

분포 전국에서 재배한다.

채취 및 제법

가을에 열매가 익었을 때 전초를 베어 햇볕에 말려 털어서 종자를 얻는다. 종자를 햇볕에 말려서 사용한다.

복용법 5~15g이다.

약재의 기미와 성질

맛이 쓰고 성질이 차가우며 독이 없다.

대맥(보리)

벼과의 한해살이풀 보리의 종자

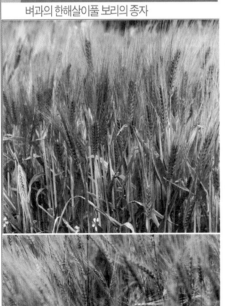

형태와 특징

키는 1m정도로 자라는데, 줄기가 둥글고 속이 비어 있다. 잎은 가늘고 길며, 어긋나기로 난다.

주요성분 전분과 단백질, 지방산.

약리효능 효과

음식에 체해 위장이 상한 병, 목이 말라 물이 자꾸 먹히는 병, 설사와 이질, 소변이 찔끔찔끔 나오면서 아픈 것에 효능이 있다.

분포 재배작물로 전국에 분포한다.

채취 및 제법

6월초에 열매가 익으면 수확해 탈곡을 거쳐 종자를 얻는다. 얻어진 종자는 햇볕에 말려서 사용한다.

복용법 30~60이다g.

약재의 기미와 성질

맛이 달고 성질이 서늘하며, 독이 없다. 외용 시에는 적량을 사용한다.

도두(작두콩)

한해살이풀 작두콩의 종자, 열매 껍질, 뿌리

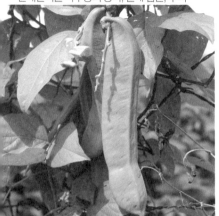

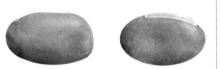

형태와 특징

잎은 3출 복엽으로 원줄기와 함께 털이 없다. 소엽은 난상 긴 타원형이며 길이가 10cm로 끝이 뾰족하고 엽병은 짧다. 소엽의 엽저는 기울어져 있다.

주요성분

요소, canavanine.

약리효능 효과

종자는 신허로 인한 요통. 열매 껍질은 낫지 않고 오랫동안 설사하는 이질, 무월경. 뿌리는 외상으로 인한 온갖 병에 효능이 있다.

채취 및 제법

가을에 채취해 햇볕에 말린다.

복용법

종자 4.5~9g 열매 껍질과 뿌리 30~60g.

약재의 기미와 성질

맛이 달고 성질이 따뜻하다.

도미(벼)

벼과의 한해살이풀 벼의 성숙한 종자

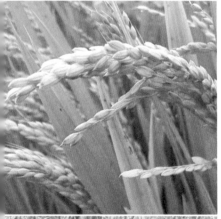

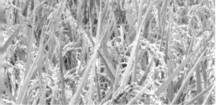

형태와 특징

키가 50~100cm이고 뿌리에서 여러 줄기가 모여서 나며, 곧게 자라고 3~4개의 마디가 있다.

주요성분

탄수화물, 단백질, 지방 순으로 함유되어 있다.

약리효능 효과

비위의 기가 허함, 비위가 허하여 음식을 조금 밖에 먹지 못하는 장애, 몸이 피곤하여 움직이기 싫고 힘이 없는 것, 목이 마르고 가슴이 답답한 병에 효능이 있다.

분포 120여 개국에서 재배되고 있다.

채취 및 제법

가을에 채취해 낟알을 떨어 햇볕에 말린 다음 낟알의 겉껍질을 벗겨 사용한다.

복용법 50~200g이다.

약재의 기미와 성질 맛이 달고 성질이 평하며 독이 없다.

두충

학명 : Eucommia ulmoides OLIVER
이명 : 목면, 사선, 사중, 사선목, 석사선

두충나무과에 속하는 잎이 지는 키나무인 두충나무의 껍질을 말린 것

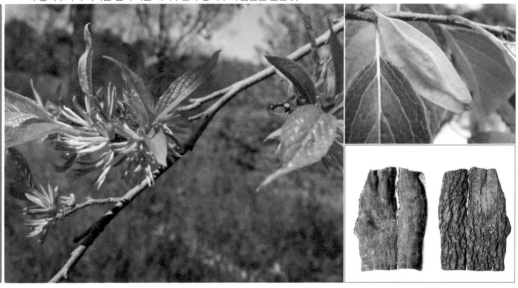

형태와 특징

높이가 20m정도 자란다. 나무껍질은 회색이고 잎이 어긋나며, 타원형으로 끝이 갑자기 좁아져 뾰족해진다.

주요성분 두중교(gutta~percha) 6~10%, 수지, Alcaloid, 유기산, 비타민 C등이 함유되어 있다.

약리효능 효과

고혈압, 허리와 무릎 부위가 시큰거리고 아픈 병, 신허로 인해 배뇨 횟수가 잦은 것에 효능이 있다.

복용사례

두충 15~40g을 물 250ml로 200ml 정도 되게 달여 하루 세 번 복용하면 고혈압치료에 효과적이다.

채취 및 제법 봄부터 여름사이, 4~5월에 줄기껍질을 벗겨 겉껍질을 긁어버리고 햇볕에 말려서 사용한다.

복용법

하루 8~12g을 탕약, 알약, 가루약, 약술 형태로 복용한다.

주의사항

현삼과는 배합금기이며, 정력이 약한 사람이 열이 왕성한 증상에는 사용하지 않는다.

■ 전문가의 한마디 ■

맛은 맵고 달며 성질은 따뜻하다. 간, 신장에 작용한다. 강장 효과가 있어 몸을 튼튼하게 하고 신장과 간 기능을 촉진시킨다. 또한 등과 허리, 다리의 통증, 생식 기능의 증진에도 효과적이다.

맥아(엿기름)

학명: Hordeum vulgare var, hexastichon
이명: 맥아, 대맥모, 대맥아, hordei fructus germiniatus

벼과에 속한 일년생 초본인 보리의 성숙한 과실

곡식류 (약으로 사용하는 곡식)

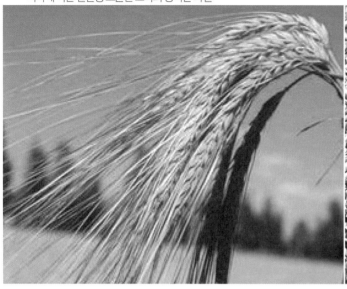
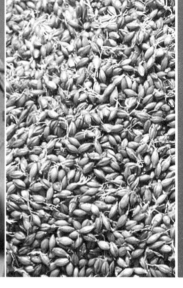

형태와 특징

맥아는 긴 방수형이며 새싹과 유근이 있고, 엷은 황색으로 배유는 유백색이다.

주요성분 전분, 회분, 니트로겐 화합물, 지방, 비타민 B, C등을 함유하고 있다. 포도당, 맥아당 등이 함유되어 있다.

약리효능 효과

민간요법에서는 소화제처럼 사용하며 소화불량, 식욕부진, 구토, 설사 등에 사용한다.

복용사례

산사, 신곡 등을 배합하여 소화불량, 식욕부진 등을 다스린다. 인삼, 백출 등을 배합하여 소화기가 허약하여 발생한 식욕부진 등을 다스린다.

채취 및 제법 성숙한 영과를 채취하여 발아시켜 맥아로 만들어 햇볕에 말려서 사용한다. 약간 볶아 사용하기도 한다.

복용법 한번에 12~20g을 복용한다.

주의사항

수유기에는 피하고 오래 복용하지 않으며 소화기가 약한 사람도 피해야 한다.

265

■ 전문가의 한마디 ■

맛이 달고 성질은 평하며, 비장과 위와 간에 작용하여 소화불량, 식욕부진, 구토, 설사를 다스린다. 또한 유즙분비를 억제하는 작용이 있어 부인이 소아에게 단유하고자 할 때나 유즙의 찌꺼기가 쌓여 유방이 아픈 사람에게 사용하면 효과가 있다.

약초로 활용하는 처방전

• 보리길금 · 약누룩 · 사인 · 감초 · 대조 각각 4g, 인삼 · 백출 · 백복령 · 후박 · 굴껍질 · 산사 각각 8g, 지실 6g, 백작약 6g, 생강 6g을 섞은 삼출건비탕은 비와 위를 보하고 음식의 소화를 돕는 처방으로서 비위가 허하여 음식의 소화되지 않는 데 쓴다. 달여서 하루 3번에 나누어 복용한다.

백편두(까치콩)

학명: Dolichos lablab
이명: 백편두, 남편두, 편두, 작두, Dolichoris semen

1년생 초본인 까치콩의 건조한 종자

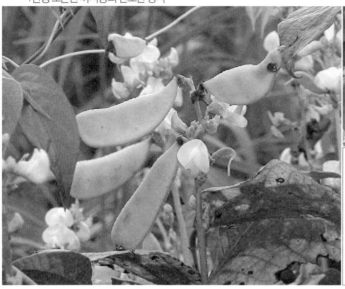

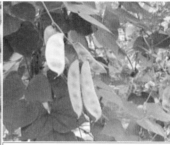

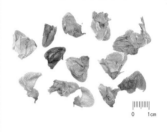

형태와 특징

길이 6m, 잎은 어긋나며 3출협, 꽃은 총상화서로 자줏빛, 꽃은 접형, 열매 꼬투리는 5개 씨앗이 있다.

주요성분 단백질, 지방, 탄수화물, 칼슘, 인, 철과 함께 Phytin, Pantothenic acid, 아연이 함유되어 있고, 또한 청산배당체, Trypsin seducatase, Amylase inhibior, 적혈구응집소 A, B 등이 있고, 꽃에는 Robinin이 있다.

약리효능 효과

보양용으로 먹고, 설사, 대하, 구토 등의 증상에도 좋다.

복용사례 위장이 허한하여 설사를 하거나, 여름철에 더위를 먹어 소화불량, 식욕부진 등의 증상이 있을 때 한번에 4~10g을 달여서 하루 3번 복용하면 효과가 있다.

약리실험 결과 이뇨작용이 있다.

약초로 활용하는 처방전

• 까치콩·백출·복령 각각 10g을 섞어 비가 허하여 설사하는 데 쓴다. 달여서 하루에 3번 나누어 복용한다.
• 까치콩·과루근 각각 12g을 섞어 소갈병에 쓴다. 달여서 하루에 3번 나누어 복용한다.

채취 및 제법 가을에 완숙종자를 채취하여 햇볕에 말려서 사용한다.

복용법 하루에 8~16g을 복용한다.

주의사항

감기 등 외부의 바이러스 등에 의해 발생한 질병의 급성기에는 복용을 피하는 것이 좋다.

266

부소맥(밀쭉정이)

일년생 또는 이년생 초본인 밀의 익지 않은 종자

학명: Triticum aestivum
이명: 부수맥, 부맥, 밀쭉정이, Tritici immatri semen

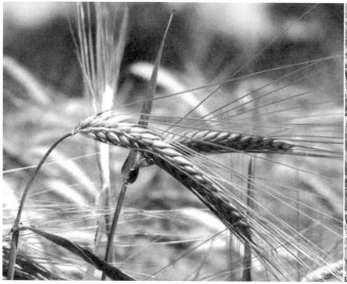
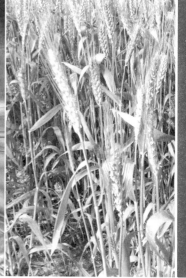

형태와 특징

높이 0.7~1m, 줄기에는 6~9개의 마디가 있음, 잎은 편평한 바늘
모양, 꽃은 5월에 수상화서로 길이 6~10cm이다.

주요성분

녹말, 단백질, 지방, 인산칼슘, starch, protein, fat, calciumphosphate,
vitamine B 등이 함유되어 있다.

약리효능 효과

몸이 약해 식은땀을 흘리거나, 과로하여 피곤할 때 효과가 좋다.

복용사례

모려, 마황근, 황기 등을 배합하여 몸이 허약하여 땀이 멈추지 않
고 흐르는 것을 다스린다.

채취 및 제법

익지 않아 물에 뜨는 밀의 종자를 채취하여 잡질을 가려내고 잘 씻
은 후 햇볕에 말려서 이용한다.

복용법

하루에 12~20g을 복용한다.

주의사항

감기기운이 있는 환자는 복용을 피해야 한다.

■ **전문가의 한마디** ■ 267

맛은 달고 짜며 성질
은 서늘하다. 심장에
작용한다. 몸이 허약
하여 허열이 뜨면서
식은땀을 흘릴 때, 과
로로 인하여 미열과
함께 식은땀을 흘릴
때에 효과가 있다.

약초로 활용하는 처방전

• 식은땀과 미열이 있을 때 부소맥 20g에 모
려 10g을 불에 구워 섞어 가루로 만들어 1회
10g을 물에 달여 1일 3번 나눠 복용하면 된다.

신곡

밀가루 등을 혼합한 반죽의 발효한 것

학명: Triticum aestivum(Common wheat)
이명: 신국, 육신곡, Massa medicata fermentata

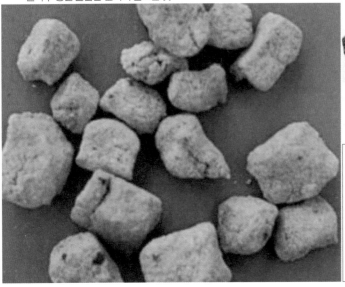
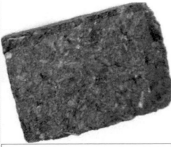
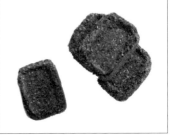

268

약초로 활용하는 처방전

• 혈액순환에는 알코올 농도가 25%인 술을 1회 1잔씩 1일 2번 나눠 끼니 전에 복용한다.
• 열이 있을 때 생강 7g을 짓찧어 술 15mℓ에 넣어 하루에 마시고 땀을 내면 낫는다.
• 통증이 나타났을 때 고춧가루 15g, 바셀린 20g, 밀가루 10g을 약간의 술로 반죽해 기름종이에 발라 통증부위에 붙이면 된다.

형태와 특징

일종의 혼합재료 발효약재로 모양이 일정치 않으며 황갈색 또는 갈색의 덩어리이다.

주요성분

정유, 지방유, glycosite, vitamin B 등이 함유되어 있다.

약리효능 효과

소화촉진, 속을 편하게 하며 체하였을 때, 구토와 설사, 산후에 어혈로 인한 배가 아픈데 효과가 좋다.

복용사례

산사, 맥아 등과 배합하여 체하거나 소화불량, 배가 그득하고 불편한 것, 설사 등을 다스린다.

약리실험 결과 건위작용이 있다.

채취 및 제법 밀가루와 밀기울, 적소두 분말, 행인 분말, 청호의 즙 등을 반죽하여 발효시킨 후 잡질을 제거하고 이용한다.

복용법 한번에 8~20g을 복용한다.

주의사항

비장의 허약한 사람과 위에 열이 많은 사람은 복용을 피해야 한다.

앵속각(속각, 아편)

양귀비의 씨 껍질

학명: Papaver somniferum, P. radicatum var. pseudoradicatum
이명: 아편, 아편꽃열매깍지, 어미각, 속각, Papaveris fructus

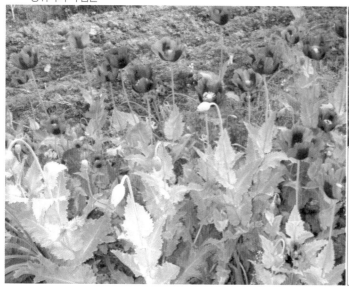
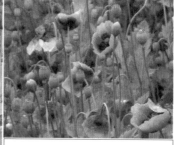
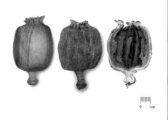

곡식류 (약으로 사용하는 곡식)

형태와 특징

잎은 어긋나고 길이 3~20cm의 긴 달걀 모양이며 꽃은 5~6월에 흰색, 붉은 색, 자주색 등 여러 가지 빛깔로 피고 열매는 삭과이다.

주요성분

총 alkaloid 함유량은 10~25%인데 주로 mecon산염의 형태로 존재한다. 일본산 아편에는 morphin, narcotine, codeine, thebaline, papaverine, narceine 등이 함유되어 있다.

약리효능 효과

삽장, 지사, 염폐, 지해, 고신, 지통, 고삽수렴 효능이 있고, 구사, 구수, 근골통통, 심복통, 유정, 탈항에 사용한다.

복용사례

오매 등과 배합하여 오래도록 멈추지 않는 기침을 다스린다.

채취 및 제법

4월에서 6월 사이에 채취하여 씨를 제거한 후 잘 씻어서 햇볕에 말려서 이용한다.

복용법 하루에 4~12g을 복용한다.

주의사항

설사와 기침의 초기에는 복용을 피해야 하며, 또한 오랫동안 쓰거나 과다하게 써서는 안된다.

■ 전문가의 한마디 ■

269

앵속각(속각, 아편이라 한다.)
맛은 시고 떫으며 성질은 어느 한 쪽으로 치우치지 않고 평하다. 폐와 신장, 대장에 작용한다. 오래된 기침과 설사, 복통 등에 일정한 효과가 있으며, 탈항과 변혈, 소변을 많이 보는 증상에도 이용된다.

약초로 활용하는 처방전

• 폐기를 걷어 들이고 기침과 천식을 멎게 한다. 이것은 오래된 기침에 쓰는 약이다. 그러므로 갑자기 생긴 기침에는 쓰지 말아야 한다.
• 앵속각은 본래 든든한 사람이 오랜 기침에 쓰면 곧 효과가 난다. 앵속각을 꿀물에 축여 볶아서 가루내어 한번에 4g씩 꿀물에 타 먹는다.

아마

아마과의 한해살이풀 아마의 종자

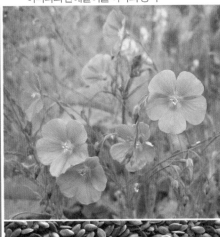

형태와 특징
줄기가 1m정도이고 곧게 자라며, 위쪽에서 가지가
나뉘진다.

주요성분
대부분 지방유로 주성분이 linolenic acid, linoleic
acid, oleic acid, palmitic acid 등이고 vitamin A,
linamarin 등도 함유한다.

약리효능 효과
풍한, 풍열 등의 사기로 피부에 생기는 가려운 증
상, 어지러움, 변비에 효능이 있다.

분포 각지에서 재배한다.

채취 및 제법
가을철에 열매가 익었을 때 베어서 손질한 다음 햇
볕에 말려 털어서 종자를 얻는다.

복용법 4.5~9g이다.

약재의 기미와 성질 맛이 달고 성질이 평하다.

양(조)

벼과의 한해살이풀 기장의 종자와 뿌리, 줄기

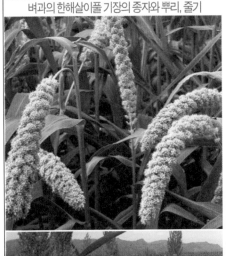

형태와 특징
줄기는 곧게 서는데, 높이가 60~120cm이고 마디가
있으며, 마디위에는 털이 나 있다.

약리효능 효과
종자는 설사, 가슴에 열감이 있으면서 입 안이 마르
고 갈증이 나는 병. 뿌리와 줄기는 수종에 효능이
있다.

주요성분 maliacin.

분포 우리나라에서는 한때 많이 재배했지만, 지금
은 그렇지 않다.

채취 및 제법 가을에 종자와 뿌리, 줄기를 채취해 잡
질을 제거하고 햇볕에 말린다.

복용법 25~50g이다.

약재의 기미와 성질 종자는 맛이 달고 성질이 평하다. 뿌
리와 줄기는 맛이 맵고 성질이 뜨거우며, 독이 약간 있
다. 종자는 가루로 만들어 복용한다.

옥미수(옥수수수염)

학명: Zea mays
이명: 옥미수, 옥촉서예, 옥수수수염, Maydis stigmata

일년생 초본인 옥수수수염을 건조한 화주

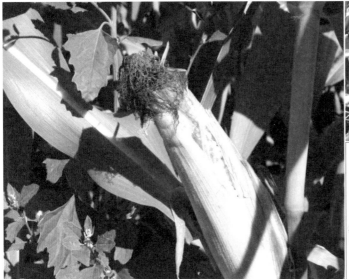 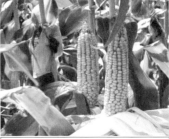 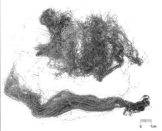

곡식류 (약으로 사용하는 곡식)

형태와 특징

높이 1~3m, 수꽃은 줄기 끝, 암꽃은 줄기 윗부분의 잎겨드랑이에 달리며, 약재는 가는 실 또는 머리카락 모양으로 엷은 녹색~황갈색을 띤다.

주요성분

지방유 2.5%, 정유 0.12%, 식물고무질 물질 3.8%, 지방 2.7%, saponin, alkaloid, cryptoxanthin, vitamin C, 사과산, pantothen 산, inositol, vitamin K, sitosterol 등이 함유되어 있다.

약리효능 효과

이뇨, 항염, 혈압강하, 지혈 작용 등이 있고, 신장염으로 인한 부종과 각기, 당뇨병, 토혈, 코피 날 때, 고혈압과 비염 등에 효과가 있다.

복용사례

동과피, 적소두 등과 배합하여 신장염으로 인한 부종을 다스린다.

채취 및 제법 6월에서 9월 사이에 채취하여 잡질을 제거한 후 건조하여 이용한다.

복용법 하루에 20~80g을 복용한다.

주의사항

몸이 허약하고 차서 소변이 자주 마려운 사람은 복용을 피해야 한다.

■ 전문가의 한마디 ■ 271

맛은 달고 성질은 어느 한 쪽으로 치우치지 않고 평하다. 방광과 간, 담에 작용한다. 신장염으로 인한 부종과 각기, 황달형 간염, 담낭염, 담결석, 당뇨병, 피를 토하거나 코피가 날 때, 고혈압과 비염 등에 효과를 나타낸다.

약초로 활용하는 처방전

• 옥수수수염 15g, 생열귀열매 10g, 율무씨 20g, 강황 20g, 감초 30g, inositol 0.1g, 사탕 60g으로 100㎖ 되게 만든 옥수수수염합제는 콩팥염, 만성간염, 간경변, 담석증 등에 쓴다. 한번에 10㎖씩 하루 3번 복용한다.

완두
콩과의 한해살이풀 완두의 종자

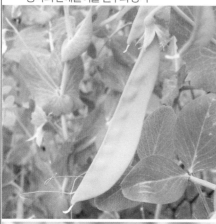

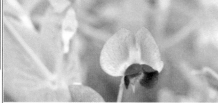

형태와 특징

길이는 2m정도이다. 잎은 한 꼭지에 3개식 나고 엽축의 끝이 깃꼴로 분지한 말린 형태의 털이 있다. 주요성분 phytagglutinin.

약리효능 효과

다리가 나무처럼 뻣뻣하여지는 병, 국부적으로 일어나는 종창, 팔다리근맥에 경련이 일어 뒤틀리는 것 같이 아픈 증상에 효능이 있다.

분포 각지에서 재배한다.

채취 및 제법

열매가 익은 후 지상부를 잘라 햇볕에 말려 타작으로 종자를 얻는다. 얻어진 종자를 햇볕에 말려 사용한다.

복용법 적량을 사용한다.

약재의 기미와 성질

맛이 달고 성질이 평하다.

잠두(누에콩)
콩과의 한해살이풀 누에콩의 성숙한 종자

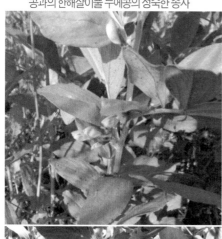

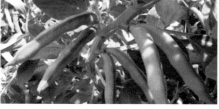

형태와 특징

높이가 1m정도 자란다. 5개의 작은 잎으로 된 깃꼴 겹잎이 어긋나게 달린다.

주요성분

단백질, 당질, 지질, 철분, 칼륨, 칼슘, 인, 비타민.

약리효능 효과

옹저나 상처가 부은 것을 삭아 없어지게 하고 해독시키는 효능이 있다.

분포 계곡의 응달이나 습한 바위나 고목의 밑동에서 자란다.

채취 및 제법

5~6월경 성숙한 열매를 채취해 햇볕에 말려 종자를 얻는다.

복용법 전탕 10~20g. 외용 시에는 8~15g을 사용한다.

약재의 기미와 성질 맛이 달고 성질이 평하며 독이 없다. 암환자는 먹지 말아야 한다.

의이인(율무)

학명: Coix lacryma-jobi var. mayuen, C. lacryma-jobi
이명: 의이인, 의인, 율무쌀, 율미, 율미, Coicis semen

다년생 초본인 율무의 성숙한 종인

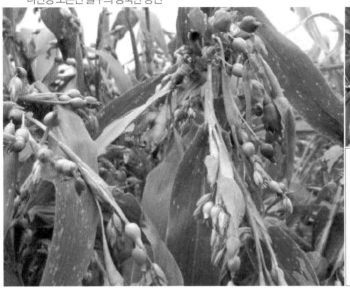

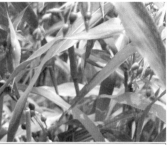

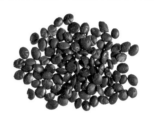

곡식류 (약으로 사용하는 곡식)

형태와 특징

높이 1~1.5m, 꽃은 7월에 피고, 수꽃이삭은 암꽃이삭을 뚫고 위로
나와 3cm정도 자라며, 열매는 달걀 모양이다.

주요성분

단백질, 지방, 탄수화물, 소량의 비타민 B 등이 함유되어 있다.

약리효능 효과

항염, 콜레스테롤강하, 항암, 진통, 진정, 소염, 해열 작용이 있고,
부종 소변불리, 설사, 폐나 장의 농양 등이 있다.

복용사례

복령, 저령, 목과 등을 배합하여 부종성 각기나 소변이 잘 안 나오
는 것을 다스린다.

채취 및 제법

가을에 과실이 성숙하였을 때 채취하여 쪄서 말린 다음 껍질을 제
거한다.

복용법

하루에 12~40g을 복용한다.

주의사항

대변이 딱딱한 사람이나 소변 량이 적은 사람, 수
분이 부족한 사람, 임신부는 피해야 한다.

273

■ 전문가의 한마디 ■

맛은 달고 담담하며
성질은 서늘하다. 비
장과 위와 폐에 작용
한다. 부종, 소변이
잘 안나오는 증상, 설
사, 부으면서 근육의
움직임이 둔해지는
증상, 폐나 장의 농양
등을 다스린다.

약초로 활용하는 처방전

• 기관지 안의 가래를 묽게 할 때 도라지 20g
과 율무 30g을 물 400㎖에 넣고 1/2로 졸인
다음 1일 3번 나눠 복용하면 된다.
• 위암 초기 때 율무 20g을 물에 달여 1일 3
번 나눠 복용하면 효과가 있다.

적소두(팥)

팥의 성숙한 종자

학명: Phaseolus calcaratus, P. angularis
이명: 홍소두, 주소두, 팥, Phaseoli semen

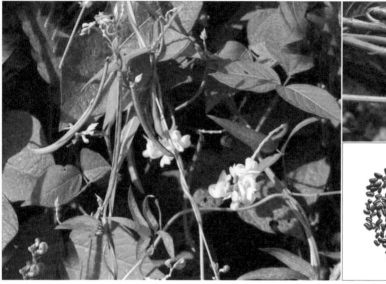
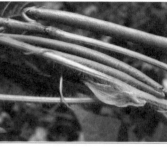
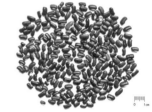

곡식류 (약으로 사용하는 곡식)

274

■ 전문가의 한마디 ■

맛은 달고 시며 성질은 평하다. 심장과 소장에 작용한다. 독을 없애고 농을 잘 배출시켜 부종이 있으면서 배가 부푼 것, 각기, 황달, 소변이 진하게 나오는 것, 종기, 창양 등에 효능이 있다.

형태와 특징

긴 원형이면서 조금 납작하고 길이 5~8mm이다. 표면은 홍갈색으로 광택이 없거나 조금 있다.

주요성분

적소두의 54%가 당질, Saponin이 0.3%, 단백질은 21%(약80% Globulin), α–Globulin, Arginine 등이 함유되어 있다.

약리효능 효과

해독, 배농, 이수소종 효능이 있으며 각기, 황달, 소변불리, 종기, 창양, 수종 등에 좋다.

복용사례

의이인, 동과피 등과 배합하여 부종, 각기, 소변이 잘 안나오는 것을 다스린다.

채취 및 제법 가을에 과실이 성숙할 때 채취한다.

복용법

하루에 12~20g을 복용한다.

주의사항

혈이 부족한 이나 많이 마른 사람은 피하고 많은 양을 오래 복용하는 것은 좋지 않다.

약초로 활용하는 처방전

• 각기병과 수종병을 치료한다. 잉어와 함께 끓여서 먹으면 아주 좋다[본초].
• 몸을 여위게 한다. 오랫동안 먹으면 살빛이 검어지면서 여위고 마른다. 그러므로 지나치게 살찐 사람이 먹는 것이 좋다[본초].

흑지마(호마자)

참깨의 건조한 흑색 종자

학명: Sesamum indicum
이명: 호마, 흑지마, 오마, 참깨, Sesami Semen nigrum

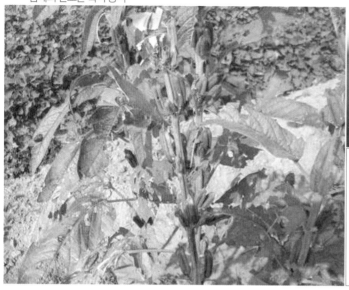
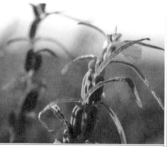
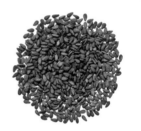

형태와 특징

높이 1m, 원줄기는 사각형이며 잎과 함께 털이 많고, 잎은 마주나
며 꽃은 7~8월에 연한 자줏빛으로 핀다.

주요성분

지방이 40~50% 정도 함유하며 주요 지방산은 Oleic acid,
Linoleic acid, Palmitic acid 등이 함유되어 있다.

약리효능 효과

신장의 허약하여 생기는 이명증, 어지럼증, 모발이 일찍 세는 것,
병후에 탈모 등을 치료하고, 지방이 많아 변비에도 사용한다.

복용사례

당귀, 육종용, 백자인 등과 배합하여 변비를 다스린다.

채취 및 제법

8~9월에 털어서 종자를 분리한 후 말려서 이용한다.

복용법

하루에 12~20g을 복용한다.

주의사항

변이 무른 사람은 복용을 피해야 한다.

275

■ 전문가의 한마디 ■

맛은 달고 성질은 평
하다. 간과 신장, 대
장에 작용한다. 신장
의 기운이 허약하여
생기는 이명증, 어지
럼증, 모발이 일찍 세
는 것, 병후에 머리
빠지는 것 등을 치료
한다.

약초로 활용하는 처방전

• 흑지마, 복숭아 씨, 살구씨, 측백나무씨, 해송
자 같은 양을 섞어 가루내어 몸이 허약한 사람
의 변비에 쓴다. 한번에 8〜10g씩 복용
한다.

패(피)

벼과의 한해살이풀 피의 뿌리와 어린잎

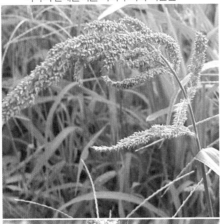

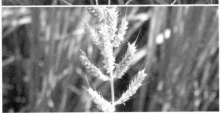

형태와 특징

줄기의 키가 50~130㎝정도로 자란다. 잎은 편평하고 선형이며, 잎 가장자리는 매끈하다.

약리효능 효과

쇠붙이로 된 칼, 창, 화살 등으로 입은 상처, 출혈이 멈추지 않을 때에 효능이 있다.

분포

소택지에서 자생하고 벼를 심은 논의 잡초로 자란다.

채취 및 제법

여름과 가을에 채취해 햇볕에 말리거나 신선한 채로 사용한다.

복용법

외용 시에는 적량을 사용한다.

약재의 기미와 성질

맛이 맵고 달며 쓰다. 성질은 약간 차갑다.

흑대두

콩과의 한해살이풀 콩의 흑색 종자

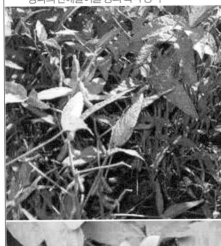

형태와 특징 줄기가 곧게 서고 갈색의 긴 보드라운 털이 있으며, 높이가 50~80㎝정도 자란다.

주요성분 풍부한 단백질, 지방과 탄수화합물, carotene, vitamin B~1, B~2, nicotine acid 등

약리효능 효과

몸 안에 수습이 고여 얼굴과 눈, 팔다리, 가슴과 배, 심지어 온몸이 붓는 질환, 피부가 벌겋게 되면서 화끈 달고 열이 나며 다리가 뻣뻣해지는 병, 온 몸과 눈, 소변이 누렇게 되는 병에 효능이 있다.

분포 전국에서 재배한다.

채취 및 제법 가을에 열매가 익었을 때 전초를 베어 햇볕에 말려 털어서 종자를 얻는다. 종자를 햇볕에 말려서 사용한다.

복용법 9~30g을 사용한다.

약재의 기미와 성질

맛이 달고 성질이 평하다.

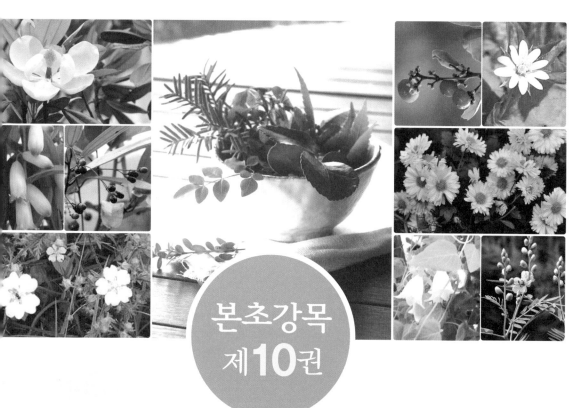

본초강목
제10권

채류

(약으로 사용하는 나물과 채소)

가지

가지과 가지의 열매

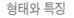

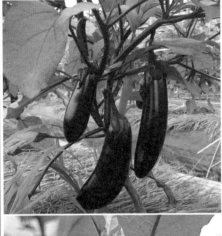

형태와 특징

1년생 초본으로 높이 60~100cm로 전체에 성모가 있고 줄기는 곧게 자라며 간혹 가시가 있다. 꽃은 보랏빛, 6~9월에 피며 마디 사이의 중앙에 소수의 꽃이 달린다.

주요성분

Tannin, PUFA, Pectin, MUFA, Glycoalkaloids, 나스닌(Nasnin 자색), 히아신(Hyacin 황갈색)

약리효능 효과

관장, 산혈, 소종, 지통, 통증, 대장출혈, 종기출혈, 피부궤양, 구강내 염증

채취 및 제법

남부지방을 비롯한 전국에 분포. 가을에 채취하여 생용, 혹은 햇빛에 말려서 사용한다.

고채(씀바귀)

국화과의 한두해살이풀 씀바귀의 전초

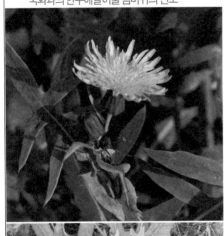

형태와 특징

키는 50~100cm정도로 자란다. 줄기는 곧추서고 중앙이 비어 있다. 줄기를 꺾으면 백색의 유즙이 나온다.

주요성분 항종양 성분이 함유되어 있다.

약리효능 효과 배가 아프고 속이 켕기면서 뒤가 무직하며 곱이나 피고름이 섞인 대변을 자주 누는 병, 증상에 효능이 있다.

분포 초원 및 산과 들의 모래질에서 자생한다.

채취 및 제법

여름과 가을에 채취해 잡질을 제거하고 응달이나 햇볕에서 말린다.

복용법

전탕 5g. 외용 시에는 짓찧어 환부에 붙인다.

약재의 기미와 성질

맛이 쓰고 성질이 차갑다.

건강

학명: Zingiber officinale
이명: 건생강, 백강, 균강, Zingiberis rhizoma

여러해살이풀인 생강의 뿌리줄기를 말린 것.

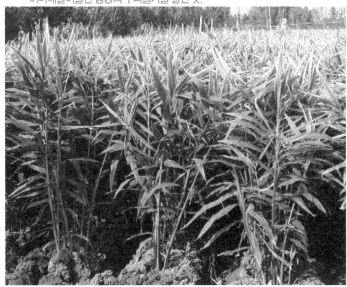
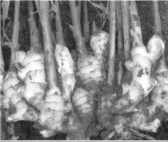
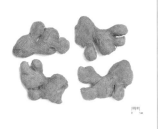

형태와 특징

높이 30~50cm. 뿌리줄기는 굵은 육질이고, 꽃은 8~9월에 노란색으로 핀다.

주요성분 정유 성분으로 Zingiberene, Zingiberone, Camphene 등이 함유되어 있고, 매운맛으로 Gingerol, Shogaol, Asparagin Acid 등이 함유되어 있다.

약리실험 결과

구토를 멈추게 하고 소화작용, 억균작용, 트리코모나스를 죽이는 작용 등이 밝혀졌다.

채취 및 제법

가을에 뿌리줄기를 캐서 물에 씻어 햇볕에 말려 사용한다.

복용법 하루 3~9g을 탕약으로 먹는다.

복용사례 인삼, 백출, 감초 각 4g과 건강 4g을 넣은 것을 이중탕 혹은 인삼탕이라고 하는데 속이 차서 자꾸 설사하고, 구토하는 증에 자주 쓰는 유명한 처방이다.

주의사항

열성 질환을 앓고 있거나, 고혈압, 경련 등의 양기가 성한 질환에는 쓰지 않는다.

■ **전문가의 한마디** ■

맛은 맵고 성질은 따뜻하며 비, 위, 폐에 작용한다. 지혈작용을 하고 배가 차고 아프며 설사하는 데, 손발이 찬 데, 한담(담 중에서 차가운 성질이 있는 것)으로 기침이 나고 숨이 찬 데, 이질, 비증, 구토, 감기 등에 사용한다.

279

약초로 활용하는 처방전

• 비위가 허해 가스가 차서 붐어나면서 통증과 신물이 올라오는 때 오수유 10g과 건강 7g을 물에 달여 1회 40ml씩 1일 3번 나눠 복용한다.
• 소화 장애와 헛배가 왔을 때 엿기름 150g, 조피열매 30g, 건강 100g을 가루로 만들어 1회 7g씩 1일 3번 나눠 끼니 뒤에 미음에 타서 복용하면 효과가 있다.

고과(여주)

한해살이풀 여주의 열매, 뿌리, 덩굴 잎, 꽃 등

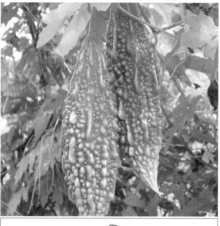

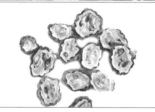

형태와 특징

줄기가 부드러운 털로 덮여 있고 덩굴손은 둘로 나뉘지 않는다. 잎은 어긋나고 5~7개로 깊이 갈라져 있다.

주요성분

열매는 hydroxytryptamine. 종자는 momordicin trichosanic acid.

약리효능 효과

여름철 무더울 때 더위를 받아 생긴 발열, 이가 아픈 증세, 장염, 당뇨에 효능이 있다.

채취 및 제법

여름철에 채취해 손질해 깨끗이 씻어 햇볕에 말린다.

복용법

60~90g. 외용 시에는 적량을 사용한다.

약재의 기미와 성질

맛이 쓰고 성질이 서늘하다.

나복자(무우씨앗)

십자화과에 속한 무의 성숙한 종자

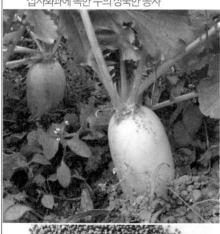

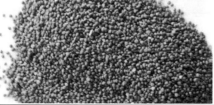

형태와 특징

높이 40~90cm, 꽃은 6~7월에 황백색, 꽃이 핀 다음 꽃받침은 열매를 완전히 둘러싸고 있다.

주요성분 지방유, 정유가 함유되어 있다.

약리효능 효과

위산 분비촉진과 소화촉진, 복통설사, 해수, 천식, 담제거와 오래된 기침, 변비에 좋다.

채취 및 제법 여름, 가을에 성숙한 종자를 채취하여 생용 혹은 볶아서 사용한다.

복용사례

산사, 신곡, 진피 등을 배합하여 체해서 배가 부풀어 답답하며 신물이 넘어오는 것을 다스린다.

주의사항 기운이 약한 이는 피해야 된다.

약재의 기미와 성질 맵고 달며 성질은 평하며 독은 없고 폐와 위에 작용하여 소화를 돕고 담을 없앤다. 아울러 기운을 내려주어 기침을 멈추게 하는 작용을 한다.

대산(마늘)

학명: Alium sativum
이명: 대산, 호산, 독산, 독두산, Alii bulbus

나리과에 속한 1년생 혹은 2년생 본초인 마늘의 비늘줄기

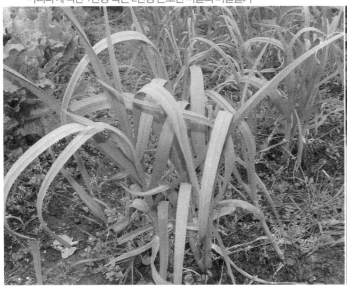

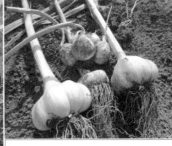

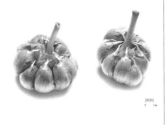

형태와 특징

마늘의 비늘줄기는 둥글고 연한 갈색의 껍질 같은 잎으로 싸여있고, 안쪽에 5~6개의 작은 비늘 줄기가 들어있다.

주요성분

주성분은 nicotinic acid, ascorbic acid, alliin, allicin, allithiamin, 0.2%의 정유가 있다.

약리효능 효과

소화기능 촉진, 항균, 살기생충 효능, 뱀이나 벌레에 물린 상처, 이질, 학질, 백일해 등에도 효능이 있다.

채취 및 제법

봄, 여름에 채취하여 햇볕에 말리거나 생용 또는 볶아서 사용한다.

복용법

내복시에는 6~12g을 달여서 복용한다.

주의사항

몸에 진액이 부족하고 열이 많은 사람과 눈병, 입과 치아, 인후의 질병이나 유행병을 앓고 난 후에 써서는 안 된다.

■ **전문가의 한마디** ■

맛은 맵고 성질은 따뜻하며, 비장과 위장, 폐에 작용한다. 체한 것을 풀어주며 비위를 따뜻하게 하여 소화기능을 촉진시킨다. 몸속에 뭉쳐져 있는 해로운 것들을 풀어준다.

약초로 활용하는 처방전

• 강한 기침에 가래가 많을 때 마늘 2개를 삶아 짓찧은 다음 달걀 1개에 섞어 복용한다.
• 만성 대장염으로 오는 설사에는 마늘을 껍질 채 구워 껍질을 벗기고 3쪽씩 1일 3번 나눠 끼니 전에 복용하면 효과가 있다.
• 동맥경화증일 때 마늘 80g을 짓찧어 즙 80㎖을 1회 10㎖씩 1일 3번 나눠 복용한다.

동과(동아)

학명: Benincasa hispide
이명: 동과자, 과자, 동과인, 동아, Benincasae semen

박과에 속한 동아의 여문 씨를 말린 것.

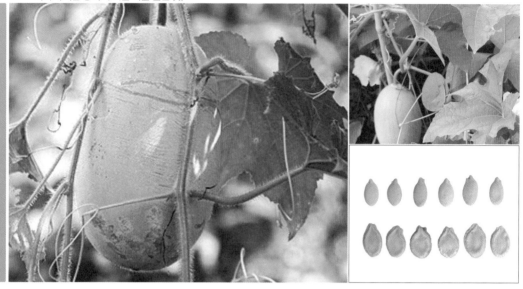

■ 전문가의 한마디 ■

맛은 달고 성질은 차며 간에 작용한다. 열을 내리고 기침을 멈추고 담을 삭이며 고름을 빼내고 오줌을 잘 누게 하며, 폐나 장에 종양이 생긴 것, 소변이 잘 안 나오거나 뿌옇게 나오는 증상 외에 각기, 붓는 데 등에 사용한다.

형태와 특징

줄기는 굵고 네모지며 황갈색의 날카로운 털로 덮여 있음, 덩굴손은 2~3개로 갈라진다.

주요성분

사포닌, 지방, 요소, citrulline 등이 함유되어 있다.

약리효능 효과

해열, 진해, 거담, 이뇨, 소종 효능이 있고, 오줌을 잘 나오게 하고, 폐나 장에 종양, 탁한 소변에 좋다.

채취 및 제법

가을철에 익은 과실을 채취하여 종자 모아 햇볕에 말리고 볶아서 사용한다. 동과피는 이뇨작용, 부종과 구갈에 사용, Resin이 많고, 가을에 과피를 건조하여 약용한다.

복용법 하루 8~16g을 탕약, 가루약 형태로 복용한다.

복용사례

절패모, 비파엽, 지각, 전호 등과 배합하여 기침하면서 누런 가래를 뱉는 것을 다스린다.

주의사항

가래가 맑고 투명할 때는 피해야 한다.

약초로 활용하는 처방전

• 주근깨가 초기에 생겼을 때 말린 복숭아꽃과 말린 동아씨 각 12g을 섞어 가루로 만들어 꿀에 개어 잠자리에 들기 전 부위에 바른 다음 아침에 세척하는데, 10일간 반복하면 된다.

282

마치현(쇠비름)

쇠비름과에 속한 일년생 초본인 쇠비름의 지상부분

학명: Portulaca oleracea
이명: 마치현, 미현, 말비름, Portulaca herba

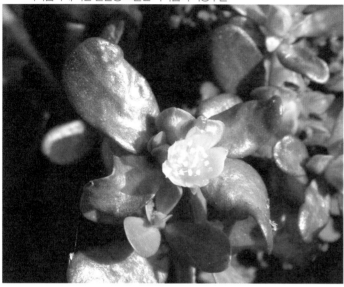
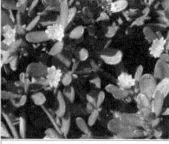
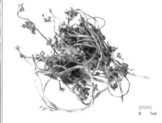

형태와 특징

쇠비름은 일년생 초본에 다육질, 줄기는 원주형, 잎은 도란형, 꽃은 7~9월에 황색, 종자는 8~10월에 흑갈색이다.

주요성분

토마민, 노라드레나린 등이 함유되어 있다.

약리효능 효과

해열, 해독, 소염 작용이 있고, 이질, 요도염, 대하증, 마른 버짐, 무좀, 습진, 종기 등을 사용한다.

채취 및 제법

봄에서 가을에 줄기와 잎을 채취하여 말려서 사용한다.

복용법

4~8g을 내복한다.

복용사례

열성 이질에는 생즙에 꿀을 가하여 먹는다.

주의사항

소화기가 약해 설사하는 이는 피해야 한다.

■ 전문가의 한마디 ■

맛은 시고 성질은 차며 독은 없으며 대장과 간에 작용하여 열을 내리고 독을 없애는 작용을 한다. 이질에 좋으며 기타 요도염, 대하증, 마른버짐, 무좀, 습진, 종기 등을 다스린다.

약초로 활용하는 처방전

• 열과 고름가래일 때 쇠비름 70g을 물 1사발을 붓고 30분 달인 다음 찌꺼기를 건져내고 엿처럼 졸여 1일 3번 나눠 끼니 뒤에 복용한다.
• 염증이 있을 때 쇠비름 150g을 짓찧어 물 1ℓ로 달여 따뜻하게 식혀 생손앓이 손가락을 1회 30분씩 1일 3번 담가주면 된다.

명아주

명아주과의 한해살이풀 명아주의 어린잎과 줄기

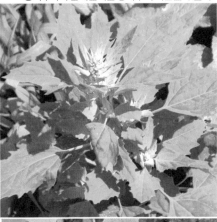

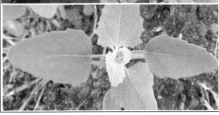

형태와 특징

높이 1~2m정도 자라고 줄기에 녹색 줄이 있다. 잎은 어긋나고 삼각상 난형이다.

주요성분 정유, 중성지방 68%, palmitic acid carnauba acid, olein acid, oleyl alchol 등이다.

약리효능 효과 발열, 기침, 복통, 하복부 통증, 충치 풍, 습, 열 3가지 사기가 피부를 침습하여 발생하는 피부염 또는 염증에 효능이 있다.

분포 우리나라에 각 지역에서 자생한다.

채취 및 제법

어린 전초를 5~6월 꽃 이삭이 나오기 전에 채취해 햇볕에 말리거나 신선한 것을 사용한다.

복용법 15~30g. 외용으로는 전탕한 액으로 김을 쐬면서 씻거나, 짓찧어 환부에 붙인다.

약재의 기미와 성질

맛이 달고 성질이 평하며, 독이 약간 있다.

목숙

두해살이풀 개자리의 줄기와 잎, 뿌리

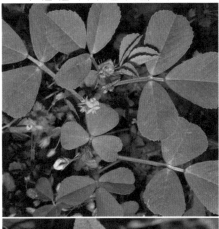

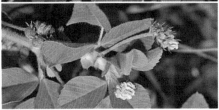

형태와 특징

높이가 30~90cm정도로 곧게 자라는데, 털이 없고 속이 비어있다.

주요성분 줄기와 잎에는 saponin, lucernol, sativol이 함유되어 있으며, 그밖에 tricin 등이 함유되어 있다. 뿌리에는 당류, 아미노산 등이 함유되어 있다.

약리효능 효과 줄기와 잎은 뇨결석, 방광결석, 몸 안에 수습이 고여 얼굴과 눈, 팔다리, 가슴과 배, 심지어 온몸이 붓는 질환에 효능이 있다.

분포 우리나라 각지에 분포한다.

채취 및 제법 여름에 채취해 잡질을 제거하고 햇볕에 말리거나 신선한 것은 생으로 사용한다.

복용법 목숙은 11~19g을 즙으로 복용한다. 뿌리는 15~30g을 전탕 또는 생즙으로 복용한다.

약재의 기미와 성질 줄기와 잎은 맛이 쓰고 성질이 평하며 독이 없다. 뿌리는 맛이 쓰고 성질이 차갑다.

목이버섯

목이과의 진균 목이의 자실체

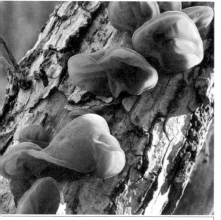

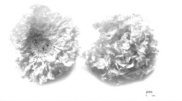

형태와 특징
자실체의 모양은 사람의 귀와 비슷하며, 지름이 약 10cm정도이다.

주요성분 protein, phospholipid 등이 함유되어 있다.

약리효능 효과
치질 때 뒤로 새빨간 피가 나오는 것, 피가 섞인 대변을 누거나 순 피만 누는 이질, 소변에 피가 섞여 나오는 증상, 월경주기와 무관하게 불규칙적인 질 출혈이 일어나는 병에 효능이 있다.

분포 음습하거나 썩은 나무줄기 위에 기생하는데, 인공재배도 하고 있다.

채취 및 제법
여름과 가을철에 채취해 햇볕에 말려서 사용한다.

복용법 10~30g 또는 가루로 만들어 복용한다.

약재의 기미와 성질
맛이 달고 성질이 평하다.

구자(부추씨)

여러해살이 풀인 부추의 여문 씨를 말린 것

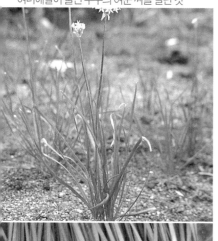

형태와 특징
편압된 난형 또는 삼각형의 난원형이며, 한쪽 면은 평탄하다.

주요성분 알칼로이드와 사포닌을 함유하고 있다.

약리효능 효과
강장작용이 강력하여 동의보감에서는 부추씨를 '구채자' 라고 부름. 몽정, 유정을 치료하고 쇠약증, 발기부전 및 냉증과 불임증 개선에 사용한다.

채취 및 제법 가을에 성숙한 씨를 받아 햇볕에서 말리어 사용한다.

복용법 하루 3~9g을 달임약 또는 가루약 형태로 복용한다.

복용사례 보골지 익지인과 배합하여 신장과 방광기능이 쇠약한 유뇨를 치료한다.

주의사항
열이 많은 체질은 삼가는 것이 좋다.

백개자(갓의 씨앗)

학명: Sinapis alba
이명: 백개자, 개자, 황개자, Sinapis semen

겨자, 갓, 백겨자, 흑겨자의 여문 씨를 말린 것

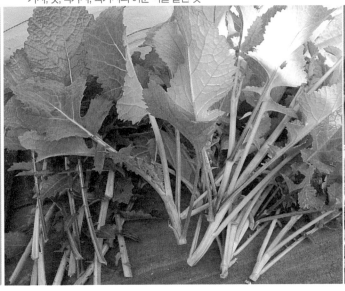
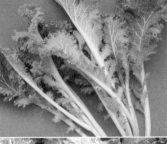
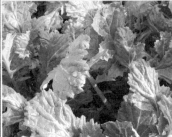

■ 전문가의 한마디 ■

맛은 맵고 성질은 따뜻하며, 폐경에 작용한다. 폐를 덥혀 주고 담을 삭이며 기침이나 천식을 멈추고 가슴이 더부룩하고 아픈 것을 멈추게 한다. 또한 자극작용이 있으므로 적은 양을 먹어도 소화액이 잘 분비되고 위장관의 운동이 활성화 된다.

형태와 특징

원산지는 지중해연안과 남유럽, 1~2년생 초본, 근생엽은 갈라지지 않으며 넓은 타원형 또는 거꿀달걀꼴, 경생엽은 긴 타원형으로 양면에 주름이지며 흔히 흑자색을 띤다.

주요성분 배당체인 Sinigrin, Myrosine, 지방유(37%), Myrosinase(효소), Sinabin, Sinapic acid, Sinapin 등이 함유되어 있다.

약리효능 효과

온폐거담, 이기산결, 통락지통 효능 및 위점막 자극, 항균 및 억균, 국부자극 작용이 있다. 구비, 구토반위, 담탁해수, 담탁효천, 요통, 유담, 음저, 전광, 탈저, 한습각기, 흉협창만 치료에 사용한다.

채취 및 제법 꼬투리가 누렇게 될 때 줄기째로 베어 말린 다음 씨를 털어 모아서 사용한다.

복용법 하루에 3~6g을 복용한다.

약초로 활용하는 처방전

• 가슴에 냉담이 있는데 주로 쓴다[본초]. 옆구리 아래에 있는 담은 흰 겨자가 아니면 치료하지 못한다. 가루 내어 먹거나 달여서 먹어도 다 좋다[단심].

복용사례 소자, 백개자 등과 배합하여 가슴과 옆구리가 부풀어 오르면서 기침이 나고 숨이 가쁜 데에 사용한다.

주의사항 많이 복용하면 토하거나 위염이 생길 수 있으며, 진액이 부족하거나 열증에는 사용하지 말아야 한다.

백합(참나리)

학명: Lilium longiflorum, L. tigrinum
이명: 백합, 백백합, 참나리, 나리, Lili bulbus

다년생 초본인 참나리, 백합, 세엽백합의 건조한 줄기

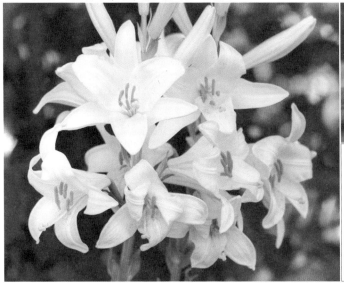

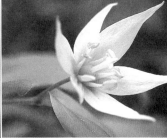

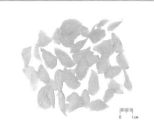

채소류 (약으로 사용하는 나물과 채소)

287

형태와 특징

높이 30~100cm, 비늘줄기는 편구형의 다육질, 잎은 바늘 모양, 꽃은 5~6월에 통꽃, 열매는 삭과 긴 타원형이다.

주요성분 비늘줄기에는 Colchicine 등의 수종의 Alkaloid 성분이 있고, 전분, 단백질, 지방 등도 다소 함유되어 있다.

약리효능 효과

진정, 진해, 이뇨 작용이 있고, 마른기침, 토혈, 가슴 두근거림, 정신 불안 등에 사용한다.

약리실험 결과 진정작용, 진해작용, 이뇨작용이 있다.

복용사례

생지황, 현삼, 패모 등과 배합하여 과로로 인해 열이 나고 기침이 나는 증상이나 인후통이 있으면서 각혈이 나타나는 증상을 다스린다.

채취 및 제법 가을에 채취하여 끓는 물에 약간 삶은 후 햇볕에 말려서 사용한다.

복용법 하루에 10~30g을 복용한다.

주의사항

성질이 찬 약재이므로 평소 속이 차고 설사하는 사람과 감기로 인해 오한과 함께 기침을 하는 사람은 복용을 피해야 한다.

■ 전문가의 한마디 ■

맛은 달고 성질은 어느 한 쪽으로 치우치지 않고 평한다. 심장과 폐에 작용한다. 음을 보하고 열을 내리는 작용이 있어 폐를 윤택하게 하고 기침을 멎게 하며 정신을 안정시키고 잠을 못 이루는 증상을 치료하는 효과가 있다.

약초로 활용하는 처방전

• 담을 안정시킨다. 물에 달여 먹는대[본초].

해백(산부추)

산달래와 염부추, 산부추의 뿌리줄기

학명: Alli marcrostemon, A, bakeri, A, Chinenseg
이명: 야산, 해근, 해벽두, Alli macrostemi bulbus

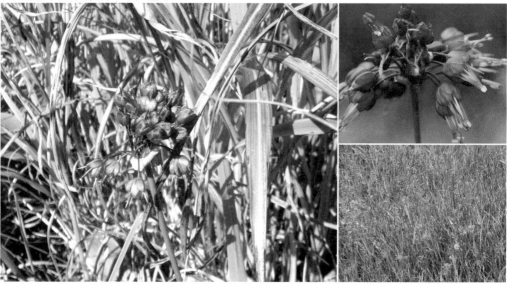

형태와 특징

비늘줄기는 둥글며 흰색 막질로 덮혀 있고, 잎은 2~9개 이고, 꽃은 5~6월에 흰색~연한 붉은색으로 핀다.

주요성분

Alliin, Scorodose, Methyl alliin 등이 함유되어 있다.

약리효능 효과

가슴이 저리고 아픈 흉비 증상, 가래와 함께 기침을 할 때, 설사 후 뒤가 개운하지 않은 증상 등 사용한다.

복용사례

반하, 과루, 지실, 계지 등과 배합하여 가슴부위가 저리고 찌르듯 아픈 증상이나 가래와 함께 기침이 나는 증상을 다스린다.

채취 및 제법

여름과 가을에 채취하여 쪄서 말린 후 이용한다.

복용법

하루에 6~12g을 복용한다.

주의사항

몸이 허약하고 기운이 없는 사람은 복용을 피해야 한다.

288

■ 전문가의 한마디 ■

맛은 맵고 쓰며 성질은 따스하다. 폐와 위, 대장에 작용한다. 않아 가슴이 저리고 통증이 있는 흉비 증상이나 가래와 함께 기침을 할 때, 설사 후 뒤가 무겁고 개운하지 않은 증상 등에 효과가 있다.

약초로 활용하는 처방전

• 가슴을 다쳤을 때 부추를 짓찧어 식초를 넣어 볶은 다음 천으로 싸서 뜨겁게 해서 통증부위에 찜질하면 좋다.
• 목안이 붓고 목구멍이 아플 때 부추 1줌을 짓찧어 식초를 약간 뿌려 뜨겁게 덥힌 것을 30분간 목에 대고 찜질하면 된다.

생강

여러해살이풀인 생강의 뿌리줄기를 말린 것.

학명: Zingiber officinale
이명: 건생강, 백강, 균강, Zingiberis rhizoma

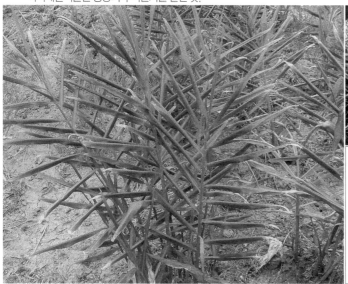
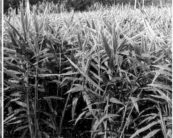
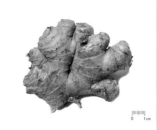

채소류 (약으로 사용하는 나물과 채소)

형태와 특징

높이 30~50cm. 뿌리줄기는 굵은 육질이고, 꽃은 8~9월에 노란색으로 핀다.

주요성분 정유 성분으로 Zingiberene, Zingiberone, Camphene 등이 함유되어 있고, 매운맛으로 Gingerol, Shogaol, Asparagin Acid 등이 함유되어 있다.

약리효능 효과

약리실험 결과 구토를 멈추게 하고 소화작용, 억균작용, 트리코모나스를 죽이는 작용 등이 밝혀졌다.

복용사례 인삼, 백출, 감초 각 4g과 건강 4g을 넣은 것을 이중탕 혹은 인삼탕이라고 하는데 속이 차서 자꾸 설사하고, 구토하는 증에 자주 쓰는 유명한 처방이다.

채취 및 제법

가을에 뿌리줄기를 캐서 물에 씻어 햇볕에 말려 사용한다.

복용법 하루 3~9g을 탕약으로 먹는다.

주의사항

열성 질환을 앓고 있거나, 고혈압, 경련 등의 양기가 성한 질환에는 쓰지 않는다.

■ **전문가의 한마디** ■

맛은 맵고 성질은 따뜻하며 비, 위, 폐에 작용한다. 지혈작용을 하고 배가 차고 아프며 설사하는 데, 손발이 찬 데, 한담(담중에서 차가운 성질이 있는 것)으로 기침이 나고 숨이 찬 데, 이질, 비증, 구토, 감기 등에 사용한다.

약초로 활용하는 처방전

• 피곤해서 입맛이 없을 때 생강 15g을 짓찧어 즙을 내서 1회 5㎖씩 1일 3번 나눠 끼니사이에 복용하면 좋다.
• 얼굴신경마비, 파상풍 등으로 나타나는 통증엔 천남성을 가루로 만들어 생강즙과 함께 개어 통증부위에 붙여 찜질하면 된다.

서여(마, 산약)

다년생 덩굴성 초본 마의 뿌리

학명: Dioscorea tenuipes, D. batatas, D. japonica
이명: 서여, 산우, 마, 토저, Dioscoreae rhizoma

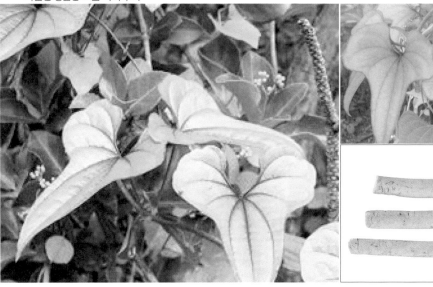
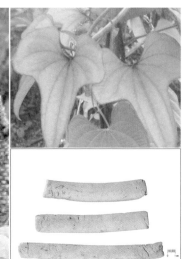

290

형태와 특징

뿌리는 육질, 잎은 마주나고, 꽃은 6~7월에 피고, 열매는 삭과로 3개의 둥근 날개와 종자가 있다.

주요성분 saponin, 점액, cholin, 전분, glycoprotein, amino acid가 함유되어 있고, 또한 vitamin C, abscisin II 등이 함유되어 있다.

약리효능 효과

면역력 강화, 혈중 콜레스테롤 감소, 천식, 가래를 삭이고, 소갈증, 신체허약과 빈혈, 사지마비동통 등에 사용한다.

약리실험 결과 인체의 저항력을 높여주고 혈중 콜레스테롤을 감소시켜주는 작용이 있는 것으로 알려져 있다.

복용사례 인삼, 백출, 복령 등과 배합하여 비위가 허약하여 발생하는 설사 등을 다스린다.

채취 및 제법 11~12월에 뿌리를 채취하여 꼭지부분과 잡질을 제거하고 물에 잘 씻은 다음 겉껍질을 벗겨 햇볕에 말려서 이용한다.

복용법 하루에 8~24g을 복용한다.

주의사항

평소에 몸에 습기가 많아 속이 더부룩한 사람이나 체한 사람은 복용을 피해야 한다.

■ 전문가의 한마디 ■

맛은 달고 성질은 따뜻하다. 비장, 폐, 신장에 작용한다. 소화기의 기능이 약하거나 설사를 할 때, 천식과 기침이 있을 때, 유정과 대하가 있거나 소변을 자주 볼 때, 갈증이 있을 때에 주로 이용된다.

수근(미나리)

산형과의 여러해살이풀 미나리의 전초

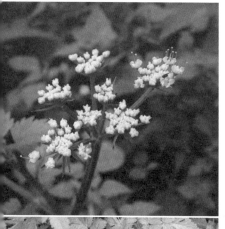

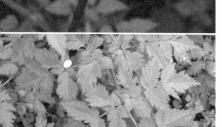

형태와 특징

줄기의 높이는 15~80cm정도로 자란다. 줄기의 밑 동은 누워있고 가운데가 비어 있다.

주요성분 전초는 volatile oils, amino acid를 함유한다. 꽃은 persicarin, quercetin 등이 함유되어 있다.

약리효능 효과 폭열로 인해 가슴에 열감이 있으면서 입 안이 마르고 갈증이 나는 병, 온 몸과 눈, 소변이 누렇게 되는 병, 몸 안에 수습이 고여 얼굴과 눈, 팔 다리, 가슴과 배, 심지어 온몸이 붓는 질환 에 효능이 있다.

분포 연못주변, 도랑근처의 습지에서 자란다.

채취 및 제법

9~10월에 전초를 베어 응달에서 말린다.

복용법 30~60gg을 복용한다.

약재의 기미와 성질

맛이 달고 매우며, 성질이 서늘하다.

사과락(수세미오이)

덩굴식물인 수세미오이의 성숙한 과실

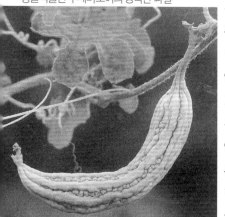

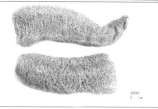

형태와 특징

줄기는 오각형으로 능선이 있음, 덩굴손을 내어 다른 물체를 감아 오름, 잎은 어긋나다.

주요성분 사과락에서는 Saponin, Luffein, 다량의 점 액 및 Citrulline, Cucurbitacin, Xylan 등이 있다.

약리효능 효과 해열, 소염, 해독, 유즙촉진 효능이 있 고, 종기, 유방염, 풍습성 사지마비통, 해수, 가래, 흉협부동통 등에 좋다.

약리실험 결과 관절염에 대한 소염작용, 진통작용이 있다.

복용사례 상지, 진구, 해풍등 등과 배합하여 근육이 땅기고 저리면서 아픈 것을 다스린다.

채취 및 제법 가을에 채취하여 껍질과 과육을 제거한 망상의 섬유질을 햇볕에 말려서 이용한다.

복용법 하루에 10~15g을 복용한다.

주의사항

비위가 약하고 속이 찬 사람은 복용을 피해야 한다.

어성초(약모밀)

학명 : Houttuynia cordata
이명 : 어성초, 자배어성초, Houttuyniae herba

일년생 초본인 약모밀의 건조한 지상부분

채소류 (약으로 사용하는 나물과 채소)

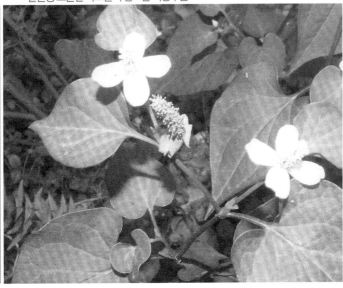
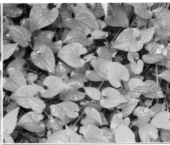
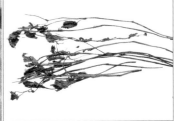

292

■ 전문가의 한마디 ■

맛은 맵고 성질은 약간 차갑다. 폐에 작용한다. 어성초란 줄기와 잎에서 비린내가 나서 붙여진 이름이다. 해열과 해독작용을 가지고 있으며 종기를 없애고 고름을 제거하고 모든 열독과 종기에 효과가 있으며 폐렴, 기침과 함께 피를 토하는 증상 등에도 효과가 있다.

약초로 활용하는 처방전

• 어성초 1줌을 진하게 달여 1일 3번 나눠 끼니사이에 복용하면 치료된다.

형태와 특징

높이 50cm, 잎은 심장형, 꽃은 5~6월에 흰색 수상화서, 열매는 삭과, 잎과 줄기에서 고기비린내가 난다.

주요성분 정유 0.0049%가 함유되어 있으며 decanoyl acetaldehyde, methyl-n-nonylketone, myrcene, lauric aldehyde, capric acid 등이 함유되어 있다.

약리효능 효과

소종, 배농, 해열, 해독, 강심, 이뇨, 항균 효능이 있다.

채취 및 제법

여름철에 가지와 잎이 무성하고 꽃이 많을 때 채취하여 잡질을 제거한 후 햇볕에 말려서 이용한다.

약리실험 결과 강심작용, 이뇨작용, 항균작용 등이 있다.

복용사례 길경, 노근, 의이인, 과루 등과 배합하여 폐에 염증이 생겨 고름을 토하는 것을 다스린다.

복용법

하루에 12~20g을 복용한다.

주의사항

몸이 허약하고 찬 사람은 복용을 피해야 한다.

와거(상추)

두해살이풀 상추의 종자와 줄기와 잎

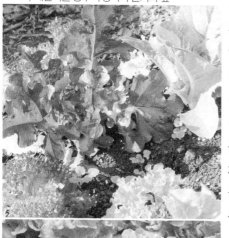

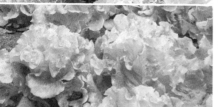

형태와 특징

높이가 30~100cm정도이고 줄기가 두터운 육질로 곧게 자란다.

주요성분 종자는 phenolase 등이 함유되어 있다.

약리효능 효과 종자는 산후에 젖이 잘 나오지 않는 것. 줄기와 잎은 소변량이 줄거나 잘 나오지 않거나 심지어 막혀서 전혀 나오지 않는 병, 오줌에 피가 섞여 나오는 병에 효능이 있다.

분포 전역에 재배되고 있으며 야생종도 있다.

채취 및 제법 봄에 줄기와 잎을 채취하고 가을에 종자를 채취한다.

복용법 종자는 30g을 달여서 복용한다. 줄기와 잎은 용량에 구애되지 않는다.

약재의 기미와 성질 종자는 맛이 쓰고 매우며 성질이 약간 따뜻하다. 줄기와 잎은 맛이 쓰고 달며 성질이 서늘하다.

유채

두해살이풀 유채의 전초

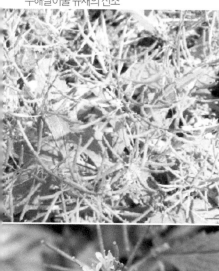

형태와 특징

높이가 25~60cm이고 털이 없으며 옅은 자색을 띤다. 뿌리 잎은 방사상으로 모여서 달린다.

주요성분 전초 rorifone $C_{12}H_{12}NO_2S$, hydroxy rorifone. 종자 fatty oil 등이 함유되어 있다.

약리효능 효과 감기 때문에 열이 나는 증상, 목구멍이 붓고 아픈 병, 폐에 생긴 여러 가지 열증으로 기침이 나는 것, 만성기관지염, 급성풍습성관절염, 간염에 효능이 있다.

분포 길가, 비옥한 음습지에서 자란다.

채취 및 제법

여름과 가을에 전초를 채취해 햇볕에 말린다.

복용법 30~60g을 복용한다.

외용 시는 생것을 적량으로 해서 환부에 바른다.

약재의 기미와 성질

맛이 달고 담담하며 성질이 서늘하다.

제채(냉이)

십자화과의 한두해살이풀 냉이의 전초

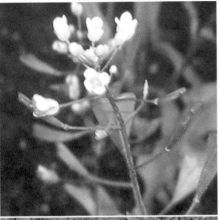

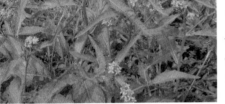

형태와 특징

높이가 30~40cm정도이도 줄기가 곧게 서면서 가지를 뻗는다.

주요성분 다양한 유기산, amino acid, 무기염, flavone 등이 함유되어 있다.

약리효능 효과

배가 아프고 속이 켕기면서 뒤가 무직하며 곱이나 피고름이 섞인 대변을 자주 누는 병, 몸 안에 수습이 고여 얼굴과 눈, 팔다리, 가슴과 배, 심지어 온몸이 붓는 질환에 효능이 있다.

분포 전역에 골고루 분포되어 있다.

채취 및 제법 3~5月에 채취해 손질한 다음 깨끗이 씻어 햇볕에 말린다.

복용법 9~15g을 복용한다.

약재의 기미와 성질

맛이 달고 성질이 평하다.

죽순

솜대의 땅속줄기에서 돋아나는 어린 싹

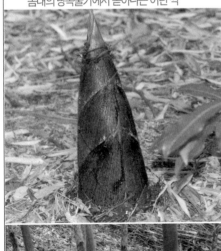

형태와 특징

높이가 10m미터 이상으로 자란다. 줄기의 마디 고리는 2개이고 버들잎 모양의 잎이 1~5개씩 달린다.

주요성분

섬유질, 탄수화물, 단백질, 무기질 등이다.

약리효능 효과

머리가 아프고 열이 나는 기세가 무척 드센 것, 두통(신경성), 이유 없이 제품에 놀라 가슴이 두근거려 불안한 병에 효능이 있다.

채취 및 제법

4~5월에 채취해 껍질을 벗기고 햇볕에서 말린다.

복용법

3~9g을 복용한다.

약재의 기미와 성질

맛이 달고 성질이 차며, 독이 없다.

파채(시금치)

명아주과의 한해살이풀 시금치의 뿌리와 지상부

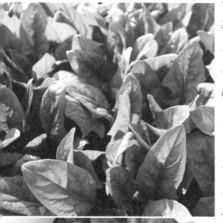

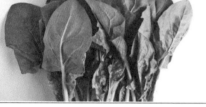

형태와 특징

높이가 약 50cm정도 자란다. 뿌리는 육질로 연한 붉은색을 띠면서 굵고 길다.

주요성분 단백질 2g, 지방 0.2g, 탄수화물 0.2g, 조섬유 0.6g, 회분 2g, 소량의 무기질, 다량의 α-tocopherol, 6-hydroxymethyllumzine 등이다.

약리효능 효과

외상 당한 일이 없이 몸 겉으로 피가 나오는 것, 대변과 함께 피가 항문으로 나오는 병, 두통, 현기증, 눈이 붉어지는 병, 야맹증, 소갈로 물을 자주 마시고 싶은 것에 효능이 있다.

분포 각지에서 재배하고 있다.

복용법

전탕 9~15g을 복용한다.

약재의 기미와 성질

맛이 달고 성질이 서늘하다.

현(비름)

비름과의 한해살이풀 비름의 뿌리를 제외한 전초

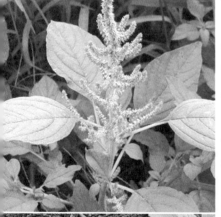

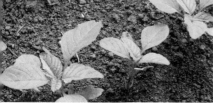

형태와 특징

높이가 1m정도 자라고 가지가 굵게 뻗는다. 잎은 녹색이고 네모진 넓은 난형 또는 세모진 넓은 난형이다.

주요성분 비타민C 등이 함유되어 있다.

약리효능 효과 잎은 보기제열, 통구규. 열매는 명목제사, 대소변을 잘 보게 함, 거한열. 뿌리는 음하냉통, 입복측종만살인에 효능이 있다.

분포 우리나라는 집근처나 빈터에서 자생한다.

채취 및 제법

여름철에 전초를 채취해 손질한 다음 햇볕에 말린다. 9~10월에 씨를 채취해 햇볕에 말린다.

복용법 30~60g(신선한 것은 90~120g)을 전탕해서 복용한다.

약재의 기미와 성질

맛이 달고 성질이 서늘하다.

포공영(민들레)

학명: Taraxacum mongolicum, T. ohwianum, T. coreanum
이명: 포공영, 포공초, 부공영, 지정, Taraxaci herba

민들레의 지상부 전초

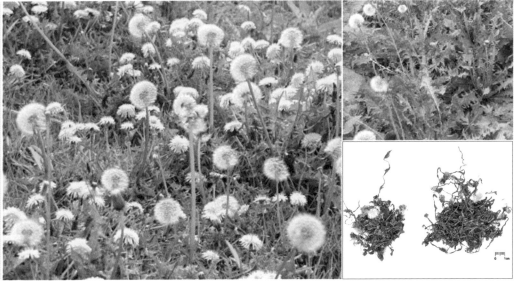

채소류 (약으로 사용하는 나물과 채소)

296

형태와 특징

꽃은 4~5월에 피고, 잎보다 다소 짧은 꽃자루 있고, 꽃통은 노란색, 수과는 갈색이 돌고 긴 타원형이다.

주요성분

이눌린, 팔미천산, 이눌산, 비타민B와 C, 리눌산과 콜린 등이 함유되어 있다.

약리효능 효과

급성간염, 황달, 위염이나 위궤양, 소화불량, 변비 등에도 좋다.

복용사례

금은화, 연교, 적작약, 천산갑 등과 배합하여 유방의 종양 초기를 다스린다.

채취 및 제법

3~4월에 꽃이 처음 필 때에 채집하여 깨끗이 씻은 후 그늘에 말려서 이용한다.

복용법

하루 9~30g, 많이는 60g까지 달여서 복용한다.

주의사항

장기간이나 과량 복용 시 복통과 설사를 일으킬 수 있다.

■ 전문가의 한마디 ■

맛은 쓰고 달며 성질은 차갑다. 간과 위에 작용한다. 급성간염, 황달, 위염이나 위궤양, 소화불량, 변비 등에도 효과가 빠르다.

호나복(당근)

두해살이풀 당근의 뿌리와 열매(남학슬)

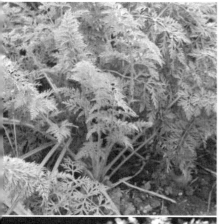

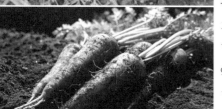

형태와 특징

높이가 1m정도 자라고 줄기전체에 거칠고 단단한 털이 있다.

주요성분 뿌리는 carotene, volatile oils. 열매는 volatile oils, sterol 등이 함유되어 있다.

약리효능 효과

뿌리는 야맹증, 소화불량, 소아의 발진성 질병, 백일해에 효능이 있다.

분포 각지에서 널리 재배한다.

채취 및 제법 가을과 겨울에 뿌리를 채취하고, 여름에 열매가 익었을 때 얻는다.

복용법 뿌리는 60~120g. 생으로 먹거나 달인 물을 차대용으로 마신다. 열매는 36g을 볶아서 가루로 만들어 복용한다.

약재의 기미와 성질

맛이 맵고 달며, 성질이 약간 따듯하다.

297

호로(조롱박)

박과의 덩굴성 한해살이풀 호로의 열매

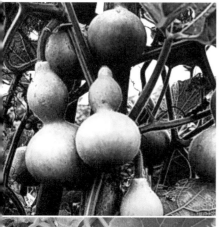

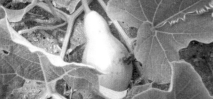

형태와 특징

줄기에는 부드러운 솜털이 있고 덩굴손은 2개로 나누어져 있다.

주요성분

열매 껍질에 포도당, pentosan 등이 함유되어 있다.

약리효능 효과

소변이 나오지 않는 병, 온 몸과 눈, 소변이 누렇게 되는 병, 악성 종기, 코가 막히는 것에 효능이 있다.

채취 및 제법

가을에 늙지 않은 열매를 채취해 겉껍질을 벗기고 적당히 썰어 햇볕에 말린다.

복용법

6~12g을 복용한다.

약재의 기미와 성질

맛이 쓰고 성질이 차갑다.

호유

산형과의 한해살이풀 고수의 뿌리와 전초.

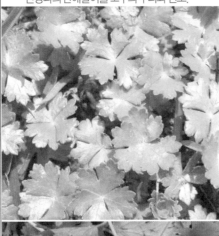

형태와 특징

가는 줄기는 속은 비었고 키는 30~60㎜정도 자란다.

주요성분 뿌리는 decanal, nonyl, aldehyde, linalool, 비타민 C. 호유자는 정유가 함유되어 있다.

약리효능 효과

풍한사를 받아서 생긴 감기, 홍역, 복부의 통증, 두통에 효능이 있다.

분포 우리나라에서 재배한다.

채취 및 제법 봄에 뿌리가 달린 전초를 채취해 깨끗이 씻어 햇볕에 말린다. 8~9월에 성숙한 과지를 채취해 햇볕에 말려 열매를 털어서 햇볕에 말린다.

복용법 뿌리는 9~15g(신선한 것은 30~60g)을 전탕 또는 생식한다.

약재의 기미와 성질 호유는 맛이 맵고 성질이 따뜻하다 호유자는 맛이 맵고 시며, 성질이 평하다.

황고(오이)

박과의 한해살이풀 오이의 열매

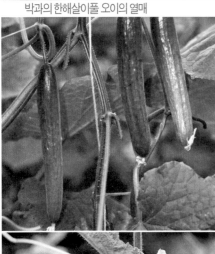

형태와 특징

전초가 거친 털로 덮여있고 줄기에는 가시 털이 덮여있으며 덩굴손이 있다. 잎은 어긋나고 끝이 뾰족한 넓은 타원형이며, 3~5갈래의 손바닥모양으로 갈라지고 양면 모두 거친 털이 돋아 있다.

주요성분

glucose, rhamnose 등이 함유되어 있다.

약리효능 효과

가슴에 열감이 있으면서 입 안이 마르고 갈증이 나는 병, 목구멍이 붓고 아픈 병에 효능이 있다.

채취와 제법

여름과 가을에 채취해 신선한 상태로 사용한다.

복용법

정해져 있지 않다.

약재의 기미와 성질

맛이 달고 성질이 서늘하다.

회향

다년생 초본인 회향의 성숙한 과실

학명: Foeniculum vulgare
이명: 회향, 향자, 토회향, Foeniculi fructus

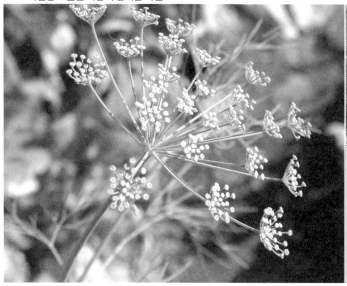
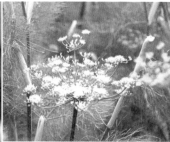
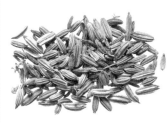

형태와 특징

남유럽 원산, 크기 1~2m, 꽃은 7~8월에 피고 황색이며 산형화서이다.

주요성분 정유성분이 3~6%이며 주성분은 anethole, fenchone이다. 이 외에도 α-pinene, α-phellandrene, camphene, dipentene, anisaldehyde와 지방유 등이 함유되어 있다.

약리효능 효과

진통, 건위작용이 있으며 아랫배가 차고 아픈데, 허리 아픈데, 구토와 복통에 효과가 있다.

채취 및 제법 9~10월에 성숙한 열매를 채취하여 잡질을 제거한 후 소금물에 담그었다가 불에 볶은 후 햇볕에 말려서 이용한다.

약리실험 결과 진통작용과 위를 튼튼하게 하는 작용이 있다.

복용사례 두충, 보골지 등을 배합하여 허리가 시리면서 아픈 증상을 다스린다.

복용법 하루에 4~12g을 복용한다.

주의사항

음액이 부족하고 열이 심한 사람은 복용을 피해야 한다.

299

■ 전문가의 한마디 ■

맛은 맵고 성질은 따뜻하다. 위와 방광, 신장에 작용한다. 간의 기운이 퍼지지 못하고 뭉쳐 있거나 아랫배가 차고 아플 때, 허리가 아플 때, 구토와 함께 복통이 있을 때 등에 효과가 있다.

약초로 활용하는 처방전

• 위장이나 배에 통증이 있거나 담석증으로 배가 아플 때 회향열매 9g을 만든 가루를 1회 3g씩 따끈한 소금물에 풀어 1일 3번 나눠 복용한다.
• 잦은 구토와 입맛 상실에 반하 12g을 물에 달이면서 소회향 10g을 다시 넣고 달인 다음 1일 2번 나눠 복용하면 된다.

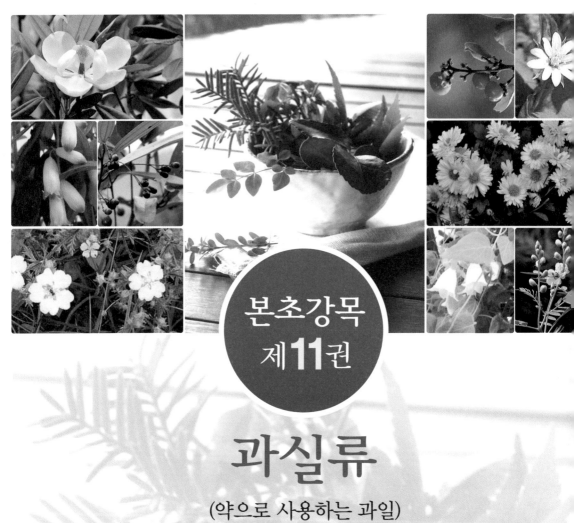

본초강목
제11권

과실류
(약으로 사용하는 과일)

검실(가시연(꽃)밥)

학명: Euryale ferox
이명: 검실, 가시연밥검인, Euryales semen

수련과에 속하는 가시연꽃의 씨를 말린 것

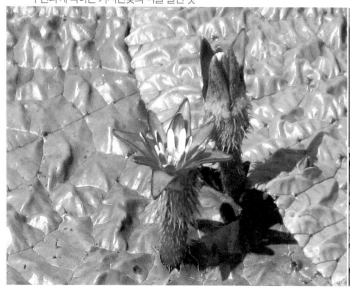
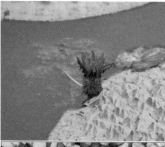
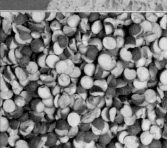

과실류 (약으로 사용하는 과일)

형태와 특징

수초로서 근경은 짧고 두꺼우며 수염뿌리가 많으며 잎은 타원형이다.

주요성분 단백질 4.4g, 지방 0.2g, 탄수화물 32g, 섬유질 0.4g, 회분 0.5g, 칼슘 9mg, 인 110mg, 철 0.4mg, 비타민 B, 비타민 C, 니아신산, 카로틴 등이 미량 들어 있다.

약리효능 효과 설사, 유정, 요통, 무릎관절통, 백탁(소변이 뿌옇게 나오는 것) 등에 효과가 있다.

복용사례

인삼 백출 복령 산약 등을 배합하여 비허로 인한 설사가 오랜 동안 그치지 않는 증상을 치료한다.

채취 및 제법 가을에 익은 열매를 따서 굳은 껍질을 까버리고 햇볕에 말려 사용한다.

복용법 하루 6~12g을 탕약, 가루약, 알약으로 먹는다.

주의사항

감기가 들려 할 때나 감기든 후나 학질(춥고 열나는 것이 왔다 갔다 하는 증상)이 있을 때, 기의 소통이 잘 안되어 속이 더부룩하고 부풀어 오를 때, 소변이 붉거나 변비가 있을 때는 사용을 하지 말아야 한다.

■ 전문가의 한마디 ■

맛은 달고 성질은 차지도 뜨겁지도 않고 평하여 비장과 신장을 보하는 작용을 한다. 신허로 오는 유정, 은은한 허리 아픔, 슬관절통, 백탁, 오줌 지리는 증상 등에 사용하며 정기를 보하여 귀와 눈을 밝게 하는 데도 사용한다.

약초로 활용하는 처방전

• 허리와 등뼈가 아픈 것을 치료한다.
가시연밥을 가루 내어 죽을 쑤어 빈속에 먹는데[입문].

시체(감꼭지)

낙엽교목인 감나무의 열매 꽃받침

학명: Diospyros kaki

이명: 시체, 시전, 시정, 시악, Kaki calyx

과실류 (약으로 사용하는 과일)

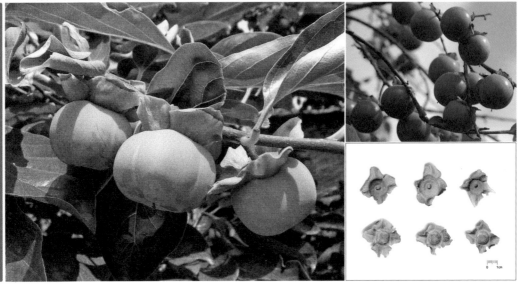

형태와 특징

감꼭지는 감과실 밑부분에 있는 얇게 넷으로 갈라진 넓적한 꽃받침으로 지름 15~25mm, 두께 1~4mm이다.

주요성분

Hydroxytriterpenic acid 0.37%, Oleanolic acid, Betulic acid, Ursolic acid, 포도당, 과당, 지방유, Tannin 등이 함유되어 있다.

약리효능 효과

진정과 지사작용이 있으며 주로 딸꾹질을 멎게 하는데 차처럼 끓여서 마신다.

복용사례

정향, 생강 등과 배합하여 속이 차면서 딸꾹질을 하는 증상을 다스린다.

채취 및 제법 가을에 성숙한 감의 꼭지를 채취하여 잡질을 제거한 뒤 햇볕에 말려서 이용한다.

복용법

하루에 8~16g을 복용한다.

주의사항

특별한 복용금기나 주의사항은 없다.

302

■ **전문가의 한마디** ■

맛은 쓰고 떫으며 성질은 어느 한 쪽으로 치우치지 않고 평하다. 폐와 위에 작용한다.

기가 거꾸로 치솟은 것을 내려주는 작용이 있어 열이 있어 발생하는 딸꾹질에도 이용된다.

약초로 활용하는 처방전

• 고혈압과 동맥경화를 치료할 때 말린 감나무잎 8g을 찻잔에 담아 끓는 물을 붓고 5분간 우려낸 다음 복용하면 된다.

• 빈혈증상에는 말린 감나무잎 4g으로 만든 가루를 1회 2g씩 아침저녁으로 나눠 복용하면 효과가 있다.

개암나무(진자)

자작나무과의 갈잎떨기나무 개암나무의 열매

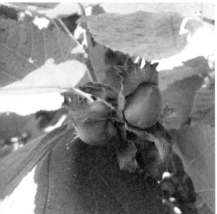

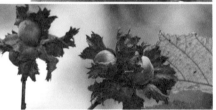

형태와 특징

높이가 1~7m까지 자라고 둥근 계란모양 또는 넓은 거꿀 계란모양으로 길이가 4~13cm이다.

주요성분

oil 48%, protein, 탄수화물 등이 함유되어 있다.

약리효능 효과

중초를 조화롭게 하는 효능, 위의 소화기능을 돕고 눈을 밝게 하는 효능이 있다.

분포 햇살이 잘 비치지 않고 비탈진 숲에서 자란다.

채취 및 제법

열매가 익은 후에 채취해 햇볕에 말리는데, 이때 총포와 과곡을 제거한다.

복용법

50~100g을 복용한다.

약재의 기미와 성질
맛이 달고 성질이 평하다.

귤

늘푸른큰키나무 귤나무의 과피이다.

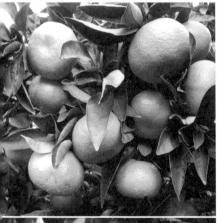

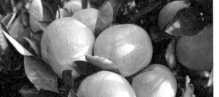

형태와 특징

높이가 3~4m정도로 잎은 단신 복엽으로 어긋나고 타원형이지만, 엽맥이 뚜렷하지 않다.

주요성분

과피는 volatile oils와 hesperidin을 함유한다.

약리효능 효과

가슴과 배 부위가 그득하고 불러오는 증상, 식욕부진, 가래가 많은 기침 에 효능이 있다.

분포

구릉 또는 낮은 산지대, 평원 등에서 재배한다.

채취 및 제법

열매가 익은 후 채취해 껍질을 벗겨 햇볕에 말린다.

복용법 3~9g을 복용한다.

약재의 기미와 성질
맛이 쓰고 매우며, 성질이 따뜻하다.

진피(귤껍질)

굴의 성숙한 과실의 껍질을 건조한 것

학명: Citrus unshiu
이명: 진피, 귤피, 광진피, 귤껍질, Citri pericarpium

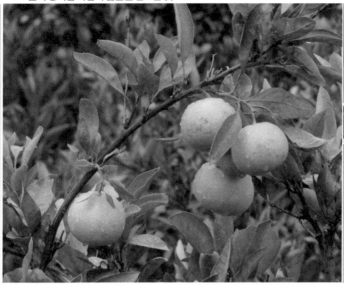
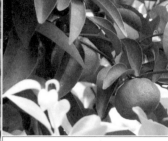
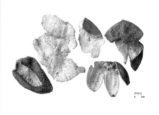

304

형태와 특징

높이 5m, 꽃은 6월에 흰색, 열매는 장과로서 편구형으로 지름은 3~4cm이고, 10월에 등황색으로 익는다.

주요성분

d~limonine,hesperidin, 비타민 C, 플라보노이드 등이 함유되어 있다.

약리효능 효과

위액분비촉진, 소화 작용이 있고, 속이 거북하고 식욕이 부진한데, 구토, 기침, 가래에 좋다.

복용사례

후박, 목향 등과 배합하여 배가 더부룩하고 부풀며 미식거리고 식욕없는 증상 등을 다스린다.

채취 및 제법 가을에 완숙과실을 채취하여 과피를 벗겨서 햇볕에 말린다.

복용법

오래된 것일수록 좋으며 4~12g을 복용한다.

주의사항

몸 기운이 없는 사람이나 진액이 부족하여 마른기침을 하는 사람은 복용을 피해야 한다.

■ 전문가의 한마디 ■

맛은 맵고 쓰며 성질은 따스하다. 비장과 폐에 작용한다. 폐와 호흡기에도 작용하여 가래가 나오고 기침이 있는 경우에도 좋다. 진피는 보약이나 사약을 가리지 않고 광범위하게 쓰이는 약재이다.

청피

굴나무의 익지 않은 열매의 껍질을 말린 것

학명: Citrus unshiu, C. reticulata
이명: 청굴피, 청감피, Citri reticulatae viride pericarpium

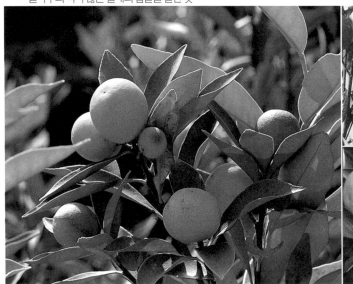

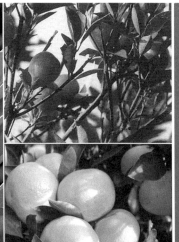

과실류 (약으로 사용하는 과일)

305

형태와 특징

미숙 굴의 과피로 바깥은 회록색~청록색을 띠고, 꽃대의 자국이 있고 아래쪽에는 둥근 과병의 흔적이 있다.

주요성분

비타민 C, 구연산, 헤스페리딘 등이 함유되어 있다.

약리효능 효과

위액분비촉진, 소화작용이 있고, 우울증, 옆구리통증, 젖앓이, 식체, 적취, 학질, 간종대, 간경변, 비장종대에 사용한다.

복용사례

삼릉, 봉출, 울금 등과 배합하여 여성의 하복부에 생긴 덩어리 및 종양을 다스린다.

채취 및 제법

늦봄~초여름에 미성숙한 과실의 과피를 채취하여 햇볕에 말린다.

복용법

하루 3~10g을 탕약, 가루약으로 먹는다.

주의사항

임신부 및 몸에 기가 약한 사람은 주의하여 사용하여야 한다.

■ 전문가의 한마디 ■

맛은 맵고 쓰며 성질은 따뜻하다. 간과 담에 작용한다. 우울증, 스트레스, 옆구리가 걸리면서 아픈데, 젖앓이, 식체, 적취, 학질 등에 쓰며 간종대, 간경변, 비장종대 등에도 사용한다.

과실류 (약으로 사용하는 과일)

금귤
운향과의 늘푸른떨기나무 금감의 열매

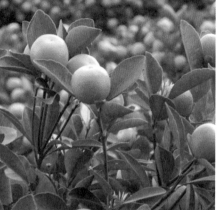

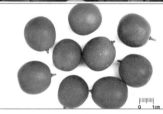

형태와 특징

높이가 3m까지 자라고 잎은 어긋나며, 가늘고 길면서 끝이 뾰족하다. 잎 끝은 꽃받침 조각이고 가장자리는 미미한 물결 꼴이다.

주요성분 fortunelline, vitaminC 등이 함유되어 있다.

약리효능 효과 기혈이 한 곳에 몰려서 풀리지 못하여 가슴이 답답한 증, 술을 과음하여 갈증이 남, 음식에 체해 위장이 상한 병에 효능이 있다.

분포 비탈진 곳이나 마을주변에서 자라는데, 따뜻한 기후를 좋아한다.

채취 및 제법 겨울철에 열매가 익었을 때 채취한다.

약재의 기미와 성질 맛은 맵고 달며, 성질이 따뜻하다. 뿌리는 기를 통하게 하고 울체되어 뭉친 것을 풀어준다. 잎은 간울, 간기능 등을 풀어주고 위의 기를 열어준다. 과핵은 눈을 밝게 하고, 옹저나 상처가 부은 것을 삭아 없어지게 하는 효능이 있다.

다래(미후도)
다래과의 낙엽 덩굴나무 양다래나무의 열매

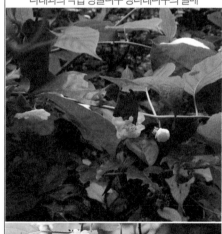

형태와 특징

어린 가지와 잎자루에는 갈색의 털이나 가시 털로 덮여있다.

주요성분

당, 비타민, 유기산, actinidine 등이 함유되어 있다.

약리효능 효과 가슴이 답답하고 열이 나는 증, 목이 말라 물이 자꾸 먹히는 병, 온 몸과 눈, 소변이 누렇게 되는 병에 효능이 있다.

분포 산비탈, 수풀근처나 관목 숲에서 자란다.

채취 및 제법

70%쯤도 익은 열매를 채취해 썰어서 햇볕에 말린다.

복용법

50~100g을 복용한다.

약재의 기미와 성질

맛이 달고 시며, 성질이 차갑다.

대조(대추)

갈매나무과 낙엽 소교목 대추나무의 성숙한 과실

학명: Zizyphus jujuba var. inermis
이명: 건조, 홍조, 양조, 대추, Jujubae Fructus

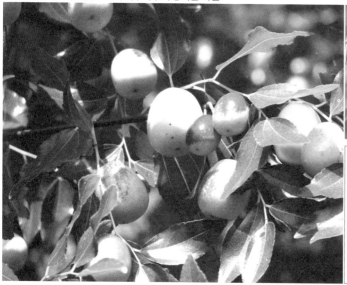
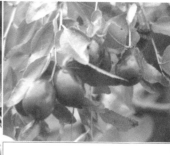
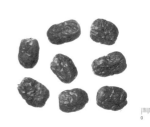

형태와 특징

경산, 보은에서 많이 재배, 잎은 호생하고 난형이며 길이 2~6cm, 나비 1~2.5cm이다. 열매의 표면은 적갈색이며 타원형이다.

주요성분 비타민 B, C, K, P, 글루코스 외 9종의 탄수화물, 글루타민산 외 8종의 단백질 리피드외 2종 지방산, 아돌핀외 28종의 알카로이드, 사포제닌 외 12종이 기타성분을 포함하고 있다.

약리효능 효과 해독효과, 강한 약재 중화 등에 사용, 설사, 복통, 신경질, 마른기침, 입안이 마르는데 사용하고, 장복하면 피부색이 좋아지고 장수한다고 한다.

복용사례 소맥, 감초, 대조 등을 물에 달여 하루에 3번씩 먹으면 가슴이 뛰고, 예민해진 상태를 완화시킬 수 있다.

채취 및 제법 가을에 성숙한 과실을 따서 햇볕에 말려서 사용, 최근에는 생용으로도 사용한다.

복용법 하루 6~12g을 탕약, 알약으로 복용한다.

주의사항

감초와 같이 대추는 많이 복용하면 위장 내에 습하고 탁한 기운이 가로막아 배가 부르고 몸이 부을 수 있으므로 잘 체하는 사람이나 먹고 나면 잘 붓는 사람은 복용하는 것에 주의하여야 한다.

307

■ 전문가의 한마디

맛은 달고 성질은 평하며 비장과 위장에 작용하여 기운을 보충하고 진액을 생성케 한다. 독을 제거하는 효과가 있어, 오랫동안 복용하면 피부색이 좋아지고 몸도 가벼워져 장수한다고도 한다.

약초로 활용하는 처방전

• 몸이 쇠약하고 가슴이 답답하며 손과 발에 열이 나면서 잠이 오지 않을 때 대추 20알과 총백(대파 흰뿌리) 5개를 달여 1일 한번 끼니사이에 복용하면 효과가 있다.

마름(능실)

마름과의 한해살이풀 마름의 과육. 열매

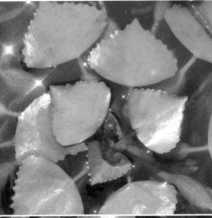

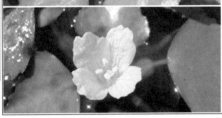

형태와 특징

물속 진흙에 뿌리를 내리고 잎은 물 위에 떠 있는데, 연못이나 논 등에서 자생한다.

주요성분 ergostatetraen, 전분, 단백질, 지방, 탄수화물, 회분, 비타민 B, C 등이 함유되어 있다.

약리효능 효과 습열사에 상해서 진액과 기가 손상되었을 때 열기를 식히는 효능, 갈증을 멈추게 하고 번거로운 느낌을 없애는 것에 효능이 있다.

분포

전국 각지에서 자원식물로 재배하고 있다.

채취 및 제법

9~10월에 성숙한 열매를 채취해 햇볕에 말려 사용한다.

복용법 15~60g을 복용한다.

약재의 기미와 성질

맛이 달고 서늘하다.

무화과

뽕나무과 무화과나무의 열매

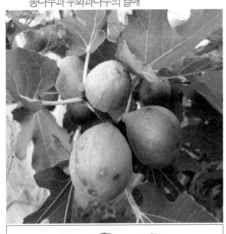

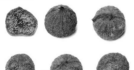

형태와 특징

무화과는 여름철에 고온, 강우량이 적은 기후에 적합히다.

주요성분 무화과에 Ficin(단백질분해효소)와 Lipase, Amylase, Paraoxydase, Oxydase 등이 함유되어 있다.

약리효능 효과

열매는 호흡이 가쁘며 곤란한 증, 인후 점막이 붓는 것. 뿌리와 잎은 장염, 대변이 묽고 횟수가 많은 병. 국부적으로 일어나는 종창에 효능이 있다.

채취 및 제법 가을에 성숙한 과실을 채취하여 햇볕에 말려서 사용한다.

복용법 열매와 잎은 15~30g. 뿌리와 잎은 외용 시 적량을 사용한다.

약재의 기미와 성질 열매는 맛이 달고 성질이 평하다. 뿌리와 잎은 맛이 담담하고 떫으며, 성질이 평하다.

오매(매실)

매화나무의 미성숙한 과실

학명: Prunus mume
이명: 오매, 매실, 훈매, Mume frutus

과실류 (약으로 사용하는 과일)

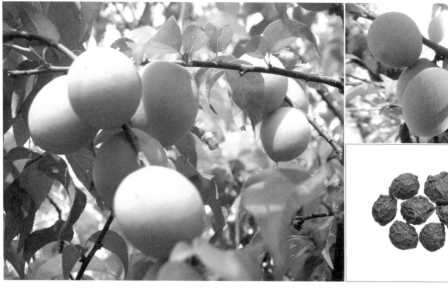

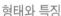

형태와 특징

높이 5~7m, 꽃은 연한 붉은색 핵과는 둥글고 지름 2~3cm, 녹색
에서 7월에 노란색으로 익으며 신맛이 강하다.

주요성분

구연산 19%, 사과산 15%, 호박산, 탄수화물, sitosterol, oleanil 산
과 같은 물질이 함유되어 있다.

약리효능 효과

염폐삽장, 용담소종, 효능이 있어 거담, 장운동억제 항균 작용이
있다.

복용사례

육두구, 가자, 앵속각 등과 배합하여 비장이 약해서 생긴 오랜 설
사를 다스린다.

채취 및 제법

매화나무의 미성숙한 과실을 채취하여 쪄서 약한 불에 말려서 이
용한다.

복용법 하루에 8~16g을 복용한다.

주의사항

허약하지 않은 사람은 복용을 피해야 한다.

■ 전문가의 한마디 ■

맛은 시고 떫으며 성
질은 따뜻하다. 간과
비장, 폐, 대장에 작
용한다. 기침을 멎게
하며 설사를 멈추게
하는 작용이 있으며
인체에 진액을 보충
하고 갈증을 멎게 하
는 효과가 있다.

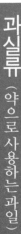
목과(모과)

학명: Chaenomeles sinensis, C. speciosa
이명: 목과, 목과실, 철각리, Chaenomelis fructus

장미과에 속하는 낙엽성 활엽교목인 모과나무의 열매

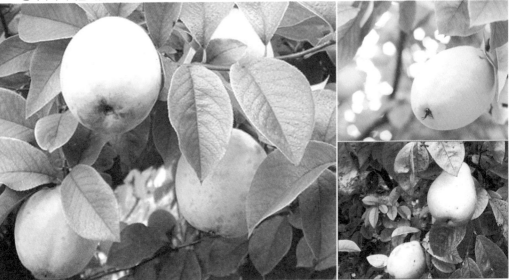

310

맛은 시고 성질은 따뜻하며, 간과 비장에 작용한다. 감기, 기관지염, 폐렴 등으로 기침을 심하게 하는 경우에 탁월한 효과가 있다. 또한 주독을 풀고 가래를 없애주며 울렁거리는 속을 가라앉힐 뿐 아니라 구워 먹으면 설사에 좋다.

형태와 특징

흔히 모과로 부르며 크기는 높이 7~10m, 잎은 어긋나며 턱잎은 바늘모양이고, 꽃은 연한 붉은색으로 5월에 핀다.

주요성분 Amygdalin, malic acid, tannin acid, stone cell 등을 함유하고 있다.

약리효능 효과

소화촉진, 구역질과 담을 삭인다. 감기, 기관지염, 폐렴 등으로 기침이 심할 때 효과가 좋다.

복용사례

모과차는 여름에 더위를 먹어 식욕이 부진할 때, 몸에 원기가 없고 피곤할 때 체력을 보충하여 준다.

채취 및 제법 가을에 성숙한 과실을 채취하여 열수처리(5~10분)하여 건조하다가 4~5조각으로 잘라 완전히 말려서 사용한다.

복용법 하루 6~10g을 탕약, 알약, 가루약 형태로 복용한다.

주의사항

많이 먹으면 치아와 골을 상하며, 소화가 안 되어 체한 증상이 있으면서 변비가 있는 사람은 피해야 한다.

약초로 활용하는 처방전

• 토하기를 멎게 하는데 달여서 그 물을 마시면 좋다. 생강과 함께 달여 먹으면 더 좋다. 명사는 메스껍고 헛구역이 나는데 달여서 먹는다.
• 곽란으로 토하고 설사하며 힘줄이 뒤틀리는 것이 멎지 않는 것을 치료한다.

밤(율자)

참나무과의 갈잎큰키나무 밤나무의 열매

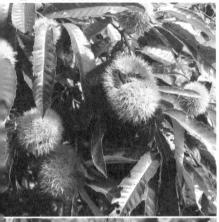

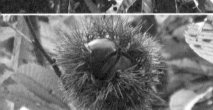

형태와 특징

높이가 15~20m정도로 자라고 나무껍질이 진한 회색이다. 잎은 홑잎으로 어긋나고 얇은 혁질이며, 길고 둥근 모양이다.

주요성분

열매는 protein 5.7%, fat 2.0%, 탄수화물 62% 등이 함유되어 있다.

약리효능 효과

음식물이 들어가면 토하는 병, 설사, 구토, 변비에 효능이 있다.

분포

건조한 모래언덕에서 자생한다.

채취 및 제법

가을에 채취해 깨끗이 씻어 햇볕에 말린다.

약재의 기미와 성질

맛이 달고 성질이 따뜻하다.

배

장미과의 갈잎큰키나무 배나무의 열매

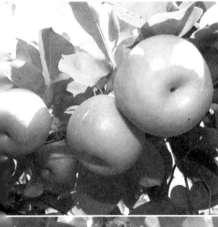

형태와 특징

높이가 5~10m정도로 자란다. 어린 가지는 갈색으로 처음에는 털이 있지만 자라면서 없어진다.

주요성분 malic acid, citric acid, 과당, glucose, sucrose 등이다.

약리효능 효과

폐가 건조해서 나는 기침, 열병으로 가슴에서 열이 나 답답하며 안절부절 못하는 병, 목이 말라 물이 자꾸 먹히는 병에 효능이 있다.

채취 및 제법 8~9월 성숙한 열매를 채취해 생용 또는 잘라서 햇볕에 말린 다음 사용한다.

복용법

생식이나 짓찧어 먹거나, 달여서 엿처럼 만들어 복용한다.

약재의 기미와 성질

맛이 달고 성질이 평하다.

복숭아(도인)

학명: Prunus persica, P. davidiana
이명: 도인, 핵도인, 복숭아나무, 산복사, Persicae semen

장미과 낙엽소교목인 복숭아, 산복사의 성숙한 과실의 핵인

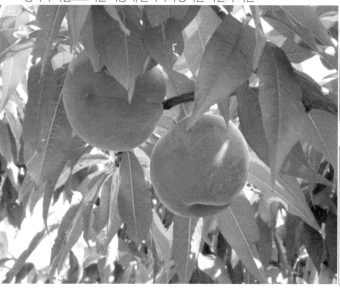
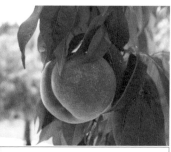
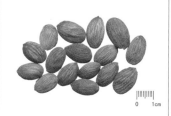

과실류 (약으로 사용하는 과일)

312

■ 전문가의 한마디 ■

쓰고 달며 성질은 평하고 독은 없으며, 심과 간과 대장에 작용한다. 혈의 움직임을 활발히 하며 어혈을 없애므로 생리불순, 생리통에 주로 쓰인다. 피부가 가렵고 건조하거나 기미나 주근깨 등에 바르고 변비, 설사에도 좋다.

약초로 활용하는 처방전

• 급성 안면신경마비 때 복숭아나무껍질 20g을 태우면서 올라오는 연기에 마비부위를 3번 쏘이면 효과가 있다.
• 인·후두에 염증이 심할 때 복숭아나무껍질 60g을 짓찧어 낸 즙으로 1회 20㎖씩 1일 3번 달여 끼니 뒤에 복용하면 된다.

형태와 특징

높이 6m, 꽃은 4~5월에 연한 붉은색으로 잎보다 먼저 개화, 꽃잎은 5개, 수술은 많고 자방은 털이 밀생한다.

주요성분

사과산, 구연산, 비타민 A, B1, B2, B6, C, E, 나이아신, Emulsin, Amygdalin 등이 함유되어 있다.

약리효능 효과

어혈제거로 생리불순과 생리통, 외용제로 피부 가려움과 건조한 데, 기미, 주근깨에 씀, 변비, 설사에도 좋다.

복용사례

도인 유향 몰약 등과 배합하여 외상으로 멍이 든 것을 다스린다.

채취 및 제법

익은 열매를 채취하여 과육과 핵각을 제거하고 종인을 모아 햇볕에 말려서 사용한다.

복용법

하루 6~10g을 탕약, 알약, 가루약 형태로 복용한다.

주의사항

임신부에게는 쓰지 않는다.

비자(비자나무)

비자나무의 성숙한 종자

학명: Torreya nucifera
이명: 비자, 적과, 향비, 비자나무 종자, Torreyae semen

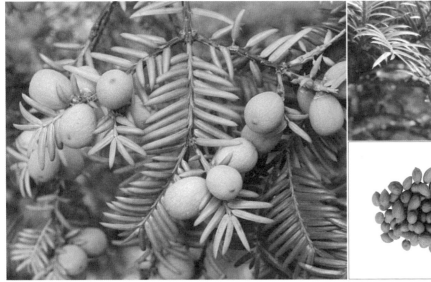
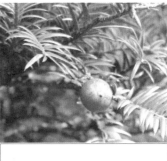
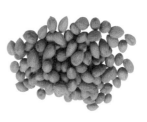

형태와 특징

높이 25m, 줄기 껍질은 회갈색, 잎은 넓은 바늘 모양, 꽃은 암수 딴그루로 4월에 핀다.

주요성분

지방유가 많이 함유되어 있는데 특히 palmitic acid, oleic acid, stearic acid 등이 함유되어 있으며, 이외에도 tannin, 정유, 다당류 등이 함유되어 있다.

약리효능 효과

각종 기생충 질환에 사용하고, 약한 사하 작용이 있어 기생충의 체외 배설을 도와준다.

복용사례

사군자, 대산 등과 배합하여 십이지장충, 회충, 요충 등에 구충약으로 사용한다.

채취 및 제법 가을에 성숙한 종자를 채취하여 내피를 제거하고 햇볕에 말려서 이용한다.

복용법 하루에 6~12g을 복용한다.

주의사항

너무 과다하게 복용하면 설사를 유발하는 등의 부작용이 있다.

■ **전문가의 한마디** ■　313

맛은 달고 성질은 어느 한 쪽으로 치우치지 않고 평하다. 폐와 위, 대장에 작용한다. 비교적 완만한 사하 작용이 있어서 기생충의 체외 배설을 도와주는 작용이 있다. 여러 가지 기생충병, 변이 굳으면서 변비가 있을 때 효과를 나타낸다.

약초로 활용하는 처방전

• 시충을 없애고 촌백충증도 치료한다. 늘 7개씩 껍질을 버리고 먹는데 오랫동안 먹으면 충이 저절로 나온다. 600g만 먹으면 충이 완전히 없어진다.

비파엽(비파나무 잎)

학명: Eriobotrya japonica
이명: 노귤, 비파잎, 비파나무 잎, Eriobotryae folium

상록소교목인 비파나무의 건조한 잎

과실류 (약으로 사용하는 과일)

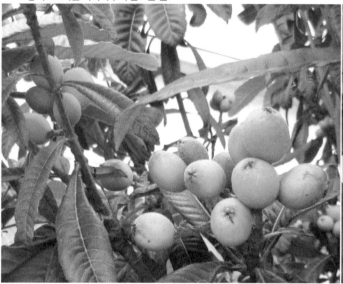
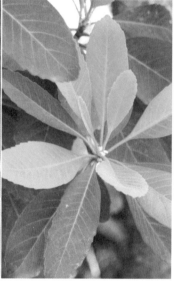

314

■ 전문가의 한마디 ■

맛은 쓰고 성질은 약간 차갑다. 폐와 위에 작용한다. 열을 내려주어 기침을 멈추고 가래를 없애는 작용이 있으며 위에 작용하여 구토와 딸꾹질 등에 효과를 나타낸다. 숨이 차거나 만성 기관지염이 있을 때도 이용하게 된다.

형태와 특징

높이는 6~8m이며 잎은 어긋난다. 꽃은 10~11월에 가지 끝에 흰색 원추화서로 달리며, 열매는 지름 3~4cm로 다음 해 6월에 노란색으로 익는다.

주요성분 정유가 함유되어 있으며 주성분 :은 nerolidol과 farnesol 이며 이 밖에 α-pinene, β-pinene, camphene, myrcene, citric acid, tannin 등이 함유되어 있다.

약리효능 효과 열을 내려 기침을 멈추고 가래를 삭게하며 구토와 딸꾹질, 만성 기관지염에 이용된다.

약리실험 결과

비파엽의 saponin성분이 거담작용, 항바이러스 작용 등이 있다.

복용사례 사삼, 치자, 상백피 등과 배합하여 기침과 천식, 숨이 찬 것을 다스린다.

약초로 활용하는 처방전

• 비파나무 10g, 인삼 6g, 반하 4g, 복령 8g, 띠뿌리 6g, 생강 6g, 관동꽃, 개미취·살구씨 각각 10g을 섞어 기침하는 데 쓴다. 달여서 하루 3번에 나누어 복용한다.

채취 및 제법 연중 수시로 채취한 비파나무의 잎을 잡질을 제거한 뒤 햇볕에 말려서 이용한다.

복용법 하루에 2~12g을 복용한다.

주의사항 약의 성질이 차므로 속이 차면서 구토하는 증상과 감기로 인해 기침을 하는 경우에는 복용을 피해야 한다.

빈랑(빈랑나무 종자)

학명: Areca catechu
이명: 빈랑자, 빈랑나무 종자, 산빈랑, 빈랑손, Arecae semen

상록교목인 빈랑나무의 성숙한 종자

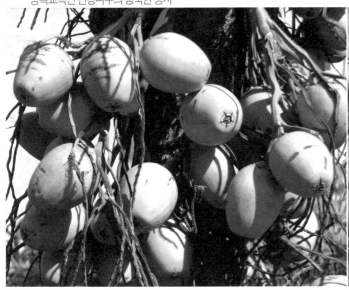
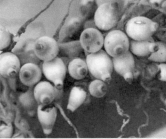
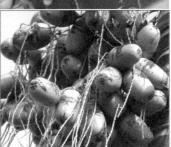

형태와 특징

둔한 원추형 또는 편평한 구형, 크기는 15~35×15~30mm, 조금 특이한 냄새, 떫은 맛과 쓴 맛이 있다.

주요성분 Alkaloid 0.3~0.6% 함유, 주성분은 Arecaine, Arecilin, Arecoline, Arecaidine, Guvacine, Guvacoline, Tannin, Fatty oil, Cinnamtannin A1, Hydroxychavicol 등이 함유되어 있다.

약리효능 효과

구충, 항균, 항바이러스 작용 등이 있으며 각종 기생충증에 사용된다.

복용사례

목향 등을 배합하여 계속 설사를 하면서 뒤가 무거운 증상을 다스린다.

채취 및 제법

봄과 겨울에 채취하여 껍질을 제거한 뒤 물에 담그었다가 햇볕에 말려서 사용한다.

복용법 하루에 2~12g을 복용한다. 구충약으로 사용할 때는 40~60g씩 쓰기도 한다.

주의사항

기가 허한 사람이나 탈항이 있는 사람은 복용을 피해야 한다.

■ 전문가의 한마디 ■

맛은 쓰고 맵우며 성질은 따뜻하다. 비장과 위, 대장에 작용한다. 각종 기생충병에 효과가 있으며 인체의 기를 잘 통하게 하고 수분대사를 원활하게 하여 체하거나 배 속이 더부룩하고 아플 때, 설사를 계속하거나 부종이 있을 때도 이용된다.

약초로 활용하는 처방전

• 입가에 헌데가 나서 허옇게 짓무른 것을 치료한다. 태워 가루를 낸 다음 경분을 조금 섞어 마른 채로 뿌린다.
• 대소변을 잘 나오게 하는데 대변이 막힌 것도 치료한다. 보드랍게 가루 내어 한번에 8g씩 빈속에 꿀물에 타 먹는다.

사과(평과)

장미과의 갈잎큰키나무 사과나무의 열매

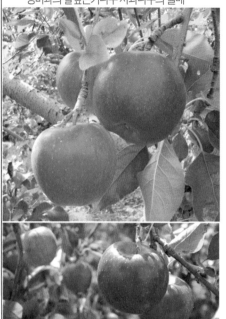

형태와 특징

높이가 약 3~10m까지 자라고 작은가지는 자줏빛을 띤다. 잎은 어긋나고 타원형 또는 난형이며, 가장자리에 톱니가 있고 맥 위에 털이 있다.

주요성분 섬유질, 비타민, 무기질, 페놀, 폴리페놀케르세틴, 플라보노이드 등이다.

약리효능 효과

진액이 적어 갈증이 남, 비허로 인한 설사, 식후배가 더부룩하면서 불러 오르는 병에 효능이 있다.

채취 및 제법 7~10월에 성숙한 열매를 채취해 생으로 또는 잘라서 햇볕에 말린 다음 사용한다.

복용법 생식이나 짓찧어 먹거나, 달여서 엿처럼 만들어 복용한다. 외용 시에는 짓찧어서 즙으로 환부에 바른다.

약재의 기미와 성질

맛이 달고 성질이 서늘하다.

316

사탕

한하수의 잎과 나무껍질과 뿌리

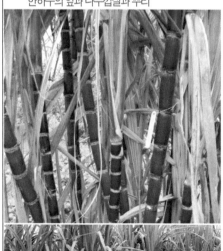

형태와 특징

높이가 10m까지 자란다. 혁질의 잎은 마주나고 둥근 타원형이며, 길이가 7~15cm이다.

약리효능 효과

감모, 풍습, 다쳐서 오는 온갖 병으로 붓고 통증이 생기는 것, 골절에 효능이 있다.

분포

성긴 숲이나 관목 숲에서 자생하는데, 때때로 정원에서 재배하기도 한다.

채취 및 제법

사시사철 채취가 가능한데, 채취 후에는 햇볕에 말리거나 신선한 채로 사용한다.

복용법

뿌리는 15~30g을 사용한다.

약재의 기미와 성질

맛이 맵고 성질이 따뜻하다.

산사

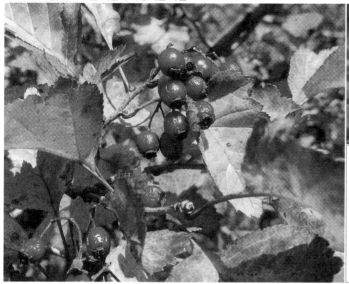

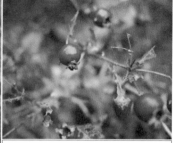

학명: Crataegus pinnatifida, C. p. var. psilosa, C. p. var. major
이명: 산사, 아가위, 찔광이, 당구자, Crataegii fructus

산리홍, 산사 또는 야산사의 성숙한 과실

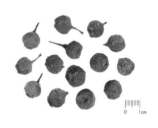

0   1cm

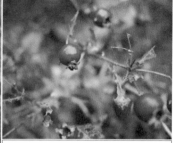

과실류 (약으로 사용하는 과일)

형태와 특징

높이는 5m, 줄기 껍질은 회색이며 가시가 있음, 잎은 어긋나며 꽃은 5월에 흰색으로 핀다.

주요성분 열매에는 Hyperoside, Quercetin, Anthocyanidin, Oleanol acid, Tartaric acid, Citrix acid, Crategolic acid, 당류, Vit. C, Tannin 등이 함유되어 있다.

약리효능 효과 진정, 강심, 소화촉진 작용이 있으며 특히 육류, 지방과 단백질 소화에 효과가 좋다.

약리실험 결과 산사의 알콜 추출액에서 진정작용과 강심작용이 있음이 밝혀졌으며, 이 외에도 모세혈관 확장작용, 혈압강하작용, 혈중 콜레스테롤을 감소시키는 작용이 있다.

복용사례 맥아, 신곡, 나복자 등과 배합하여 육류를 먹고 체한 것과 설사 등의 증상을 다스린다.

채취 및 제법 가을에 성숙한 과실을 채취하여 잡질과 씨를 제거한 뒤 이용한다.

복용법 하루에 4~20g을 복용한다.

주의사항

소화기가 약한 사람이나 위산과다증이 있는 사람은 복용을 피해야 한다.

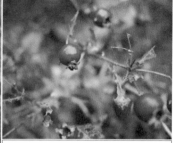

■ 전문가의 한마디 ■

317

맛은 시고 달며 약간 따스한 성질이 있다. 비장과 위, 간에 작용한다. 어혈과 뭉친 것을 풀어주고 산후 복통에도 이용된다.

약초로 활용하는 처방전

• 고혈압, 동맥경화, 심장쇠약증일 때 산사 30g을 물에 달여 1일 3번 나눠 끼니사이에 복용한다.
• 혈액순환을 원활하게 해줄 때 산사 15g을 가루로 만들어 1회 5g씩 1일 3번 나눠 끼니사이에 복용하거나 산사 열매 40g이나 꽃 10g을 달여 1일 3번 나눠 끼니사이에 복용하면 좋다.

행인(살구씨)

살구나무와 산살구나무의 건조한 종자

학명: Prunus armeniaca
이명: 행인, 고행인, Armeniacae amarum semen

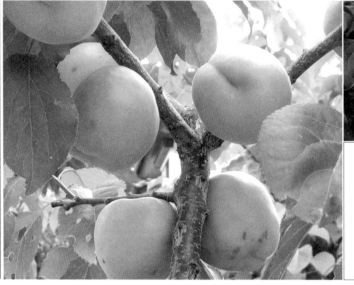
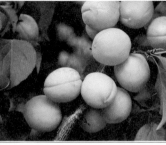
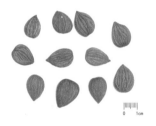

■ 전문가의 한마디 ■

맛은 달고 쓰며 성질은 따뜻하다. 폐와 대장에 작용한다. 행인은 폐에 작용하여 폐기가 위로 치솟고 건조하여 발생하는 기침, 가래, 천식 등에 효과가 있다.

형태와 특징

높이 5~10m, 잎은 어긋나며 넓은 타원형, 꽃은 4월에 연한 붉은색, 열매는 7월에 황적색으로 익는다.

주요성분

구연산, 말산, 아미그달린, 올레인 등이며 그 외 칼륨과 인이 특히 많이 들어 있고, 당질, 칼슘, 나트륨, 섬유질, 비타민A, B, C 등을 함유하고 있다.

약리효능 효과

거담, 진해 작용이 있으며 기침, 가래, 천식 등에 좋고, 변비, 위장의 연동운동을 촉진으로 소화에도 좋다.

복용사례

마황, 감초 등과 배합하여 감기로 인한 기침, 가래를 다스린다.

채취 및 제법 익은 열매를 채취하여 껍질과 과육을 제거한 후 끓는 물에 담가서 씨의 껍질을 없애고 그대로 또는 볶아서 사용한다.

복용법 하루 6~12g을 복용한다.

주의사항

진액이나 혈이 부족한 사람은 복용을 피해야 한다.

약초로 활용하는 처방전

• 가래, 기침, 기관지염, 기관지확장증, 기관지천식, 폐결핵 등으로 호흡이 곤란 할 때 도라지 8g과 살구씨 12g을 물 300㎖에 달여 1일 3번 나눠 복용하면 좋다.

• 기침이 나고 호흡이 곤란할 때 오미자 20g과 살구씨 5개를 물 500㎖로 절반이 되게 달여 1일 3번 나눠 끼니 뒤에 복용하면 된다.

상수리(상실)

참나무과의 갈잎큰키나무 상수리나무의 열매

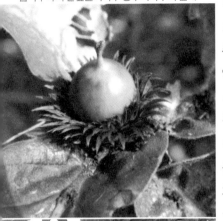

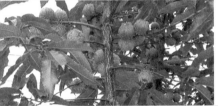

형태와 특징

키가 20~25m까지 곧게 자라고 껍질은 검은 회색이며, 세로로 갈라진다. 작은 가지에 잔털이 있다가 점차적으로 없어진다.

주요성분 전분, 지방유, 타닌 등이다.

약리효능 효과 설사가 나고 배가 아프고 속이 켕기면서 뒤가 무직하며 곱이나 피고름이 섞인 대변을 자주 누는 병, 대변과 함께 피가 항문으로 나오는 병에 효능이 있다.

분포 전 지역에 분포한다.

채취 및 제법 겨울철에 성숙한 열매를 채취해 겉껍질을 벗겨내고 햇볕에 말려 사용한다.

복용법 전탕 3~10g 또는 환제나 산제로 1.5~3g을 복용한다. 외용 시는 초를 넣고 갈아서 환부에 붙인다.

약재의 기미와 성질

맛이 쓰고 떫으며, 성질이 약간 따뜻하다.

석류

낙엽 소교목인 석류나무의 성숙한 과피

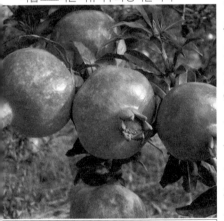

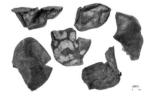

형태와 특징

높이는 3~5m, 잎은 마주나고 타원형, 꽃은 5~6월에 붉은색으로 피며 꽃받침은 통모양이다.

주요성분 tannin 10.4~21.3%, 수지 4.5%, mannitol 1.8%, 점액질 0.6%, 당 2.7%, inulin 1.0%, 사과산, pectin 등이 함유되어 있다.

약리효능 효과 살충 작용이 있고, 설사, 빈혈, 탈항, 붕우, 대하 등에 좋고, 근피는 촌충 살충효과가 있다.

복용사례 가자, 적석지, 육두구 등과 배합하여 오랜 설사와 이질, 탈항 등을 다스린다.

채취 및 제법 가을에 채취하여 석류의 껍질을 모아서 잡질을 제거한 후 잘 씻어서 햇볕에 말려서 이용한다.

복용법 하루에 4~6g을 복용한다. 석류의 뿌리 껍질의 경우에는 4~12g을 복용한다.

주의사항 설사와 이질의 초기에는 복용을 금해야 한다. 맛은 시고 떫으며 성질은 따뜻하다.

수박(서과)

박과의 덩굴성 한해살이풀 수박의 중과피

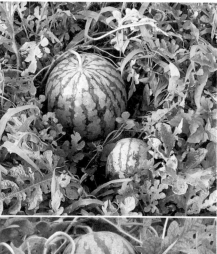

형태와 특징

전신에 털이 나 있고 잎겨드랑이에는 덩굴손이 달려 있다.

주요성분 껍질은 wax질, 과즙은 phosphoric acid, malic acid 등이 함유되어 있다.

약리효능 효과

서열로 인해 가슴에 열감이 있으면서 입 안이 마르고 갈증이 나는 병, 피하 결합 조직 중에 수분이 고인 상태에 효능이 있다.

분포 각지에서 재배한다.

채취 및 제법

수박 속을 먹은 다음 외과 껍질과 남은 과육을 제거하고 절단해서 햇볕에 말려 사용한다.

복용법 9~30g을 사용한다.

약재의 기미와 성질

맛이 달고 담담하며, 성질이 차갑다.

앵두(앵도)

장미과의 갈잎떨기나무 앵두나무의 열매

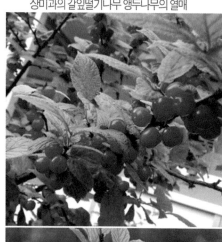

형태와 특징

높이가 1~3m정도이고 가지가 많이 갈라지며, 뚜렷한 껍질눈이 있다. 잎은 어긋나고 탁엽 가장자리에는 선상의 톱니가 있다.

주요성분

종자는 cyanophoric glycoside 등이 들어있다.

약리효능 효과

땀을 내서 표에 있는 사기를 없애고 반진을 체표로 배출시키는 효능이 있다.

채취 및 제법

여름에 열매가 성숙했을 때 채취해 과육을 제거하고 과핵을 얻어서 깨끗이 씻어 햇볕에 말린다.

복용법

4~9g을 사용한다.

약재의 기미와 성질

맛이 맵고 성질이 평하다.

양매

소귀나무과의 늘푸른큰키나무 소귀나무의 열매

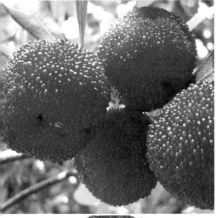

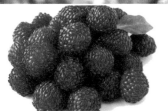

형태와 특징

키가 10m까지 자라고 나무껍질이 회갈색이다. 잎은 어긋나고 혁질이며, 가장자리가 밋밋하고 잎 끝에 톱니가 있다.

주요성분 glucose, 다종의 유기산과 Myricetin 등이다.

약리효능 효과 가슴에 열감이 있으면서 입 안이 마르고 갈증이 나는 병, 배가 아프고 속이 켕기면서 뒤가 무직하며 곱이나 피고름이 섞인 대변을 자주 누는 병에 효능이 있다.

분포 산비탈 잡목 숲에서 자생하는데, 한라산에서 자란다.

채취 및 제법 열매가 성숙했을 때 채취한다.

복용법

15~30g. 술에 담가 복용해도 된다.

약재의 기미와 성질

맛이 달고 시며, 성질이 따뜻하다.

여지

늘푸른큰키나무 여지나무의 가종피

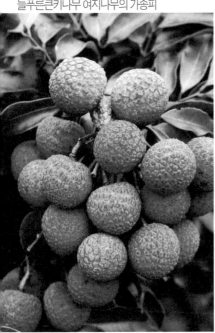

형태와 특징

작은 가지에는 보편적으로 흰색의 껍질눈이 있다. 잎은 우수우상복엽으로 어긋나고 작은 잎은 2~3개가 대칭하거나 4개가 대칭되기도 한다. 혁질이고 양면에 털이 없으며, 광택이 있다.

주요성분 서당, 포도당, 단백질, 지방, vitamin C, 구연산 등이 함유되어 있다.

약리효능 효과

병후체약, 비위가 허약하여 생긴 만성 설사에 효능이 있다.

채취 및 제법

여름에 채취해 깨끗하게 손질해 햇볕에 말려 사용한다.

복용법 9~15g을 사용한다.

약재의 기미와 성질

맛이 달고 시며, 설빙이 따뜻하다.

연자육(연꽃종자)

학명: Nelumbo nucifera g
이명: 연자육, 연실, 우실, 연자국, Nelumbinis semen

다년생 수생초본인 연꽃의 성숙한 종자를 건조한 것

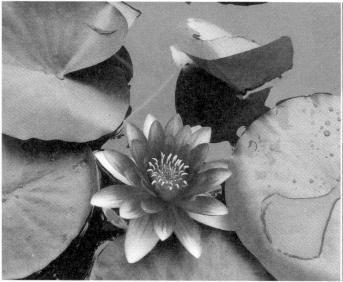
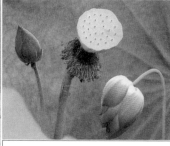
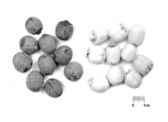

과실류 (약으로 사용하는 과일)

322

형태와 특징

뿌리는 옆으로 길게 뻗는다. 꽃은 7~8월에 연한 붉은색, 꽃턱은 원추형, 열매는 견과이고, 종자는 타원상 구형이다.

주요성분

다량의 전분 및 raffinose, 단백질, 지방, 탄수화물, calcium, 철 등을 함유하고 있다.

약리효능 효과

가슴이 두근거리면서 잠을 이루지 못하는 증상과 신장이 약하여 나타나는 유정과 대하 등에 효과를 나타낸다.

복용사례

용골, 익지인 등과 배합하여 소변이 뿌옇게 나오는 증상과 유정을 다스린다.

채취 및 제법 가을에 과실이 성숙할 때 채취하여 씨를 제거한 후 말려서 이용한다.

복용법

하루에 8~20g을 복용한다.

주의사항

가슴과 배가 그득하고 답답하면서 변비가 있는 사람은 복용을 피해야 한다.

■ 전문가의 한마디 ■

맛은 달고 떫으며 성질은 어느 한 쪽으로 치우치지 않고 평하다. 비장과 신장, 심장에 작용한다. 가슴이 두근거리면서 잠을 이루지 못하는 증상과 신장이 약하여 나타나는 유정과 대하 등에 효과를 나타낸다.

연뿌리(연우)

연꽃의 건조한 열매와 종자

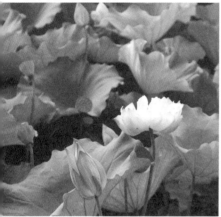

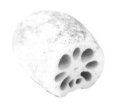

형태와 특징

줄기뿌리는 물밑 해속에서 옆으로 기면서 자라고 살이 쪄 있으며, 마디가 매우 많다.

주요성분 다량의 starch와 raffinose, protein, fat, 광물질 등이 함유되어 있다.

약리효능 효과

비허가 허해 대변이 묽고 횟수가 많은 병, 정액이 저절로 나오는 증상, 꿈이 많아서 숙면을 취하지 못함에 효능이 있다.

분포 늪, 연못, 얕은 호수에서 자생한다.

채취 및 제법

9~10월 사이 열매가 성숙되었을 때 과방을 잘라 열매를 고른 다음 햇볕에 말린다. 또는 신선할 때 겉껍질을 벗기고 햇볕에 말려서 사용한다.

복용법 6~15g을 사용한다.

약재의 기미와 성질 맛이 달고 떫으며, 성질이 평하다.

오렌지(등)

운향과의 늘푸른큰키나무 오렌지나무의 열매

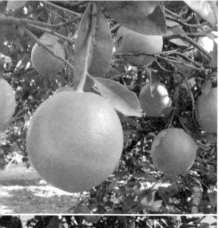

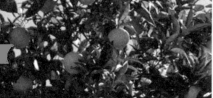

형태와 특징

높이가 5m까지 자라며 가지에 가시가 없다. 잎은 어긋맞게 나고 두꺼우며 달걀 모양이며 길이가 5~7cm이다.

주요성분

비타민C, 비타민P 등이 함유되어 있다.

약리효능 효과

첨등은, 적종, 악한발열. 귤피는 흉복부가 그득하고 불러오는 증상, 식욕부진에 효능이 있다.

채취 및 제법

10월에 성숙한 열매를 채취해 4~6조각으로 잘라 햇볕에 말리거나 응달에서 말린다.

복용법

9g을 복용한다.

약재의 기미와 성질

맛이 쓰며 맵고 성질이 따뜻하다. 독이 없다.

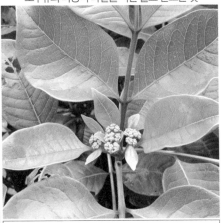

오수유

오수유의 미성숙 과실을 약한 불로 건조한 것

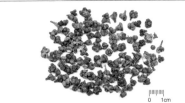

|||||||||||
0   1cm

과실류 (약으로 사용하는 과일)

형태와 특징

높이 5m, 잎은 마주나고 홀수 1회 깃꼴겹잎, 꽃은 5~6월에 녹황색 산방화서, 열매는 둥근 삭과로 붉은색이다.

주요성분 Evodene, Evodine, Evodiamine, Rutaecarpine, Evolitrine, Limonin, Evodol, Synephrine, Higenamine 등이 함유되어 있다.

약리효능 효과 두통, 옆구리 통증 및 구토, 치통, 습진 등을 치료한다.

채취 및 제법 가을에 미성숙한 과실을 채취하여 햇볕에 말려 사용하거나, 감초 달인물에 침지하여 약하게 화건한다.

복용법 1.5~6g.

외용 시에는 적량을 사용한다.

약재의 기미와 성질

맛이 맵고 성질이 뜨거우며, 독이 약간 있다.

올방개(오우)

사초과의 여러해살이풀 올방개의 덩이줄기

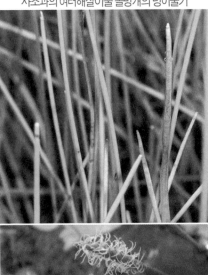

형태와 특징

덩이줄기가 옆으로 길게 벋고 끝에 둥근 덩이줄기가 달린다.

주요성분

adevin, trigonerin, cholin 등을 함유하고 있다.

약리효능 효과

온병에 걸려 열이 심하게 나고 갈증, 목구멍이 붓고 아픈 병, 담열병으로 인해 발생하는 기침, 눈이 붉어지는 병에 효능이 있다.

채취 및 제법 가을에 덩이줄기를 채취해 잔뿌리를 다듬고 물에 깨끗이 씻어 햇볕에 말린다.

복용법 6~14g 전탕해서 복용한다. 짓찧거나 즙을 마시거나 술에 담가 마신다.

외용은 분말을 살포하거나 생것을 짓찧어 바른다.

약재의 기미와 성질

맛이 달고 성질이 차갑다.

용안육

상록교목인 용안의 가종피

학명: Dimocarpus longan, Euphoria longana,
이명: 익지, 밀비, 용안건, Longanae arilus

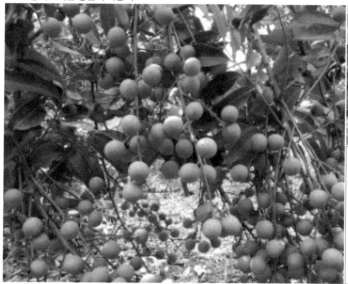
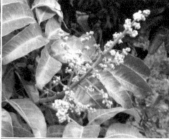
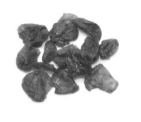

형태와 특징

잎은 2~5쌍이 어긋나고, 꽃은 작은 황백색, 꽃받침이 5개로 갈라
지고 열매는 핵과로 황갈색, 2개 흑색 종자이다.

주요성분

말리지 않은 용안육에는 수분 77.15%, 회분 0.61%, 지방 0.13%,
단백질 1.47%, 가용성 함질소화합물 등이 함유되어 있다.

약리효능 효과

강장, 황산화, 면역기능 활성화 작용 등이 있고, 신경성 심계항진,
건망증, 불면증, 허혈성 황달 등에 약용한다.

복용사례

생지황, 인삼, 천문동, 맥문동, 백자인, 원지 등과 배합하여 신경쇠
약을 다스린다.

채취 및 제법 여름과 겨울에 열매가 성숙할 때 채취하여 껍질을 제거
하고 햇볕에 말려서 이용한다.

복용법 하루에 6~12g을 복용한다.

주의사항 몸에 불필요한 습기가 정체되어 답답하고
더부룩한 사람과 몸에 열이 많거나 가래가 많은 사
람은 복용을 피해야 한다.

■ 전문가의 한마디 ■

325

맛은 달고 성질은 따
뜻하다. 심장과 비장
에 작용한다. 가슴이
두근거리면서 건망
증이 있고 잠을 잘 이
루지 못하는 증상, 빈
혈로 얼굴이 누렇게
뜨는 증상 등에 효과
가 있으며 신경성 심
계항진에도 이용되
고 있다.

약초로 활용하는 처방전

• 용안육 · 당귀 · 멧대추씨 · 원지 · 인삼 · 황
기 · 백출 · 복신 각각 50g, 토목향 · 감초 · 건
강 · 대조 각각 25g를 섞어 심혈이 부족하여 잘
놀라거나 가슴이 두근거리며 잠을 자지 못하는
데, 빈혈 및 출혈 등에 쓴다

유자

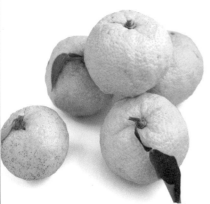

늘푸른떨기나무 유자나무의 열매. 껍질은 유피

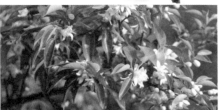

형태와 특징

높이가 4m가량 자라고 줄기와 가지에 가시가 있다. 잎은 긴 타원형이고 잎 끝이 둥글거나 오목할 凹자 모양이다.

주요성분 naringin, poncirin, neohesperidin 등이 함유되어 있다.

약리효능 효과

간기가 울결되어 생기는 울증 가슴이 답답한 증, 완복부위가 차가운 듯한 통증, 음식에 체해 위장이 상한 병, 기침에 효능이 있다.

채취 및 제법

가을에 성숙한 열매를 채취한 다음 껍질을 5~7조각으로 잘라 햇볕 또는 그늘에서 말린다.

복용법 6~9g을 사용한다.

약재의 기미와 성질

맛이 맵고 달며 쓰다. 성질은 따뜻하다.

임금

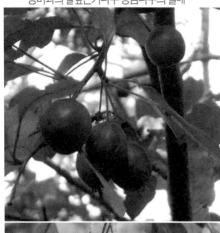

장미과의 갈잎큰키나무 능금나무의 열매

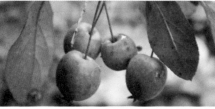

형태와 특징

높이가 10m정도로 자란다. 작은 가지가 어릴 때는 부드러운 털이 밀생한다. 잎은 둥근 모양의 계란형이고 잎 가장자리에는 가늘고 예리한 톱니가 있으며, 뒷면에는 짧은 털이 밀생한다.

주요성분 folic acid, vitamineC 등이 함유되어 있다.

약리효능 효과

목이 말라 물이 자꾸 먹히는 병, 설사, 정액이 저절로 나오는 증상에 효능이 있다.

분포 산비탈 양지바른 곳, 평원의 사지에서 자란다.

채취 및 제법

열매가 잘 익을 때 채취해 햇볕에 말린다.

복용법

내복하거나 적량을 사용한다.

약재의 기미와 성질

맛이 시고 말며, 성질이 평하다.

백과(은행씨)

은행나무의 씨를 말린 것

학명: Ginkgo biloba
이명: 백과, 압각수, 은행씨,. 은행나무, 은행, Ginkgo semen

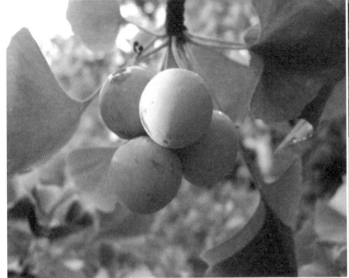
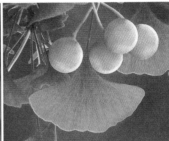
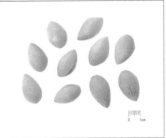

0 1cm

형태와 특징

동아시아에 분포하는 원시식물, 높이 30m, 잎은 부채꼴, 꽃은 암수 딴그루로 5월에 짧은 가지에 잎과 함께 핀다.

주요성분 간놀, 펙틴, 히스티딘, 전분, 단백질, 지방, 당분 등을 함유하고 있다.

약리효능 효과

진해, 거담, 활열, 이뇨 작용이 있고, 폐결핵, 천식, 가래가 많은 증상, 배뇨곤란, 대하, 유뇨증, 오줌을 자주보는 증상 등에 사용하고, 잎 추출물은 혈전용해제, 말초순환기장애 치료, 기억력 회복, 고혈압 예방 등에 사용한다.

복용사례 마황, 행인, 상백피 등과 배합하여 폐가 약하면서 기침, 가래가 있는 것을 다스린다.

채취 및 제법 가을에 성숙한 열매를 채취하여 씨앗을 모아 햇볕에 말려서 사용한다.

복용법 하루 6~12g을 탕약, 알약으로 복용한다.

주의사항

많이 먹으면 배 아픔, 구토, 설사, 발열 등의 중독 증상이 나타날 수 있다.

■ 전문가의 한마디 ■

맛은 달고 쓰면서 떫고, 성질은 평하고 약간 독이 있다. 폐에 작용하여 기침을 멈추고 담을 없애며 이뇨작용이 있다. 폐결핵, 천식, 가래가 많은 증상이나 기타 소변이 잘 안 나오거나 대하, 유뇨증, 오줌을 자주 누는 증상 등을 다스린다.

약초로 활용하는 처방전

• 기관지천식, 기관지염으로 기침과 가래와 함께 호흡이 곤란할 때 은행 8g을 물에 달여 1일 3번 나눠 복용하면 된다.

• 급성 기관지염으로 열과 기침이 날 때 말린 은행과 차조기잎 각 9g을 섞어 가루로 만들어 꿀과 반죽해 1회 6g씩 1일 3번 나눠 끼니 뒤에 복용한다.

자고(소귀나물)

택사과의 여러해살이풀 보풀의 구경

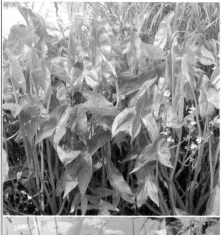

형태와 특징

뿌리줄기의 잎이 나온 자리에 작은 구슬줄기가 돋아 옆으로 뻗으면서 자란다.

주요성분

trypsin억제물, vitaminB 등이 함유되어 있다.

약리효능 효과

월경주기와 무관하게 불규칙적인 질 출혈 및 분비물이 있는 병, 소변이 잘 나오지 않으면서 아프고 결석이 섞여 나오는 병에 효능이 있다.

분포 연못, 소택지, 습초지 등에서 자란다.

채취 및 제법

가을에 구경을 채취해 깨끗이 씻어 햇볕에 말려 사용한다.

복용법 9~15g을 사용한다.

약재의 기미와 성질

맛이 쓰고 달며, 성질이 약간 차갑다.

자두(이자)

장미과의 갈잎큰키나무 자두나무의 성숙한 과실

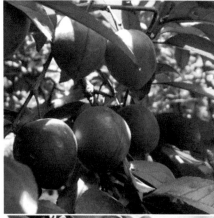

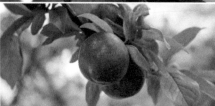

형태와 특징

높이가 10m까지 자라고 작은 가지는 적갈색이며 털이 없고 반들거린다. 잎은 어긋나는데, 긴 거꿀 계란모양 또는 타원상 긴 계란모양이다.

약리효능 효과

허로로 인한 골증, 목이 말라 물이 자꾸 먹히는 병에 효능이 있다.

복용법

적량을 신선한 채로 먹는다.

분포

과수로 재배하고 있다.

채취 및 제법

열매가 익었을 때 채취한다.

약재의 기미와 성질

맛이 달고 시며, 성질이 평하다.

지구자(헛개나무)

학명: Hovenia dulcis
이명: 지구자, 헛개나무, 호리깨나무, Hovenia lignum

헛개나무의 과병을 가진 열매 또는 씨.

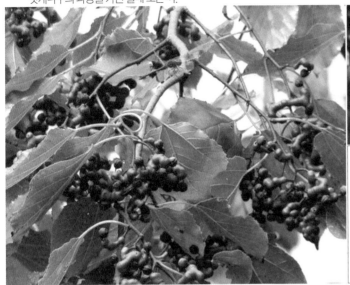
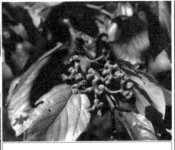
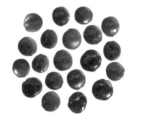

329

형태와 특징

낙엽교목, 잎은 호생하며 넓은 난형, 꽃은 흰색 취산화서, 열매는
둥근 갈색으로 꼭지는 울퉁불퉁한 육질이다.

주요성분

열매에 다량의 Glucose, Calcium malate 함유되어 있고, 주요성
분은 Hoduloside I-V, Hovenolactone, Hovenoside D, G, I,
Saponin C2, E, H, Rhamanose, Mannose, Galactose 등이 함유
되어 있다.

약리효능 효과

이뇨, 구토, 숙취 약리 효능과 알코올 중독성 간장 치료제로 사용
되고 있다. 열매인 지구자는 류머티즘, 딸꾹질, 구토, 구갈, 사지마
비, 번열 치료하고, 줄기껍질을 지구목피로 혈액순환, 근육을 풀고
소화불량을 치료한다.

채취 및 제법

가을에 열매와 과병을 채취하여 말려 건조한다.

복용법

6~15g을 전탕해 복용하거나 불에 복아서 복용한다.

■ 전문가의 한마디 ■

맛이 달고 성질이 평
하다.
음주중독, 가슴에 열
감이 있으면서 입 안
이 마르고 갈증이 나
는 병, 구토, 대소변
불하에 효능이 있다.

차엽

차나무과에 차나무의 어린잎

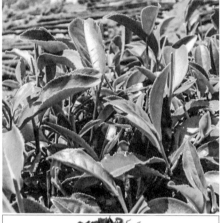

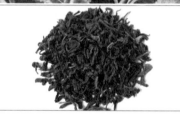

과실류 (약으로 사용하는 과일)

형태와 특징

녹차나무에는 변종이 많으며, 이들 변종은 그 모양이 각기 크게 다르다. 높이가 15m이다.

주요성분 차의 성분에는 Caffeine, Asparagine, Xanthine, Hypoxanthin, 떫은 맛인 폴리페놀성 물질은 생차엽에는 Catechin, Gallocatechin, Catechingallate 등이 존재한다.

약리효능 효과

두통과 코막힘, 머리와 눈을 맑게 해주고, 풍열상 두통, 번갈 및 피부조직 재생과 아토피성 피부염(건선 등), 습진, 뾰루지, 곰팡이성 피부질환에 효과가 있다.

채취 및 제법

가지 끝에서 어린잎이 났을 때 채취하며 주로 생용 사용하며 신선할수록 약성이 좋다.

포도

덩굴성식물 포도나무의 열매와 뿌리, 덩굴

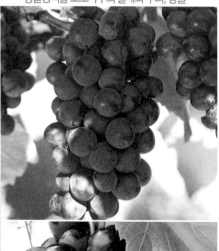

형태와 특징

수피는 조각으로 떨어져 나간다. 잎은 둥근 계란형으로 3~5갈래로 갈라져 있다.

주요성분 glucose, xylose, 주석산, oxilic acid, 각종 anthocianidin의 단당, 이당, 포도당 배당체, 단백질, 칼슘, 인, 철 및 각종 vitamine 등이 함유되어 있다.

약리효능 효과 열매는 기혈허약, 폐허로 인한 기침, 쉽게 놀라고 수면중에 식은땀이 나는 증상, 풍습에 의한 비통에 효능이 있다.

분포 각지에서 재배한다.

채취 및 제법 열매가 익으면 채취해 응달에서 말린다. 뿌리와 덩굴은 10~11월 사이에 채취해 햇볕에 말리거나 그대로 사용한다.

복용법 뿌리와 덩굴 9~15g을 복용한다..

약재의 기미와 성질 열매는 맛이 달고 시며, 성질이 평하다. 뿌리와 덩굴은 맛이 달고 떫으며, 성질이 평하다.

과체(참외꼭지)

참외의 열매꼭지를 말린 것

학명: Cucumis melo
이명: 과체, 첨과체, 향과체, Melonis calyx

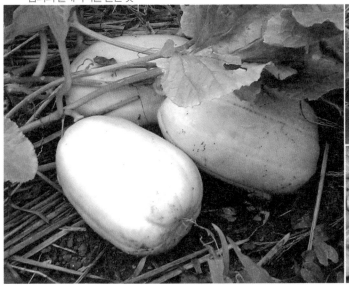
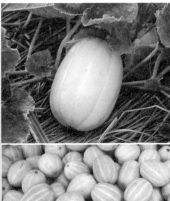
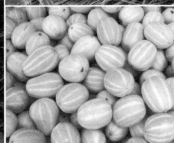

과실류 (약으로 사용하는 과일)

형태와 특징

약간은 구부러져 있고 쭈그러져 있으며 과실과 붙어 있는 쪽에 자국이 있고, 표면은 황갈색이다.

주요성분 수분 91%, 당질 6.4%를 함유하며 엘라테린, 멜로톡신이라는 성분을 함유하고 있다.

약리효능 효과

담이 체한 것을 토하게 만들고 갈아서 코에 불어 넣으면 습과 열을 제거한다.

복용사례

적소두와 같이 써서 식중독에서 구토하게 하여 치료한다.

채취 및 제법 열매의 꼭지를 도려내어 햇볕에 말리고, 가루를 내어 코에 불어넣는 방법으로 사용하기도 한다.

복용법 가루 내어 0.5~1.2g정도 복용하는데 최대로 복용할 수 있는 양은 한번에 1g, 하루 2g이다.

주의사항

심장 질환자와 임신부, 신체가 허약한 사람은 복용을 해서는 안 된다. 만약 대량 복용으로 구토가 멎지 않는 경우 사향 0.1~0.15g을 복용시켜야 한다.

■ **전문가의 한마디** ■

맛은 쓰고 성질은 차며 독이 있으며 비와 위에 작용한다. 위장으로 들어가서 담이 체한 것을 토하게 만들고 갈아서 코에 불어넣으면 습열(탁하고 열이 있는 병증)을 제거한다.

331

약초로 활용하는 처방전

• 입안의 염증으로 구취가 날 때 참외씨로 만든 가루를 꿀로 반죽해 0.3g씩 환으로 제조해 아침 양치 후 1알씩 녹여서 복용하면 된다.
• 코의 군살을 줄일 때 말린 참외꼭지로 가루를 만들어 1일 2번 코 안에 불어넣으면 된다.

호도

학명: Juglans sinensis
이명: 호도인, 핵도인, 호두살, Juglandis semen

호두나무의 건조한 성숙한 과실

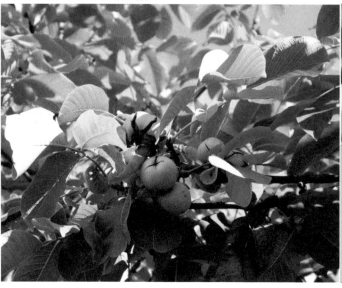
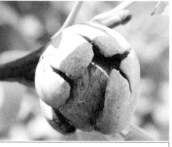
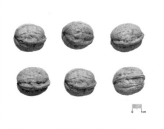

과실류 (약으로 사용하는 과일)

332

■ **전문가의 한마디** ■

맛은 달고 성질은 따뜻하다. 신장과 폐에 작용한다. 폐와 신장이 마르고 허하여 생기는 기침, 요통과 다리에 힘이 없는 경우, 고환이 위축되는 것, 유정, 소변이 잦은 것, 변비 등에 효과가 있다.

형태와 특징

높이가 20cm, 수피는 회백색, 잎은 기수우상복엽, 꽃은 4~5월에 피고, 열매는 둥글고 핵은 도란형으로 4실이다.

주요성분

지방유, 단백질, 탄수화물, 칼슘, 인, 철 등이 함유되어 있다.

약리효능 효과

보익의 효능이 있어 신체가 허하여 생기는 기침, 요통과 다리에 힘이 없는 경우, 고환이 위축되는 것, 유정, 소변이 잦은 것, 변비 등에 사용한다.

복용사례

보골지, 두충 등을 배합하여 노인이나 허약자들의 요통을 다스린다.

채취 및 제법 가을에 채취하여 껍질을 제거하고 햇볕에 말려서 이용한다.

복용법 하루 8~12g을 복용한다.

주의사항

진액이 부족하면서 열이 있는 사람이나 열이 있으면서 기침하는 사람, 변이 무른 사람은 복용을 피해야 한다.

약초로 활용하는 처방전

• 퍼런 겉껍질과 올챙이를 한데 섞어서 풀기 있게 짓찧어 희어진 털에 바르면 검어진다.
• 호도씨 기름을 수염이나 머리털에 발라도 검어지면서 윤기가 난대[본초].

후추(호초)

학명: Piper nigrum
이명: 옥초, 부초, 후추, Piperis nigri fructus

후추나무의 익은 열매를 말린 것

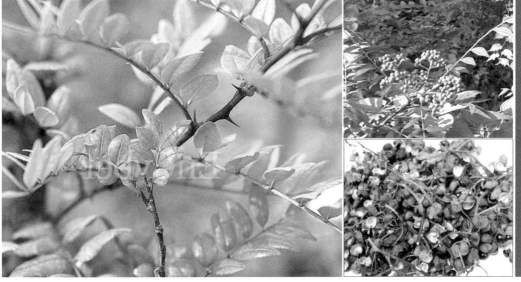

형태와 특징

열매를 완숙전에 채취하여 열수에 데쳐 햇볕에 말린 것을 흑호초, 완숙한 열매를 물에 침지하고 탈피하여 건조한 것을 백호초라고 한다.

주요성분 d-limonine, hesperidin, 비타민 C 등이 함유되어 있다.

약리효능 효과

흉중의 냉기와 담을 제거하고 몸을 덥혀주고, 해독작용이 있어 담이나 소화가 안 되는데, 배가 차고 아픈데, 토하거나 설사하는데, 식중독 등에 사용한다.

복용사례 후박, 생강, 목향 등과 배합하여 복부 팽만증과 오심, 구토와 식욕부진을 다스린다.

채취 및 제법 동남아시아에서 자생하고 가을부터 익년 봄에 미성숙 혹은 완숙 열매를 채집하여 말려 분쇄하여 사용한다.

복용법 하루 1.5~3g을 복용한다.

주의사항

기가 허하거나 음이 허하여 기침을 하는 사람은 복용을 피해야 하며, 토혈을 하는 사람은 주의해서 복용해야 한다.

■ 전문가의 한마디 ■

맛은 맵고 성질은 따뜻하다. 위와 대장에 작용한다. 몸을 따뜻하게 덥혀주고 기를 내리며 담을 삭이고 독을 풉니다. 담이나 소화 안되어 쌓인 것, 배가 차고 아픈데, 토하는 것, 설사하는 것, 식중독 등에 사용한다.

약초로 활용하는 처방전

• 붓기와 통증일 때 달걀에 구멍을 뚫어 후추 5개를 넣고 구멍을 봉해 증기에 찐 다음 어른은 1일 2알(어린이는 1일 1알)씩 9일간 먹는데, 3일을 쉬었다가 다시 복용하면 된다.

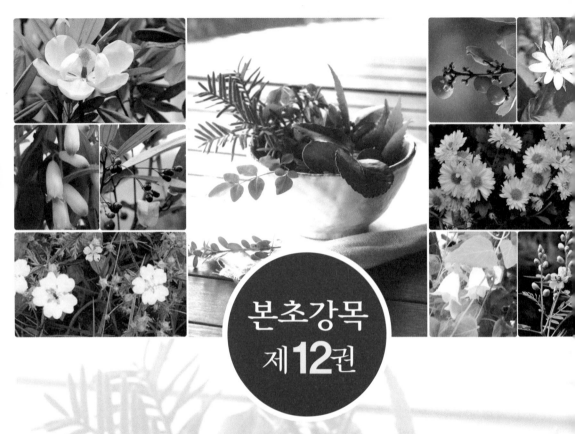

본초강목
제12권

목류

(산과 들에서 자라는 약이되는 나무)

가자의 성숙한 과실을 건조한 것

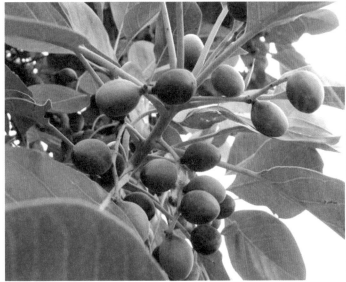

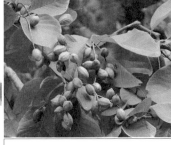

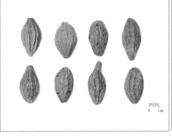

형태와 특징

인도, 말레이, 중국남부에 자생, 사군자과에 속하는 낙엽교목, 높이
는 25m, 새가지는 황갈색, 갈색 털이 있고, 잎은 어긋나며 두껍다.

주요성분

Chebulinic acid, Tannic acid, Gallic acid, Myrobalan(과즙, 불쾌
한 냄새)

약리효능 효과

수렴작용, 적리균과 포도상구균 억균작용, 만성설사, 탈항, 대하,
유정, 소변을 자주 보는데 사용한다.

복용사례

황련, 목향, 감초를 배합하여 오랜 설사를 다스린다.

채취 및 제법

가을에 과실을 채취하여 건조, 생용, 밀가루로 싸서 잿불로 건조,
술에 담가 쪄서 과육만 약한 불에 건조시킨다.

복용법 4~12g을 복용한다.

주의사항

감기환자나 습기와 열기가 많은 사람은 피해야
한다.

■ 전문가의 한마디 ■

335

쓰고 시며 떫으며 성
질은 따스하다.
폐와 위와 대장에 작
용하는데 설사가 오
래되는 것과 탈항되
는 것을 다스리며 대
하, 유정, 소변을 자
주 보는 것을 다스린
다.

약초로 활용하는 처방전

• 가리륵·앵속각·건강·귤피 각각 4g을 섞
어 만든 가자피산(訶子皮散)을 한증설사, 오랜
설사, 탈흥 등에 쓴다. 달여서 하루 3번에 나누
어 복용한다.

가래나무

가래나무의 종인과 청과와 나무껍질

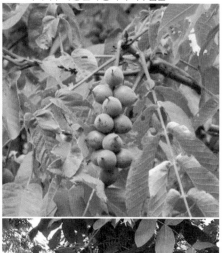

형태와 특징

높이가 20m정도이고 곧게 자라며, 수피는 회색으로 세로로 갈라진다.

주요성분 나무껍질은 glucoside, tannin. 열매와 잎은 vitamin C. 종자는 지방유 등이 함유되어 있다.

약리효능 효과 정액이 저절로 나오는 증상. 푸른 열매는 위궤양. 외용은 신경성피부염에 효능이 있다.

분포 토질이 비후하거나 습윤한 토양에서 자생하지만, 재배도 한다.

채취 및 제법 여름에는 신선한 열매를 채취하고 가을에는 핵을 채취하며, 봄에는 나무껍질을 채취해 햇볕에 말린다.

복용법 3~9g을 사용한다.

약재의 기미와 성질 종인은 맛이 달고 성질이 따뜻하다 푸른 열매와 나무껍질은 맛이 쓰고 매우며, 성질이 평하다.

갈매나무(서리)

갈매나무과의 갈잎덜기나무 갈매나무의 열매

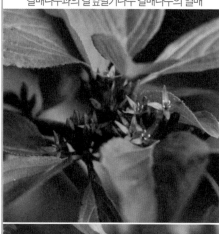

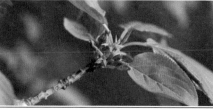

형태와 특징

높이가 약 10m정도로 자란다. 나무껍질은 짙은 회색이고 가지가 많다.

주요성분 열매는 emodin, kaempferol. 종자는 다양한 rhamnodiastase 등이 함유되어 있다.

약리효능 효과 기관지염, 기침할 때 가래가 생기고 숨이 차는 증상, 몸이 붓고 배가 몹시 불러오면서 속이 그득한 증상에 효능이 있다.

분포 숲 주변의 관목숲속 등에서 자란다.

채취 및 제법

8~9월에 채취해 열매의 꼭지를 제거하고 깨끗이 씻어 햇볕에 말려서 사용한다.

복용법 5~10g. 외용 시에는 열매를 찧어 환부에 붙인다.

약재의 기미와 성질 맛이 달고 약간 쓰며, 성질이 평하다 이 식물의 뿌리와 나무껍질도 약으로 사용한다.

육계(계수나무)

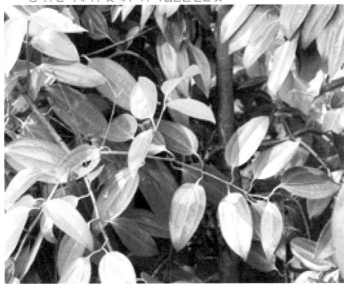
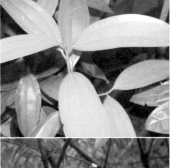
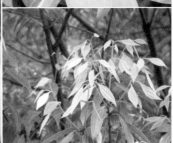

학명: Cinnamomum loureiii, C. cassia
이명: 계피, 모계, 대계, Cinnamomi Cortex

상록수인 육계나무 및 계수나무의 껍질을 말린 것

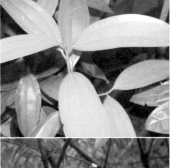

나무류 (산과 들에서 자라는 나무)

337

형태와 특징

육계나무의 수피를 약용하며 계수나무의 수피는 약용하지 않는다.
얇은 나무껍질은 손상을 최소화하기 위해서 대롱모양으로 만다.
주요성분 휘발성 정유성분이 1~2%, 주성분은 Cinnamic aldehyde
가 75~90%이고, 그 외 점액질, Tannine 등이 함유되어 있다.
약리효능 효과 손발이 찬데, 허리와 무릎이 시고 아픈데, 비위가 차고
소화가 안 되며 설사하는데, 아랫배가 차고 아프면서 월경이 없으
면서 배가 아픈 데에 사용한다.
복용사례 부자, 숙지황, 산약, 산수유, 택사, 복령, 목단피 등과 배합
하여 신장의 양기 부족으로 인한 제반의 갱년기 장애와 퇴행성 관
절염을 치료한다.
채취 및 제법 8~10월 사이에 5~6년 이상 자란 나무의 줄기껍질을
벗겨 처음에는 햇볕에 말리다가 다음 그늘에서 말려서 사용한다.

복용법

하루 1.5~6g을 탕약, 가루약, 알약의 형태로 복용한다.

주의사항

더운 성질의 약이므로 열증이 있거나 임신부에게는 쓰지 않는 것이 좋
다.

■ 전문가의 한마디 ■

맛은 맵고 성질은 따
뜻하다. 신장, 방광,
비장에 작용한다. 육
계는 민간에서 수정
과 만들 때 쓰이는 계
피의 한약명이다. 손
발이 찬데, 허리와 무
릎이 시고 아픈데, 아
랫배가 차고 아프면
서 월경이 없으면서
배가 아픈 데에 사용
한다.

구기자(지골피)

구기자나무의 뿌리껍질을 건조한 것

학명: Lycium chinense L. barbarum
이명: 지골, 구기근, 구기자뿌리껍질, Lycii radicis cortex

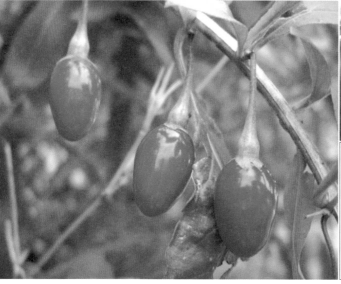
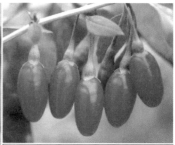
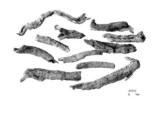

338

■ 전문가의 한마디 ■

맛은 달며 성질은 차갑다. 폐와 간, 신장에 작용한다. 강장해열제로 폐결핵, 당뇨, 간과 신의 허약증이나 신경통, 두통, 어깨통증, 근육통, 요통, 허리와 무릎의 무력감, 절상, 화상 등에 이용한다.

약초로 활용하는 처방전

• 노인의 성욕감퇴일 때 구기자 17g을 물 180㎖에 달여 1일 3번 나눠 끼니 전에 복용한다.
• 평소보다 시력이 떨어졌을 때 댑싸리씨, 찔레나무열매, 구기자 각 5g을 섞어 가루로 만들어 1회 5g씩 1일 3번 나눠 따뜻한 물로 복용하면 효과가 있다.

형태와 특징

구기자는 높이 1~2m, 꽃은 6~9월에 연한 자색, 열매는 붉은 타원상 구형이다. 약재는 구기자 뿌리이다.

주요성분

Betaine, β-sitosterol, Zeaxanthin, Physalien, Meliscic acid, Rutin, Kukoamine A, Steroid Saponin 등이 함유되어 있다.

약리효능 효과

혈압강하, 혈당량강하, 해열, 항균 작용이 있다.

복용사례

상백피, 감초 등과 배합하여 폐의 열로 인한 해수를 다스린다.

채취 및 제법

입춘이나 입추 후에 채취하여 근피를 벗겨 그늘에서 말린다.

복용법

하루에 9~15g을 끓여서 마신다.

주의사항

소화기가 약한 사람은 복용을 피해야 하며, 설사를 하거나 식욕부진이 있는 사람은 복용량을 줄여서 복용해야 한다.

금앵자

장미과 금앵자나무의 성숙한 과일

학명: Rosa laevigata
이명: 자유자, 자이자, Rosae laevigatae fructus

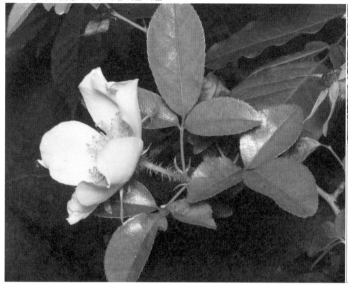

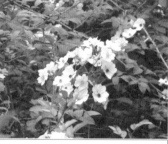

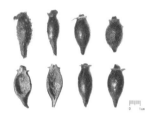

형태와 특징

줄기는 적갈색, 아래로 향한 갈고리 모양의 가시가 밀생, 잎은 깃꼴 모양으로 작은 잎은 3~5개가 있고, 가장자리에는 톱니가 있다.

주요성분 Tannin, Malic acid, Saponin, Citric acid, Vitamin C 등이 함유되어 있다.

약리효능 효과

신장, 방광, 대장에 작용하며 유정, 유뇨, 오줌이 잦은 것을 낫게 하고 설사를 멈추게 한다.

복용사례

인삼 백출 산약 복령 검인과 배합하여 비가 허하여 생긴 설사를 치유한다.

채취 및 제법

가을에 서리가 내린 후 성숙 과실을 채취하여 가시와 종자를 제거하고 생용하거나 건조하여 사용한다.

복용법

하루 5~9g을 탕약, 가루약, 알약, 약엿으로 하여 복용한다.

주의사항 미열이 있는 사람은 사용해서는 안 된다.

339

■ 전문가의 한마디

맛은 시고 떫으며 성질은 평하며 신장, 방광, 대장에 작용한다. 일체의 새는 것을 수렴시키는 작용이 강하여 유정, 유뇨, 오줌이 잦은 것을 낫게 하고 장을 수렴하여 설사를 멈추게 하며 폐가 허하여 기침이 나고 숨이 찬데, 절로 땀이 나거나 식은땀이 나는 데 사용한다.

약초로 활용하는 처방전

• 정액을 나가지 않게 하고 유정을 멎게 한다. 금앵자를 가시연밥(검인)과 섞어서 수륙단(처방은 정전에 있다)을 만들어 먹으면 진기를 보하고 정을 굳건히 간직하게 하는 데 매우 좋다.

유동(오동나무)

대극과의 갈잎큰키나무 유동의 종자와 잎, 뿌리

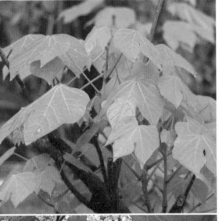

형태와 특징

높이가 3~10m정도이며, 어린가지는 껍질눈을 가지고 있다. 잎은 어긋나고 심장모양이다.

주요성분 열매와 잎은 파두巴豆 와 종려류의 화합물이 함유되어 있다.

약리효능 효과

옹저나 상처가 부은 것을 삭아 없어지게 하고 해독, 고름을 없애고 기육을 생기게 하며, 풍을 제거 하고 통증을 진정시키는데 효능이 있다.

분포 산비탈과 도랑가에서 자생하거나 재배한다.

채취 및 제법

가을에 종자를 채취한다. 뿌리와 잎은 사시사철 채취가 가능하다.

복용법 25~50g을 사용한다.

약재의 기미와 성질 잎은 쓰고 성질이 차가우며, 독이 있다. 종자는 달고 성질이 차갑다.

340

노회(알로에)

알로에의 즙액을 농축하여 말린 것

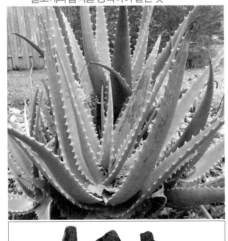

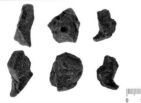

형태와 특징

줄기는 짧고, 잎은 줄기 끝에 모여나며 곧게 서고, 육즙이 많다.

주요성분 알로인, 젤리질과 황색 수액층의 안트론(Anthrone)계와 크로먼(Chromene)계성분이 함유되어 있다.

약리효능 효과 변비와 기생충에 유효, 항균작용으로 위와 장의 염증 소멸시켜 위의 기능을 정상화, 장활동을 좋게 한다.

복용사례 용담초, 치자, 청대 등과 배합하여 변비로 인하여 간에 열이 쌓여 생긴 두통이나 어지럼증을 치유한다.

채취 및 제법 연중 채취하여 잎의 밑부분을 잘라 흘러내린 즙을 모아 끓여 엿처럼 졸여 분쇄하여 사용한다.

주의사항 비위가 허약하여 소식하고 설사하는 사람과 임신부는 피해야 한다.

녹나무(장뇌)

녹나무의 줄기와 잎을 증류 정제하여 얻은 결정체

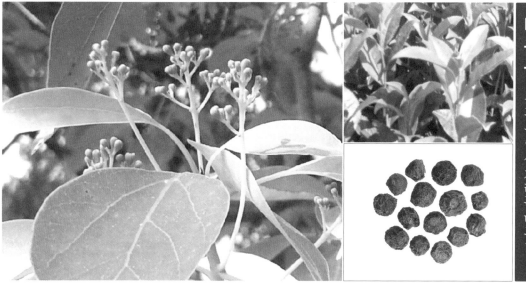

형태와 특징

높이는 20m정도이며 잎은 계란 난상 타원형인데 뒷면은 회록색
이다.

주요성분 camphor 및 방향성 정유가 함유되어 있다.

약리효능 효과 강심흥분 효능이 있으며 정신 의식혼미, 심장과 호흡
기 질병, 쇼크 및 습진, 부스럼, 옴, 버짐, 타박상에 사용한다.

복용사례

유황, 백반 등과 배합하여 옴이 올라 가려운 증상을 다스린다.

채취 및 제법

보통 9~12월에 녹나무 줄기를 베어 쪼개서 잎과 함께 증류하여 정
유를 얻은 다음 수증기를 증발시켜 정제 장뇌분을 만든다. 장뇌분
을 압착하면 장뇌덩어리가 된다.

복용법 하루에 0.03~0.06을 먹는다. 주사약으로도 사용된다.

주의사항 본약제는 독성이 있어 만약 0.5~1.0g을 내복하면 현훈, 두통,
뜨거운 느낌, 흥분, 섬망 등의 증상이 나타나고, 2.0g이상 복용하면 일시
적인 진정 상태 후에 대뇌흥분을 일으켜 경련 및 간질발작을 일으키고
최후에는 호흡마비로 사망에 이르게 된다.

■ 전문가의 한마디 ■

맛은 맵고 성질은 따
뜻하며 독성이 있다.
심장에 작용한다. 정
신이 혼미한 경우, 갑
자기 의식을 잃었을
때, 심장 및 호흡기
질병, 쇼크 등에 쓰이
다. 외용제로 쓰면 습
과 벌레를 죽이는 효
능이 있다.

뇌환

구멍쟁이버섯과에 속한 균류인 뇌환균의 균핵

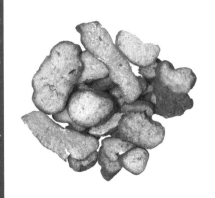

형태와 특징

불규칙한 덩어리, 지름은 1~3cm, 표면은 회갈색이나 흑갈색으로 주름이 있다.

주요성분 Omphaliaglucanol-3, Omphaliaglucanol-2, Omphaliaglucanol-2-1, Omphaliaglucanol-2-Ⅲ 등이 함유되어 있다.

약리효능 효과 해열, 독사, 설사, 살충, 효능이 있고, 소아풍간경련, 충적복통, 간기능 활성화 감질, 중풍, 간질, 위열 등에 약용한다.

채취 및 제법

물에 담갔다가 껍질을 제거하고 썰어서 약한 불기운에 말린 다음 가루로 만들어 사용한다.

복용법 3~10g을 사용한다.

주의사항

소화기가 약하거나 임산부에게는 주의해서 처방해야 한다.

느릅나무

참느릅나무의 나무껍질과 뿌리껍질

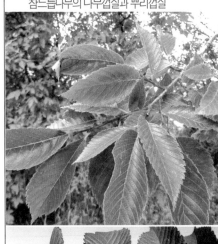

형태와 특징

키가 10~18m정도까지 자라는데, 나무껍질은 회갈색이고 비늘조각모양처럼 벗겨진다.

주요성분

나무껍질에 tannin, phytosterol, starch, mucilage 등이 함유되어 있다.

약리효능 효과

유방에 옹이 생긴 병, 풍사에 의한 발병의 원인에 효능이 있다.

분포 평지나 구릉산지, 성긴 숲에서 자생한다.

채취 및 제법

가을과 겨울에 채취해 신선한 것을 사용하거나 햇볕에 말린다.

복용법 30~90g을 사용한다.

약재의 기미와 성질

맛이 달고 성질이 차갑다.

단향

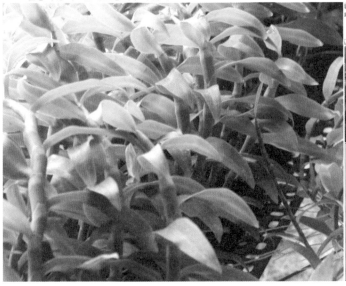
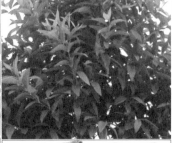
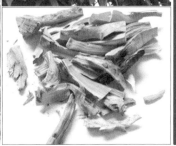

학명: Santalum album
이명: 백단향, 백단, 소단향, Santal Albae Lignum

단향과 상록소관목 단향나무의 심재

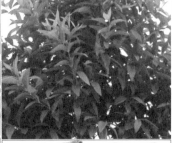

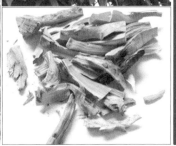

343

형태와 특징
백단향 높이가 10m, 5월경, 노란색이나 자주색 등의 작은 꽃이 핀다.
주요성분 심재에 3~5%의 정유, 정유의 90%는 $\alpha-$ 및 $\beta-$santalol, 이 밖에 Santene, Santalene, Santalix acid, Teresantalix acid, Santenone, Santalone 등이 함유되어 있다.

약리효능 효과
비장과 위의 기능을 돕고, 명치와 배가 아픈데, 맑은 물을 토하는 증상 등에 사용한다.

복용사례
사인, 백두구, 오약 등과 배합하여 가슴과 배가 아프거나 토하는 증상에 사용한다.

채취 및 제법
일년 내내 어느 기간이나 채취하여 곁가지를 제거하고 잘게 썰어 건조하여 사용한다.
복용법 하루 3~6g을 탕약, 알약, 가루약으로 복용한다.

주의사항
음이 허한 사람과 종기나 궤양이 농이 많은 경우는 사용하지 말아야 한다.

■ 전문가의 한마디 ■

맛은 맵고 성질은 따뜻하며 비장, 위, 폐에 작용한다. 기를 잘 돌게 하여 비장과 위의 기능을 도와주어 명치와 배가 아픈 데나 맑은 물을 토하는 증상 등에 사용한다.

당광나무 (여정자)

제주광나무의 성숙한 과실

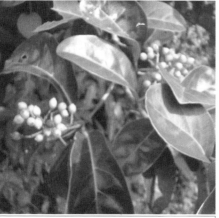

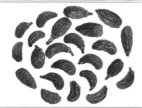

형태와 특징
높이 5~10cm, 잎은 마주나고, 꽃은 흰색으로 7~8월에 핀다. 열매는 난형, 10월에 흑자색으로 익는다.
주요성분 과실에 d-mannit, oleanolic acid, oleic acid, linoleic acid 등이 함유되어 있다.
약리효능 효과 oleanolic acid가 간보호작용, 강심작용, 이뇨작용, 백혈구증식작용 등이 있다.
복용사례
한련초, 상심자 등과 배합하여 간과 신장이 허약하여 발생하는 어지러움증과 허리와 무릎이 시리고 힘이 없는 증상 등을 다스린다.
채취 및 제법 겨울철에 채취하여 잡질을 제거한 후 햇볕에 말려서 이용한다.
복용법 하루에 6~12g을 복용한다.
주의사항 성질이 차가우므로 비위가 허약하고 차서 설사를 하는 사람은 복용을 피해야 한다.

동백나무

차나무과의 늘푸른큰키나무 동백나무의 꽃

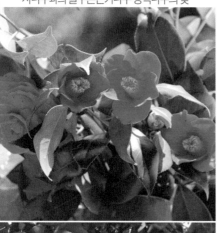

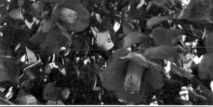

형태와 특징
높이가 약 7m정도 자란다. 잎은 어긋나고 두꺼운 혁질이며, 윤기가 있다.
주요성분 leucoanthocyanin, anthocyanin 등이 함유되어 있다.
약리효능 효과
대변과 함께 피가 항문으로 나오는 병, 구토, 자궁출혈. 외용은 창, 총검, 칼 등에 의해 다쳐서 생긴 상처에 효능이 있다.
분포 길가나 산비탈, 냇가에서 자생한다.
채취 및 제법 겨울과 봄에 꽃이 필 시기에 채취해 햇볕에 말려 사용한다.
복용법 5~9g. 외용 시에는 꽃을 가루로 만들고 참기름과 섞어서 환부에 붙인다.
약재의 기미와 성질
맛이 쓰고 성질이 차갑다.

두충

학명: Eucommia ulmoides
이명: 목면, 사선, 사선목, Eucommiae cortex

두충나무과에 속한 낙엽소목인 두충나무의 나무껍질

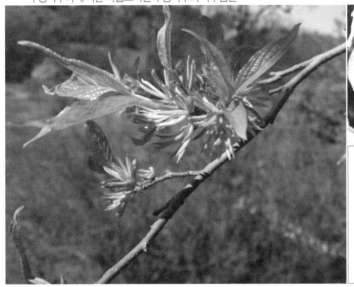
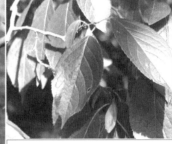
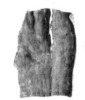

나무류 (산과 들에서 자라는 나무)

형태와 특징

높이 20m, 줄기 껍질, 잎, 열매를 자르면 고무같은 실이 나옴, 꽃은 암수 딴그루로서 새 가지의 밑부분 포편의 겨드랑이에 달리고 꽃덮개는 없다.

주요성분 두중교(gutta-percha) 6-10%, 수지, Alcaloid, 유기산, 비타민 C등이 함유되어 있다.

약리효능 효과 정기쇠퇴로 인한 요통, 무릎이 차고 시린 증상, 몽정, 조루, 소변불리에 좋음, 강장, 신장과 간기능 촉진, 허리와 다리 통증, 생식기능 증진 등에 효과적이다.

복용사례 두충 15~40g을 물 250ml로 200ml 정도 되게 달여 하루 세 번 복용하면 고혈압치료에 효과적이다. 속당, 산수유, 두충 등과 함께 복용하면 허리와 등이 시고 아픈 것에 효과적이다.

채취 및 제법 봄부터 여름사이, 4~5월에 줄기껍질을 벗겨 겉껍질을 긁어버리고 햇볕에 말리어 사용한다.

복용법 하루 8~12g을 탕약, 알약, 가루약, 약술로 복용한다.

주의사항 현삼과는 배합금기이며, 정력이 약한 사람이 열이 왕성한 증상에는 쓰지 않는다.

■ 전문가의 한마디 ■

맛은 맵고 달며 성질은 따뜻하며 간, 신장에 작용하여 간과 신을 보하고 힘줄과 뼈를 튼튼하게 하며 태아를 안정시킨다. 강장 효과가 있어 몸을 튼튼하게 하고 신장과 간 기능을 촉진시킨다.

약초로 활용하는 처방전

• 고혈압이 지속될 때 잘게 선 두충나무껍질 15g을 달여 1일 3번 나눠 끼니사이에 복용하거나, 잘게 썬 두충 50g을 술(알코올 40%)에 넣어 20일간 우려내 1회 20㎖씩 1일 3번 나눠 끼니사이에 복용한다.

멀구슬나무(천련자)

학명: Melia azedarach
이명: 고련자, 고련실, 멀구슬나무열매, Toosendan fructus

멀구슬나무과에 속하는 천련의 성숙한 과실

나무류 〈산과 들에서 자라는 나무〉

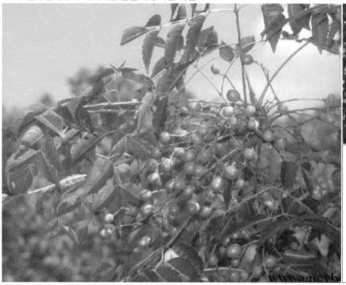
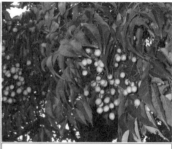
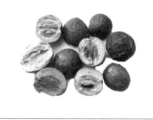

346

형태와 특징
높이 15cm 안팎, 지경 60cm 이며, 수피가 잘게 갈라지며, 잎은 호생하고 기수 2~3회 우상복엽, 꽃은 5월에 핀다.

주요성분
열매에 Toosendanin, Melianone, 껍질에 Tannin 7%, Nimbiol, Azadiradione, 정유 등이 함유되어 있다.

약리효능 효과
협통증, 복통, 흉통, 고환이나 허벅지 쪽으로 뻗는 산통 및 기생충증에도 사용된다.

복용사례
현호색 등과 배합하여 흉통, 협통을 다스린다.

채취 및 제법
가을과 겨울에 과실이 성숙할 때 채취한다.

복용법
하루 8~12g을 복용한다.

주의사항
소화기가 약한 사람은 복용을 피해야 한다.

■ 전문가의 한마디 ■

맛은 쓰고 성질은 차가우며 약간의 독성이 있다. 간과 위, 소장에 작용한다. 협통증, 복통, 흉통, 아랫배에서 고환이나 허벅지 쪽으로 뻗는 산통 등을 다스린다. 또한 구충작용도 있어 기생충에도 쓰인다.

멧대추나무(산조인)

학명 : Zizyphus jujuba MILL.
이명 : 산조인, 산산조, 메대추씨, 멧대추씨

낙엽관목인 메대추 나무의 성숙한 종자

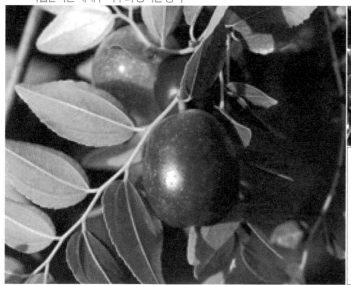
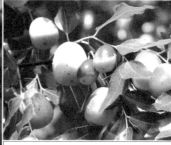
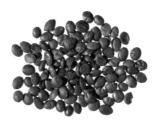

형태와 특징

높이는 1~3m정도 자란다. 작은 가지에는 2개의 가시가 있는데, 하나는 바늘형태와 특징으로 곧고 다른 하나는 밑으로 향해 굽어 있다.

주요성분 다량의 지방질과 단백질, 및 2종의 sterol을 함유하며, jujuboside A, jujuboside B 등을 함유하고 있다.

약리실험 결과

산조인의 알콜 추출물이 진정작용과 최면작용을 가지고 있음이 밝혀졌으며, 그 외에도 진통작용과 진정작용, 혈압강하작용도 있음이 밝혀졌다.

복용사례 지황, 당귀, 맥문동, 백자인 등과 배합하여 불면증과 가슴이 뛰고 답답한 증상을 다스린다.

채취 및 제법 가을에 성숙한 과실을 채취하여 씨만 모아서 잡질을 제거한 뒤 절구에 찧은 후 햇볕에 말려서 사용한다.

복용법 하루에 6~12g을 복용한다.

주의사항

몸에 열이 뭉쳐 있는 사람과 대변이 묽고 설사를 하는 사람은 복용을 피해야 한다.

■ 전문가의 한마디 ■

맛은 시고 달며 성질은 어느 한쪽으로 치우치지 않고 평하다. 심장과 간, 담, 비장에 작용한다. 산조인은 정신을 안정시키고 심장의 기운을 조절하며 땀을 멈추게 하는 작용을 가지고 있다. 진정과 최면효과가 있다.

약초로 활용하는 처방전

• 가슴이 답답하고 잠이 오지 않는 데 멧대추씨 한 가지를 가루내어 한번에 3〜4g씩 쓰거나 멧대추씨 12g에 감초·산궁궁·지모·복령 각각 10g을 섞어 달여 하루 3번에 나누어 복용한다.

모형

마편초과의 떨기나무 좀모형의 뿌리와 잎

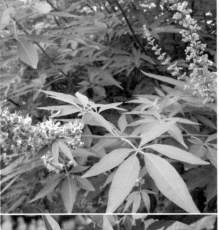

형태와 특징

키가 1~2m까지 자라며, 가지는 네모진 모양이다
작은 잎은 손바닥모양의 겹잎으로 3~5장이고 바소
꼴 또는 원상 바소꼴이다.

약리효능 효과 뿌리와 줄기는 기관지염, 배가 아프고
속이 켕기면서 뒤가 무직하며 곱이나 피고름이 석
인 대변을 자주 누는 병 , 간염. 잎은 감모, 장염, ㅂ
뇨계감염에 효능이 있다.

분포 산비탈 길가의 풀 숲속에서 자생한다.

채취 및 제법

여름과 가을에 채취하며 뿌리는 깨끗이 씻어 절단
하여 햇볕에 쬐어 말리고 잎은 응달에서 말린다.

복용법

뿌리와 줄기는 15~30g. 잎은 9~30g을 사용한다.

약재의 기미와 성질

뿌리와 줄기는 맛이 쓰고 약간 매우며, 성질이 평하다

목면

갈잎큰키나무 목면의 꽃

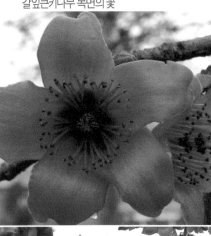

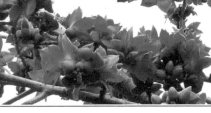

형태와 특징

높이가 25m까지 자란다. 줄기와 가지에는 원뿔모
양의 가시가 붙어 있다. 잎은 손바닥 모양의 겹잎으
로 작은 잎이 5~7장이고 타원형이다.

주요성분 단백질, 탄수화물, 회분 등이 함유되어 있다

약리효능 효과 설사, 배가 아프고 속이 켕기면서 뒤가
무직하며 곱이나 피고름이 석인 대변을 자주 누는
병, 성기 부정 출혈, 손가락 마디나 손가락 끝에 상
기는 부스럼에 효능이 있다.

분포 강가나 산기슭에 자생하거나 재배한다.

채취 및 제법

봄에 채취해 잡질을 제거하고 햇볕에 말리거나 불
에 구워서 말린다.

복용법 20~39g을 사용한다.

약재의 기미와 성질

맛이 달고 성질이 서늘하다.

목부용

아욱과의 갈잎떨기나무 부용의 꽃과 잎, 뿌리

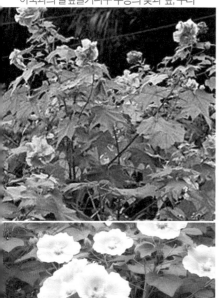

형태와 특징

높이가 6m정도 자란다. 잎은 어긋나고 손바닥 모양으로 3~7갈래로 갈라지며, 양면에 골고루 별처럼 생긴 털이 덮여 있다.

주요성분

isoquercitrin, hyperin, rutin 등이 함유되어 있다.

약리효능 효과 폐에 생긴 여러 가지 열증으로 기침이 나는 것, 월경과다. 외용으로는 유선염, 상으로 인한 온갖 병에 효능이 있다.

분포 배수가 원활한 사질토양에서 자생한다.

채취 및 제법 여름과 가을에 꽃을 채취해 햇볕에서 잎은 응달에서 말린다. 가을과 겨울에 뿌리를 채해 잡질을 제거하고 햇볕에 말린다.

복용법 9~30g. 외용 시에는 적량을 사용한다.

약재의 기미와 성질

맛이 약간 맵고 성질이 서늘하다.

몰약

몰약나무와 몰약나무속 식물의 진을 말린 것

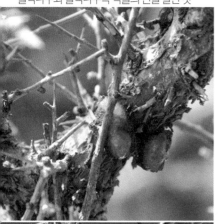

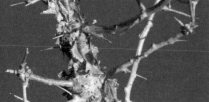

형태와 특징

아프리카, 아라비아 지방에 자생, 수피에 상처를 내어 채취한 수지, 엷은 황색~갈색 덩어리이다.

주요성분 Acetic Acid, β-Sitosterol, Cinamaldehyde, Limonene, Metacresol 등이 함유되어 있다.

약리효능 효과 어혈성 복통, 생리통, 무월경, 멍든데, 부스럼, 점막의 염증 등에 사용한다.

복용사례 당귀, 천궁 등을 배합하여 혈의 흐름을 원활히 하고 통증을 멈추게 한다.

채취 및 제법 나무에 상처를 입혀 흘러나온 수액을 채취하여 건조한다.

복용법 하루 4~9g을 탕약, 가루약, 알약 형태로 복용한다. 통증이 있어도 어혈이 없는 사람이나 혈이 부족한 사람, 임신부는 피해야 한다.

약재의 기미와 성질 맛은 쓰고 성질은 평하며, 간과 비장에 작용하여 혈을 잘 돌게 하고 어혈을 없애준다.

목근(무궁화)

낙엽관목 무궁화 나무의 줄기 및 뿌리 껍질

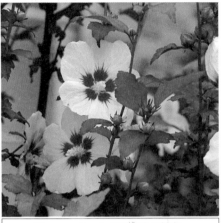

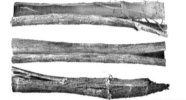

형태와 특징

무궁화로 높이가 2~4m이고, 줄기는 회색, 잎은 어긋나며 마름모꼴로 가장자리에 불규칙한 톱니가 있다.

주요성분 Tannin, Mucin, Acetylbenzaldehyde, α-Ionone, Isoeugenol, Isolutein, Pelargonin 등이 함유되어 있다.

약리효능 효과 목근피는 옴이나 버짐, 치질염증, 적백대하, 여성생식기 가려움증 치료, 목근화는 소화불량, 설사에 좋다.

채취 및 제법

봄이나 여름에 채취하여 줄기나 뿌리껍질을 벗겨 햇볕에 말려서 사용한다.

복용법

3~9g. 외용 시에는 적량을 사용한다.

박태기나무(자형)

콩과의 갈잎떨기나무 박태기나무의 나무껍질

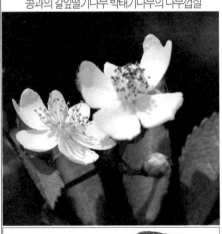

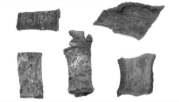

형태와 특징

높이가 3~5m정도 자란다. 심장형의 잎은 어긋나고 긴 자루가 있는데, 두꺼운 혁질의 둥근 모양으로 길이가 6~14cm이다.

주요성분 tannin이 함유되어 있다.

약리효능 효과

월경의 주기, 양, 색, 질의 이상, 병적으로 월경을 못하는 것을 치료하여 월경을 하게 하는 방법, 풍습성관절염, 목구멍이 붓고 아픈 병. 외용은 항문에 군살이 밖으로 비집고 나오면서 분비물이 생기고 붓고 통증이 일어나는 것에 효능이 있다.

분포 산비탈, 개울가, 관목 숲에 있다.

채취 및 제법

7~8월에 나무껍질을 채취해 햇볕에 말린다.

복용법 3~9g을 사용한다.

약재의 기미와 성질 맛이 쓰고 성질이 평하다.

버드나무(유피)

수양버들의 줄기껍질을 건조한 것

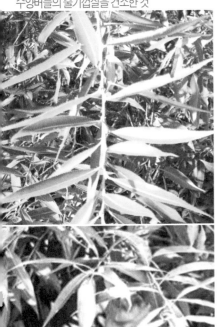

형태와 특징

높이가 17m, 줄기껍질은 녹색이고 오래된 수간 껍질은 균열이 진다.

주요성분 주요한 물질은 alboside, α-glucan, amentoflavone, apigenin, β-carotene, catechin 등이 함유되어 있다.

약리효능 효과

해열, 해독의 효능이 있고, 류머티즘 통증, 소변불리, 간염, 류머티즘에 의한 통증, 피부의 습진, 종기, 가려움증, 황달, 유선염, 갑상선종, 내장출혈, 화상, 치통에 좋다.

채취 및 제법

가지, 잎, 줄기 껍질을 수시로 채취하여 말려서 사용한다.

자작나무(화)

갈잎큰키나무 만주자작나무의 나무껍질

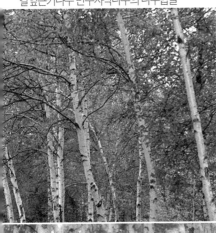

형태와 특징

높이가 20m까지 자라며, 나무껍질이 백색으로 비늘처럼 벗겨진다.

주요성분 나무껍질에 betulin, 다양한 지방산, tannin 등이다.

약리효능 효과

폐렴, 배가 아프고 속이 켕기면서 뒤가 무직하며 곱이나 피고름이 섞인 대변을 자주 누는 병, 신장염, 요로감염, 만성기관지염에 효능이 있다.

분포 산비탈이나 숲속에서 자생한다.

채취 및 제법

나무를 벌목한 다음 연한 수피를 깎아서 햇볕에 말린다.

복용법 15~30g을 사용한다.

약재의 기미와 성질

맛이 쓰고 성질이 차갑다.

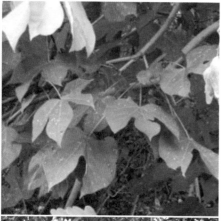
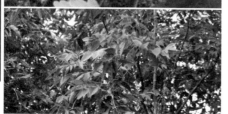

오동자(벽오동씨앗)

벽오동과 벽오동의 종자

형태와 특징

높이 15m, 나무껍질은 녹색, 잎은 난형, 꽃은 연한 노란색 원추화서, 열매는 삭과이다.

주요성분 열매에 Arsenic, Caffeine, Sterculic-acid, Theobromine, 알칼로이드류, 유기산, 기름이 있다.

약리효능 효과

거풍, 진통 작용이 있으며 타박상, 월경불순, 생리통, 치통, 탈모증의 치료제로 사용된다.

채취 및 제법 8~9월에 열매가 익으면 채취해 햇볕에 말린 다음 종자를 얻는다.

복용법 3~9g. 외용으로 적량을 사용한다.

약재의 기미와 성질

맛이 달고 성질이 평하다. 상한 음식으로 인해 대변이 묽고 횟수가 많은 병, 위통, 하복부 통증. 외용은 소아의 입 안이 허는 병에 효능이 있다.

삼나무

삼나무의 구과와 두 겹의 수피와 잎

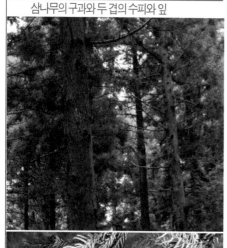
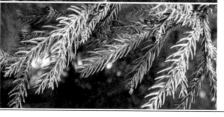

형태와 특징

키가 약 40m정도이고 지름이 1~2m로 곧게 자란다. 잎은 비늘모양으로 가시처럼 뾰족하고 가장자리에 톱니가 있다.

주요성분 cedrol 등이 함유되어 있다.

약리효능 효과

구과는 위음을 자양하고, 만성기관염, 풍습으로 인한 관절 부위의 염증 . 수피는 정액이 저절로 나오는 증상에 효능이 있다.

분포 산골짜기나 강가에서 자생하거나, 재배한다.

채취 및 제법

사시사철 채취할 수 있는데, 생용하거나 햇볕에 말려서 사용한다.

복용법 15~30g. 외용 시에는 적량을 사용한다.

약재의 기미와 성질

맛이 맵고 성질이 약간 뜨겁다.

복령

학명: Poria cocos
이명: 복토, 복령, 운령, 복면, Poria

다공균과(구멍쟁이버섯과)에 속한 진균인 복령의 균핵

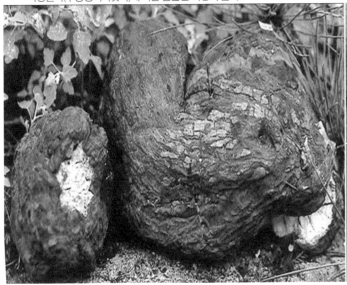

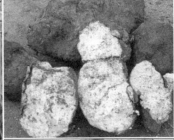

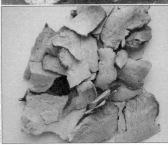

나무류 (산과 들에서 자라는 나무)

형태와 특징

지하 소나무뿌리의 균핵으로 지름 10~30cm의 감자모양 또는 타원형 암갈색 덩어리, 표면은 주름이 많다.

주요성분 β-Pacyman(7.5%), Triterpenoid 화합물인 Pachymic acid, Pinicolic acid, Ebricoic acid, Tumulosic acid, $3-\beta-$Hydroxylanosta-7,9(11),24-trien-21-oil acid 등이 함유되어 있다.

약리효능 효과 복령의 다당류는 면역촉진, 항암 및 이뇨작용이 있고, 가슴이 두근거리는 불면증, 각종 보양재 원료로 사용한다.

약리실험 결과 이뇨작용, 혈당량 강하작용, 진정작용 등이 밝혀졌으며, 또한 면역촉진작용, 항암작용을 가지고 있다는 보고가 있다.

복용사례 계지, 백출 등을 배합하여 몸이 붓고 부종이 생기는 등의 증상을 다스린다.

채취 및 제법 7월부터 다음 해 3월 사이에 소나무 숲에서 채취하여 이용한다.

복용법 하루에 10~15g을 복용한다.

주의사항

몸이 허약하고 차서 생긴 유정이나 또는 기가 약하여 소변이 자주 마려운 사람은 복용을 피해야 한다.

■ **전문가의 한마디** ■

맛은 달고 담담하며 성질은 평한다. 심장과 비장과 폐에 작용한다. 비장의 기능이 허약하고 인체의 수액대사가 원활하지 못하여 발생하는 여러 증상에 모두 응용되는 약재이다. 또한 가슴이 놀란 것처럼 뛰고 잠을 잘 이루지 못하는 증상에도 이용된다.

353

약초로 활용하는 처방전

• 불면증과 건망증이 심할 때 흰복령과 원지 각 5g을 감초 5g 달인 물에 넣고 끓여 석창포 뿌리 5g을 넣고 계속 달인 다음 1일 여러 번 나눠 복용하면 된다.

• 만성 신장염으로 소변이 불편하고 붓기가 있을 때 복령 25g을 달여 1일 3번 나눠 복용하면 된다.

상백피(뽕나무껍질)

학명: Morus alba, M. bombycis, M. dissecta
이명: 상백피, 상근백피, 오목이, Mori cortex

뽕나무 및 동속 근연식물의 건조한 근피

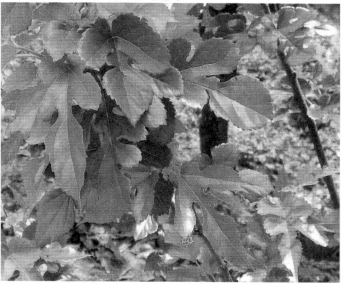
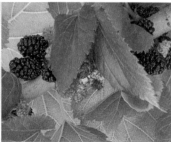
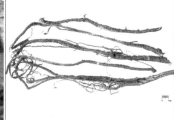

나무류 (산과 들에서 자라는 나무)

■ 전문가의 한마디 ■

맛은 달고 성질은 차갑다. 폐에 작용한다. 기침을 멈추고 이뇨 효과와 함께 종기를 없애는 작용이 있어, 폐에 열이 있어 발생하는 기침, 가슴이 답답하면서 기침을 할 때 효과를 나타낸다. 강압효과가 밝혀져 고혈압 약으로도 이용된다.

약초로 활용하는 처방전

• 팔다리가 아플 때 뽕나무가지 50g을 잘게 썰어 물 500㎖에 달여 1일 3번 나눠 끼니 뒤에 복용하면 효과가 좋다.
• 어깨가 뻐근하고 쑤실 때 뽕나무가지 10g, 직교 8g을 물 200㎖에 달여 1일 3번 나눠 장복하면 좋다.

형태와 특징

높이 6~10m, 꽃은 암수딴그루로서 6월에 피고, 열매는 집합과로 열매 이삭은 긴 구형으로 검은색으로 익는다.

주요성분 Umbelliferone, Scopoletin, Flavonoid(Morusin, Mulberrochromene, Mulberrin), Tannin, Mucin 등이 함유되어 있다.

약리효능 효과

혈압강하, 거담, 항균, 진해, 이뇨, 소종 작용이 있어, 폐열로 인한 기침, 소변불리에 효과가 있다.

약리실험 결과 혈압강하작용, 거담작용, 이뇨작용, 항균작용 등이 있다.

복용사례

지골피, 감초 등과 배합하여 기침과 가래가 많은 것을 다스린다.

채취 및 제법 겨울에 채취하여 코르크층을 제거한 뒤 햇볕에 말려서 사용한다.

복용법 하루에 2~12g을 복용한다.

주의사항

폐의 기운이 허약한 사람과 소변을 많이 보는 사람, 감기로 인해 오한과 함께 기침을 하는 사람은 복용을 피해야 한다.

상심자(뽕나무열매)

학명: Motus alba
이명: 상심자, 상실, 오심, 흑심, Mori fructus

뽕나무 익지 않은 열매

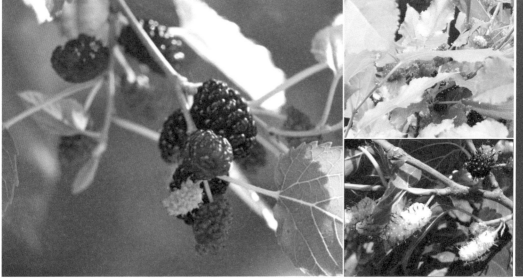

형태와 특징

가지는 회갈색 또는 회백색, 잎은 난상 원형 또는 긴 타원상 난형, 꽃은 암수딴그루이다.

주요성분 과실에는 Catorene, Vit. B1, Vit. B2, Vit. C, Nicotinic acid 등, 유기산, 당류 등이 함유되어 있다.

약리효능 효과

소갈, 어지럽고 귀가 울릴 때, 가슴이 두근거리면서 잠이 안올 때 효과가 좋다.

복용사례

하수오, 여정자, 한련초 등을 배합하여 어지럽고 눈이 침침하거나 귀가 울리는 증상, 불면증 등을 다스린다.

채취 및 제법

열매가 자홍색일 때 채취하여 잡질을 제거한 후 햇볕에 말려서 사용한다.

복용법

하루에 12~20g을 복용한다.

주의사항

소화기가 약하고 속이 차서 설사를 하거나 또는 소화불량이 있는 사람은 복용을 피해야 한다.

■ 전문가의 한마디 ■

맛은 달고 시며 성질은 차갑다. 심장과 간, 신장에 작용한다. 혈액과 진액을 보충하고 열을 내려주는 작용을 가지고 있어 소갈, 가슴이 두근거리면서 잠을 이루지 못할 때 효과를 나타낸다.

상엽(뽕나무잎)

학명: Morus alba
이명: 상엽, 철선자, 경상상엽, Morifolium

뽕나무과 뽕나무류 잎

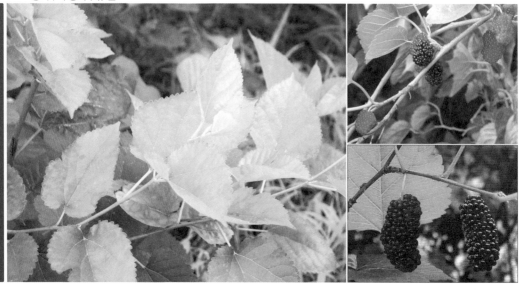

형태와 특징

냄새는 거의 없고 맛은 덤덤하다. 뽕나무, 가새뽕, 산뽕나무(M. bombycis)의 잎을 모두 사용한다.

주요성분 성분은 Rutin, Quercetin, Isoquercetin, Moracetin C-D, 미량의 β-Sitosterol, Lupeol, Campesterol, Inokosterone, Myoinositol, Hemolysin 등이 함유되어 있다.

약리효능 효과 혈당강하, 혈압강하, 이뇨, 항균 작용이 있으며 감기로 인해 발열과 기침, 눈의 충혈과 아플 때 효과가 좋다.

약리실험 결과

혈당량 강하작용, 혈압강하작용, 이뇨작용, 항균작용이 있다.

복용사례 국화, 박하, 연교 등과 배합하여 감기 등으로 인한 발열, 두통, 기침 등을 다스린다.

채취 및 제법 첫 서리가 내린 후에 따서 잡질을 제거한 뒤 햇볕에 말려서 사용한다.

복용법 하루에 6~12g을 복용한다.

주의사항

폐가 약하거나 감기로 인해서 오한이 나면서 기침을 하는 사람은 복용을 피해야 한다.

■ 전문가의 한마디 ■

맛은 달고 쓰며 성질은 차갑다. 폐와 간에 작용한다. 인체의 풍열을 몰아내고 간의 화기를 내리는 작용이 있어 감기로 인해 발열이 심하면서 기침을 하거나 마른기침을 할 때, 눈이 충혈 되거나 아플 때 등에 효과를 나타낸다.

상지(뽕나무가지)

뽕나무과 뽕나무류 잔가지

학명: Morus alba
이명: 상지, 눈상지, 상조, Mori ramulus

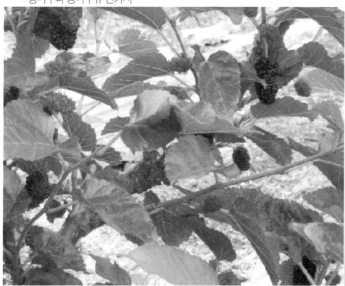
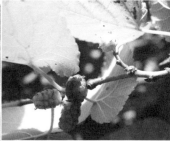
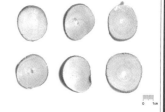

357

형태와 특징

긴 원주형, 바깥면은 회색~회황색이며 황갈색 점상의 피목, 목부는 황백색이며 방사상 무늬가 있다.

주요성분

Tannin, Fructose, Stachyose, 포도당, Maltose, Raffinose, Xylose, Arabinose, Vit. A, K, Na, SiO_2 등이 함유되어 있다.

약리효능 효과

팔다리가 저리고 아프거나 잘 펴지지 않을 때, 류마티스 관절염, 부종 등에 효과가 있다.

복용사례

익모초 등과 배합하여 두드러기 등을 다스린다.

채취 및 제법

늦은 봄과 초여름에 어린 가지를 채취하여 잡질을 제거한 후 햇볕에 말려서 사용한다.

약리실험 결과 혈압강하작용이 있다.

복용법 하루에 12~20g을 복용한다.

주의사항

몸이 허약한 사람은 복용을 피해야 한다.

■ 전문가의 한마디 ■

맛은 쓰고 성질은 어느 한 쪽으로 치우치지 않고 평하다. 간에 작용한다. 몸의 풍기를 몰아내고 기혈이 잘 소통되게 하며 팔다리가 저리고 아프거나 잘 펴지지 않을 때, 류마토이드 관절염, 부종 등에 효과를 나타낸다.

산수유

산수유나무의 성숙한 과실

학명: Cornus officinalis
이명: 산수유, 기실, 산수육, 석조, Corni fructus

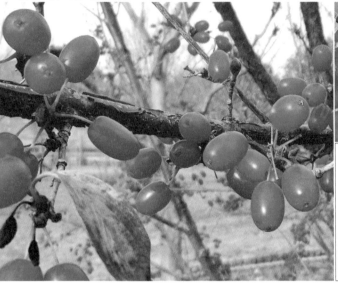
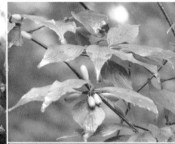
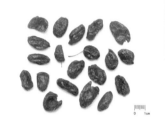

나무류 (산과 들에서 자라는 나무)

358

■ 전문가의 한마디 ■

맛은 시고 떫으며 성질은 약간 따뜻하다. 간과 신장에 작용한다. 신장이 허약해서 발생하는 유정과 소변을 자주 보는 증상, 땀이 그치지 않고 월경이 과다하게 나오는 증상에 효과가 있다.

형태와 특징

높이 5~7m, 꽃은 양성으로서 3~4월에 잎보다 먼저 노란색으로 피고, 열매는 긴 타원형으로 8월에 붉게 익는다.

주요성분 과육에 Cornin, Verbenalin, Saponin, Tannin, Ursolic acid, Tartarix acid, Vit. A가 함유되어 있다.

약리효능 효과 이뇨, 혈압강하, 항암, 억균, 단백질의 소화촉진, 혈중 백혈구 증가 작용이 있고, 유정과 빈번한 소변, 다한증, 월경과다 증상, 허리와 무릎이 아픈데, 팔다리에 힘이 없을 때 약용한다.

약리실험 결과

일시적인 혈압강하작용, 항암작용, 억균작용 등이 있으며, 단백질의 소화를 돕고 혈중 백혈구의 숫자를 증가시키는 작용이 있다.

복용사례 숙지황, 산약, 구기자 등과 배합하여 유정, 소변을 자주 보는 것, 허리와 무릎이 시리고 아픈 증상을 다스린다.

약초로 활용하는 처방전

• 소변이 자주 마렵고 유정일 때 산수유 12g을 가루로 만들어 1회 4g씩 1일 3번 나눠 끼니 뒤에 복용하면 된다.

채취 및 제법 늦가을과 겨울에 채취하여 끓는 물에 약간 삶은 후 씨를 제거하여 햇볕에 말려서 이용한다.

복용법 하루에 8~16g을 복용한다.

주의사항 평소에 몸에 습기와 열이 많은 사람이나 발기지속증이 있는 사람은 복용을 피해야 한다.

상기생(뽕나무겨우살이)

학명: Loranthus parasiticus
이명: 상기생, 기생초, 우목, 완동, 기설, Taxilliramulus

뽕나무겨우살이의 잎과 가지

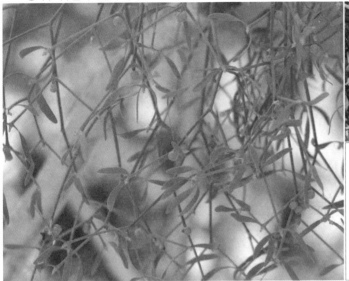
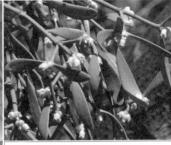
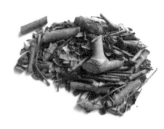

나무류 (산과 들에서 자라는 나무)

형태와 특징

키 30~60cm, 잎은 Y자 모양으로 마주나며, 이른 봄인 3월에 가지 끝에 연노란색 꽃이 핀다.

주요성분 β-Amyrin, Inositol, Avicularin, Quercetin, Quercitrin, Viscotoxin, Viscine, Arabinose, Oleanolic acid 등이 함유되어 있다.

약리효능 효과 혈압강하, 혈중 콜레스테롤 감소, 이뇨, 항균, 항바이러스 작용 등이 있고, 팔다리가 저리고 아프거나 허리와 무릎이 시리고 아플 때, 효과가 좋고, 고혈압에도 좋다.

약리실험 결과 혈압강하작용, 혈중 콜레스테롤을 감소시키는 작용, 이뇨작용, 항균작용, 항바이러스작용 등이 있다.

복용사례 독활, 세신, 진구, 두충 등과 배합하여 풍습으로 팔다리가 저리고 아프거나 허리와 무릎이 시리고 아픈 증상을 다스린다.

채취 및 제법 겨울부터 봄 사이에 채취하여 잡질을 제거한 뒤 햇볕에 말려서 사용한다.

복용법 하루에 12~24g을 복용한다.

주의사항

풍습의 사기가 없는 사람은 복용을 피해야 한다.

■ 전문가의 한마디 ■

맛은 쓰고 달며 성질은 어느 한 쪽으로 치우치지 않고 평하다. 간과 신장에 작용한다.
인체의 풍습을 제거하고 간과 신장의 기운을 보충하고 근골을 강하게 하는 작용이 있으며 혈압을 낮추는 효과도 있다.

약초로 활용하는 처방전

• 갈증이 있을 때 뽕나무겨우살 9g을 가루로 만들어 1회 3g씩 1일 3번 나눠 끼니사이에 복용하면 된다.

상사자(상사나무)

덩굴식물 상사자의 종자, 뿌리, 줄기, 잎

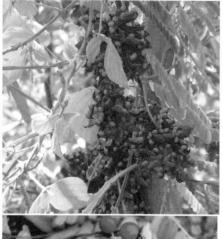

형태와 특징
어린줄기에는 털이 있다. 잎은 쌍수 깃꼴의 겹잎인
데, 작은 잎이 8~20쌍이고 타원형으로 나며, 뒷면
에 털이 있다.

주요성분 종자는 abrine, abrin 뿌리와 줄기, 잎은
glycyrrhizic acid 등이 함유되어 있다.

약리효능 효과 종자는 인체 내의 기생충을 제거. 뿌리
와 줄기, 잎은 열기를 식히고 소변을 잘 나오게 하는
효능이 있다. 뿌리와 줄기, 잎은 간염에 사용한다.

분포 산지 관목숲속에서 자생한다.

채취 및 제법
여름과 가을에 채취해 손질한 다음 햇빛에 말려 사
용한다.

복용법 6~15g. 외용 시에는 적량을 사용한다.

약재의 기미와 성질 종자는 맛이 쓰고 독이 있다. 뿌리와
줄기, 잎은 맛이 달고 성질이 평하다.

소나무

소나무의 가지에 생긴 결절(마디)

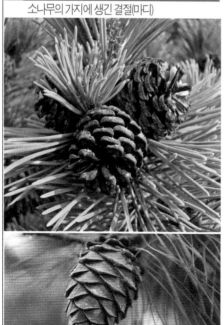

형태와 특징
높이가 15~25m까지 자란다. 가지는 돌려나고 겨
울눈은 긴 원형이며 종갈색이다.

주요성분
cellulose, lignin, volatile oils 등이 함유되어 있다.

약리효능 효과
풍습에 의한 뼈의 통증, 넘어지거나 부딪쳐서 어혈
이 생기고 아픈 병에 효능이 있다.

분포 산비탈에서 자생한다.

채취 및 제법
목재를 벌목할 때 미리 약용부위를 골라서 톱질한
다. 햇볕에 말리거나 응달에서 말린다.

복용법
9~15g을 사용한다.

약재의 기미와 성질
맛이 쓰고 성질이 따뜻하다.

순비기나무(만형자)

학명: Vitex rotundifolia

이명: 만형자, 만형실, 만형자나무, Vitois fructus

마편초과의 낙엽관목, 작은떨기나무인 순비기나무의 익은 열매를 말린 것.

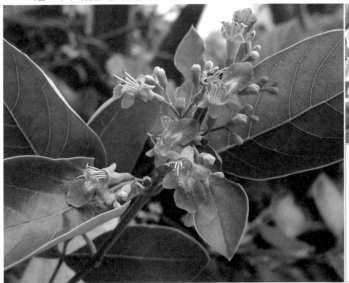

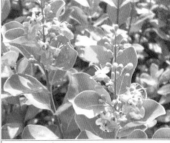

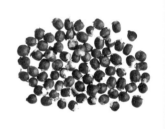

형태와 특징

높이 30~50cm, 꽃은 7~9월에 가지 끝에서 나오는 원추화서로 피고, 꽃받침잎은 술잔 모양이며, 꽃통은 벽자색이다.

주요성분 열매와 잎에 정유가 있으며 Camphene, Pinene, 미량의 Alkaloid, Vit. C, Vitexicarpin(Casticin)이 있다.

약리효능 효과 진정시키고 통증을 멈추게 하는 작용이 있어 신경성 두통과 고혈압으로 인한 두통에 효과가 있으며, 또한 체온중추를 진정시켜 열을 물러가게 하는 작용이 있다고 보고되어 지고 있다.

복용사례 국화, 방풍 등과 배합하여 감기에 두통이 심한 것을 다스린다. 고본, 천궁 등을 배합하여 두풍통을 치료한다.

채취 및 제법

가을에 과실이 성숙하면 채취하여 햇볕에 말려서 사용하거나 황색이 될 때까지 볶아서 사용한다.

복용법

그대로 술에 불려 찌거나 볶아서 하루 6~9g을 탕약, 알약, 가루약 형태로 복용한다.

주의사항

빈혈로 머리 아픈 사람과 소화기가 약한 사람은 피해야 한다.

■ 전문가의 한마디 ■

쓰고 매운 맛이면서 성질은 약간 차며 독은 없다. 방광과 간과 대장에 작용하여 감기로 인한 두통, 어지럼증, 눈이 빨개지고 아픈 증상에 좋다. 습으로 인한 저림증과 근육이 떨리는 증상에도 사용하면 좋은 효과가 있다.

약초로 활용하는 처방전

• 감기로 나타나는 두통엔 순비기나무 열매 12g을 물 200㎖로 달여 1일 3번 나눠 복용하거나, 만형자 12g을 가루로 만들어 1회에 4g씩 1일 3번 나눠 복용하면 좋다.

신이(자목련 꽃봉오리)

학명: Magnolia liliflora, M. denudata, M. kobus
이명: 신이, 후도, 망춘화, Magnoliae flos

목련과 낙엽목인 자목련의 꽃봉오리를 건조한 것

나무류 〈산과 들에서 자라는 나무〉

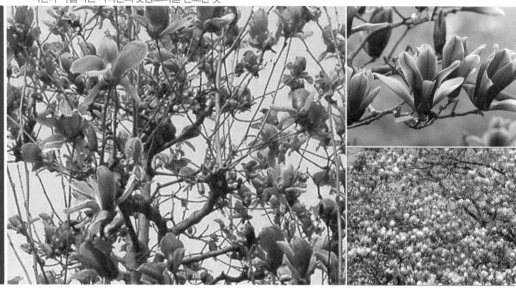

362

■ **전문가의 한마디** ■

맛은 맵고 성질은 따뜻하다. 폐와 위에 작용한다. 감기로 인하여 코가 막히고 콧물이 나는 증상에 효과가 있다.

형태와 특징

털 많은 겨울눈, 잎은 어긋나며 꽃은 4~5월 잎보다 먼저 흰색으로 핌, 열매는 적갈색 원통형, 종자는 적색이다.

주요성분 백목련의 꽃봉오리에는 정유가 함유되어 있으며, 그 속에는 citral, eugenol, 1,8-cineol이 함유되어 있다.

약리효능 효과

흥분, 발산, 강압, 산풍, 국부수렴, 혈압강하, 자궁흥분, 항진균 효능이 있고, 코막힘, 축농증, 두통, 오한, 발열, 전신통, 가래 기침에 사용한다.

복용사례

창이자, 백지 등과 배합하여 콧물, 코막힘 등을 다스린다.

채취 및 제법 이른 봄에 아직 피지 않은 꽃봉오리를 채취하여 잡질을 제거한 후 그늘에서 말려서 이용한다.

복용법

하루에 4~12g을 복용한다.

주의사항

몸에 음액이 부족하여 열이 나는 사람과 기가 허약한 사람, 위에 열이 있어서 치통이 발생한 사람 등은 복용을 피해야 한다.

약초로 활용하는 처방전

• 코가 막힌 것을 열리게 한다. 가루를 내어 한 번에 4g씩 파 밑(총백)과 차를 달인 물로 먹는데 조금씩 자주 먹는다. 또는 솜에 싸서 콧구멍을 막아도 된다[본초].

아위

산형과 여러해살이풀 부강아위의 수지

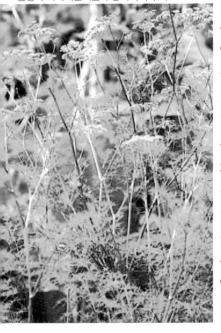

형태와 특징

높이가 1.5m정도로 자란다. 줄기가 굵고 단단하며, 밑동 가까이에서 가지를 뻗어 둥근모양이 된다.

주요성분 volatile oils 등이 함유되어 있다.

약리효능 효과

음식물이 소화되지 않고 위에 머물러 있는 증, 어혈로 인해 뱃속에 덩어리가 생기는 병, 뱃속에 생긴 덩어리에 효능이 있다.

분포 말라버린 강에서 자생한다.

채취 및 제법 늦은 봄과 초여름, 꽃이 왕성하게 필 때부터 첫 열매가 달릴 때까지 순차적으로 줄기상부에서 하부까지 비스듬히 줄기를 잘라 흘러나오는 유상의 수지를 채취해 응달에서 말려 사용한다.

복용법 1~1.5g을 사용한다.

약재의 기미와 성질

맛이 쓰고 매우며, 성질이 따뜻하다.

욱리인(산앵도)

낙엽교목인 앵도, 이스라지 성숙한 종자

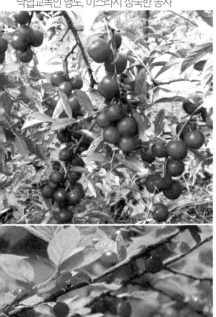

형태와 특징

높이 1m, 잎은 어긋나며 난형, 꽃은 5월에 분홍색으로 핀다.

주요성분 Afzelin, Ikurinin albumin IR-A, Ikurinin albumin IR-B, Muningin, Protocatechuic acid, Prunuside, Ursolic acid, Vanillic acid 등이 함유되어 있다.

약리효능 효과

대변과 소변 변통, 부종과 각기병 등에 좋다.

채취 및 제법 가을에 성숙한 과실을 채취하여 꿀에 하루 동안 담갔다가 그늘에 건조하여 사용한다.

복용법 3~9g을 사용한다.

약재의 기미와 성질 맛이 맵고 쓰며, 성질이 평하다. 몸 안에 진액이 고갈 되어 장이 마르는 증상, 음식이 소화되지 않고 오랫동안 정체되어 기가 순환되지 못하고 머물러 있는 것에 효능이 있다.

안식향

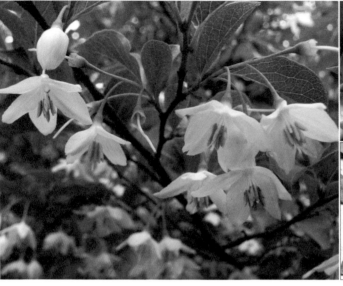

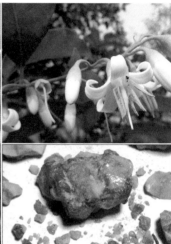

안식향나무 상처 수지 말린 것

학명: Styrax benzoin, S. tonkinensis
이명: 안실향, 안식향지, Benzoinum

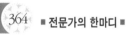

나무류
(산과 들에서 자라는 나무)

364

■ 전문가의 한마디 ■

맛은 맵고 쓰며 성질은 어느 한쪽으로 치우치지 않고 평하다. 심장과 비장에 작용한다. 담을 제거하는 작용이 있어서 열병으로 인해 의식이 혼미하고 가래가 많이 끓는 증상, 중풍으로 인해 가래가 끓는 증상 등에 이용된다.

약초로 활용하는 처방전

안식향(安息香)
• 사기, 헛것, 귀주, 악기, 귀태를 치료한다. 태워서 4g씩 술에 타 먹는다.
• 부인이 밤에 잘 때 꿈에 헛것과 성교하는 것을 치료한다. 석웅황과 섞어서 알약을 만들어 태우면서 그 연기를 단전혈에 쏘이면 영영 그런 꿈을 꾸지 않는다.

형태와 특징

수마트라안식향은 구형의 과립을, 표면은 적갈색 또는 회갈색이며 신선한 것은 유백색이다.

주요성분 안식향에는 수지가 약 90% 함유, 주요성분은 Benzaldehyde, benzoic-zcid, cinnamic-acid, sumaresinoic-acid, vanillin 등이 함유되어 있다.

약리효능 효과

방부 및 거담작용이 있고, 개규행기혈, 벽사악, 안심신, 난신기, 활혈, 지통, 안신, 거강신 효능이 있다.

복용사례 소합향, 사향 등과 배합하여 열병으로 정신이 혼미하거나 인사불성의 증상을 다스린다.

채취 및 제법 여름과 가을에 수령 5~10년생 안식향 나무에 삼각형의 상처를 만들고, 1주일간 여기서 나오는 백색의 수지를 채취하여 건조하여 이용한다.

복용법 하루에 0.6~1.5g을 복용한다.

주의사항

기가 허하여 음식을 잘 먹지 못하거나 인체의 음액이 부족하여 열이 나는 사람은 복용을 피해야 한다.

해동피(엄나무)

학명: Kalopanax pictus
이명: 정동피, 자동피, 자통, Kalopanacis Cortex

엄나무의 건조한 뿌리 및 껍질

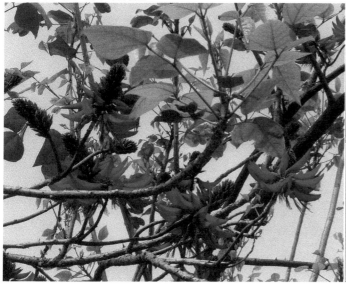
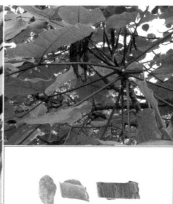
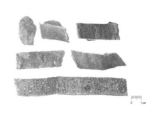

나무류 (산과 들에서 자라는 나무)

365

형태와 특징

크기는 25cm에 달함, 잎은 어긋나며 5~7개 열편, 꽃은 황록색의
산형화서, 열매는 둥근 핵과로 검은색이다.

주요성분 소량의 Alkaloid와 Flavonoid, 정유 등이 있고,
Triterpene 배당체인 Saponin 2.4% 들어 있다. 뿌리에는
kalopanaxsaponin A와 B가 있다.

약리효능 효과

요통, 습진, 피부병 및 기침, 객담, 신장병, 당뇨병, 위염, 위궤양,
배뇨장애, 신경통, 류머티즘에 약용한다.

복용사례

영양각, 의이인, 방풍, 강활 등과 배합하여 사지가 마비되고 저리
거나 관절이 당기듯 아픈 증상을 다스린다.

채취 및 제법 늦은 봄부터 이른 가을 사이에 채취하여 껍질을 벗긴
다음 겉껍질을 제거한 후 햇볕에 말려서 이용
한다.

복용법 하루 6~12g을 복용한다.

주의사항

혈이 허하고 부족한 사람은 복용을 피해야 한다.

■ 전문가의 한마디 ■

맛은 쓰고 성질은 평
하다. 비장과 위, 간,
신장에 작용한다. 기
침, 객담, 신장병, 당
뇨병, 위염, 위궤양,
배뇨장애, 신경통, 류
머티즘에도 효과가
있다.

약초로 활용하는 처방전
• 풍습으로 허리와 무릎이 아픈 데 엄나무껍질
38g, 우슬 38g, 오가피 38g, 산궁궁 · 강활 · 지
골피 · 율무씨 · 생지황 각각 19g, 감초 8g으로
약술을 만들어 쓴다. 한번에 20mℓ씩 하루 3번
복용한다.

오갈피나무

학명: Acanthopanax sessiliflorus, A. seoulense, A. chiisanensis
이명: 남오가피, 엽목, Acanthopanacis cortex

두릅나무 낙엽교목인 오갈피의 뿌리껍질을 건조한 것

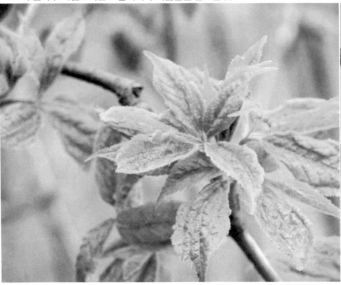
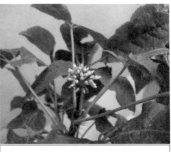
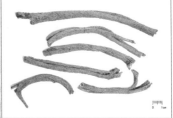

366

■ 전문가의 한마디 ■

맛은 맵고 쓰며 성질은 따뜻하다. 간과 신장에 작용한다. 몸이 저리고 아픈 증상이나 근골이 약하고 힘이 없는 증상 등에 효과가 있다. 또한 부종과 각기 등에도 이용된다.

형태와 특징

높이 3~4m, 줄기 껍질은 회색, 잎은 3~5개 장상, 꽃은 8~9월에 자줏빛으로 피고, 열매는 장과로 타원형이다.

주요성분

정유, acanthoside B, β-sitostanol, campesterol, daucosterol, savinin, sesamin, stigmasterol 등이 함유되어 있다.

약리효능 효과

중추, 흥분, 비특이적 면역강화, 강심, 강장 작용 등이 있고, 몸이 저리고 아픈데, 부종과 각기 등에 이용된다.

복용사례

우슬, 두충, 속단, 상기생 등과 배합하여 간과 신이 허약하여 근육과 뼈가 뒤틀리는 증상을 다스린다.

채취 및 제법 여름과 가을에 채취하여 잡질을 제거한 후 햇볕에 말려서 이용한다.

복용법

하루에 8~16g을 복용한다.

주의사항

음액이 부족하여 몸에 열이 나는 사람은 복용을 피해야 한다.

약초로 활용하는 처방전

• 옴으로 곪는 것을 막고 가려움을 멈추게 할 때 잘게 썬 오갈피나무껍질 15g을 진하게 달여 건더기를 건져내고 1일 3번 옴 부위에 발라주면 된다.

가시오갈피나무

학명: Acanthopanax senssiliflorus
이명: 자오가, 가시오갈피, 시베리아인삼, Siberian ginseng

낙엽소관목인 가시오갈피나무의 근피 혹은 수피

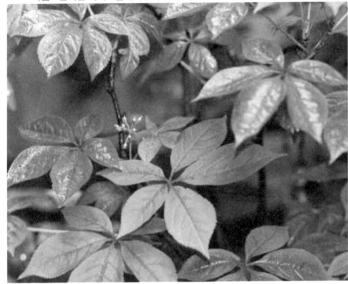
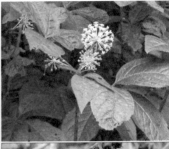
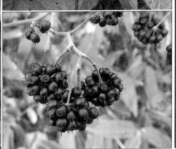

형태와 특징

높이 2~3m, 전체에 가늘고 긴 가시가 있음, 잎은 장상으로 어긋 나며 넓은 타원형이다.

주요성분 3alpha, 29-Dihydroxy-23-oxo-12-oleanen-28-oic acid, Linolenic acid, Palmitic acid, Spinogenin C3, C2, C5, C6 및 C7, Vit. A, B1 등이 함유되어 있다.

약리효능 효과 신체기능과 면역기능 향상, 항암, 성기능향상 등의 작용이 있고, 고혈압, 당뇨병에 좋고, 관절염, 류머티즘, 요통, 퇴행성관절증후군, 부종, 각기 타박상, 종창, 신경쇠약, 우울증, 불면증 등에 효과가 좋다.

약리실험결과

중추신경 흥분작용, 비특이적 면역강화작용, 강심작용, 강장작용 등이 있음이 밝혀졌다.

채취 및 제법

여름과 가을에 채취하여 껍질을 제거한 후 햇볕에 말려서 사용한다.

복용법

하루에 8~16g을 복용한다.

■ **전문가의 한마디** ■

맛은 맵고 쓰며 성질은 따뜻하다. 간과 신장에 작용한다. 풍습을 없애고 경락을 잘 소통하게 하며 진통작용을 가지고 있고 간장과 신장의 기능을 튼튼하게 하여 근육과 뼈를 튼튼하게 하는 작용이 있다.

오약

학명: Lindera strychnifolia
이명: 천태오약, Linderae radix

오약의 건조한 괴근

나무류 (산과 들에서 자라는 나무)

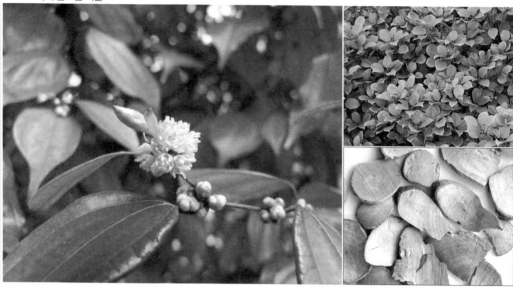

■ 전문가의 한마디 ■

맛은 맵고 성질은 따뜻하다. 비장과 폐, 신장, 방광에 작용한다. 찬 기운이 몸안에 뭉쳐서 된 통증과 생리통, 소변을 자주 보는 증상과 유뇨증, 구토와 소화불량 등에 효과가 있다.

형태와 특징

높이 5m. 뿌리는 길고 통통하며, 잎은 홀수 1회 깃꼴겹옆, 꽃은 4~5월에 담황색, 9월에 검고 둥근 열매이다.

주요성분

1-borneol, linderene 및 그 Acetate, Epicatechin, Hesperidin, Proanthocyanidin B2 등이 함유되어 있다.

약리효능 효과

행기지통, 온신산한 효능이 있으며 진통, 건위, 장연동 촉진 작용이 있다.

복용사례

목향, 오수유, 지각 등과 배합하여 차가운 기운이 뭉쳐서 된 가슴과 복부의 통증을 다스린다.

채취 및 제법 겨울과 이듬해 봄에 채취하여 잡질을 제거한 후 물에 담그었다가 부드러워지면 썰어서 햇볕에 말려서 이용한다.

복용법 하루에 6~12g을 복용한다.

주의사항

기운이 허약하거나 몸에 열이 있는 사람은 복용을 피해야 한다.

약초로 활용하는 처방전

• 방광과 신장 사이가 차고 아픈 것을 치료한다. 달여서 먹거나 알약을 만들어 먹는다.
• 일체 기병을 치료한다.
침향과 같이 갈아서 달여 조금씩 먹는다. 가슴과 배에 냉기가 심한 것도 치료하는데 곧 편안해진다.

건칠(옻나무진)

학명: Rhus trichocarpa, R. verniciflua
이명: 건칠, 흑건칠, 마른옻, Lacca sinica exsiccata

활엽수인 옻나무의 수지를 말린 것

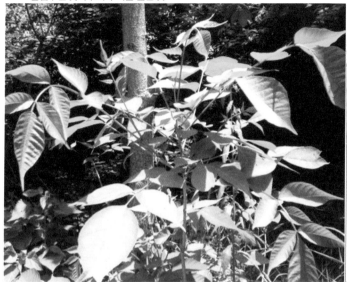
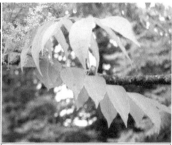
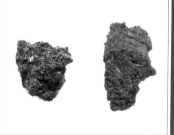

369

형태와 특징

크기가 고르지 않은 덩어리 모양으로 유통되며, 표면은 흑갈색으로 부서지기 쉽다.

주요성분 Urushiol(80%), Hydrourushiol, 소량의 고무질, Laccase에 의한 공기 중에 산소를 흡수하여 검은 수지상이다.

약리효능 효과 혈액촉진, 어혈제거, 신경통, 월경불순, 월경통, 자궁의 종양, 골수염, 갖가지 암 치료하는 것으로 알려졌다.

복용사례 빈랑, 사군자를 배합하여 회충으로 인한 복통에 사용한다.

채취 및 제법 4~6월에 4m이상 자란 나무에 흠집을 내놓고 흘러내린 진을 긁어모아 말리는데 작은 용기에 흰 종이를 깔고 건칠을 넣은 다음 뚜껑을 덮고 그 사이를 진흙으로 봉하여 흰 종이가 누렇게 될 때까지 열을 가한 후 꺼내어 가루 내어 사용하거나 채취한 수지를 까맣게 볶아서 사용한다.

복용법 하루 3~6g을 알약, 가루약 형태로 먹는다.

주의사항 독성이 있으므로 나무의 진을 그대로 생용 해서는 안 되며 반드시 위와 같은 방법으로 가공하여 사용하고 탕제에는 넣지 않는 것이 원칙이다. 임산부와 몸이 허약하고 어혈이 없는 사람에게는 쓰지 않는다.

■ 전문가의 한마디 ■

맛은 쓰고 매우며, 성질은 따뜻하고 독성이 있다. 경맥을 통하게 하고 혈액을 잘 흐르게 하여 어혈을 풀어주는 효과가 있어 부인들의 월경불순, 월경통, 자궁의 종양에 사용된다.

용뇌향(빙편, 용뇌수)

상록교목인 용뇌향수의 가공된 수지

학명: Dryobalanops aromaticag
이명: 빙편, 용뇌, 용뇌향, Borneolum syntheticum

나무류 (산과 들에서 자라는 나무)

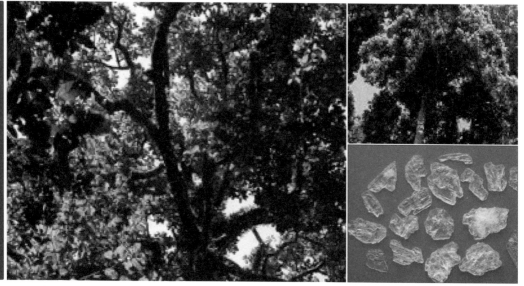

370

형태와 특징

상록교목인 용뇌향수의 수지, 용뇌수 가지의 삼출 건조수지와 가지를 썰어 수증기증류법으로 승화시켜서 냉각한 결정체이다.

주요성분 수지성분으로 D-Borneol, 정유에는 다량의 Terpene류 함유, Triterpenoide 물질로 Oleanolic acid, Alphitolic acid, Asiatic acid 등이 함유되어 있다.

약리효능 효과 소아 경기, 중풍, 고열과 정신이 혼미할 때, 인후두염, 구내염, 눈병 및 각종 염증 등에 이용된다.

약리실험 결과 항균작용과 항염작용이 있으며, 국소적인 진통작용과 방부작용이 있다.

복용사례 사향 등과 같이 배합하여 정신이 혼미하거나 열이 나면서 경련을 하는 증상을 다스린다.

채취 및 제법 용뇌향수의 수지를 가공하거나 건조된 수지와 가지를 채취하여 증류한 후 냉각시킨 결정체를 이용한다.

복용법 하루에 0.15~0.3g을 복용한다.

주의사항 기혈이 허약한 사람은 복용을 피하여야 하며 임산부의 경우에는 반드시 한의사와 상의한 후 복용해야 한다.

약초로 활용하는 처방전

• 일반적으로 환약 또는 가루약으로 쓰며 달임 약으로는 쓰지 않는다.

유향나무

감람과의 늘푸른큰키나무 매적유향의 수지

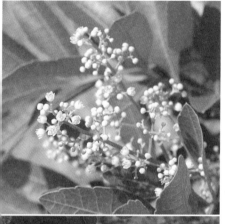

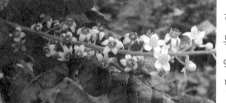

형태와 특징

높이가 5~6m정도 자란다. 잎은 기수우상복엽으로 어긋나고 줄기의 맨 끝에서 성기게 난다.

주요성분

boswellic acid, olibanoresene, araban 등이 함유되어 있다.

약리효능 효과

가슴과 배 부위가 전체적으로 아픈 것, 근맥이 경련하고 통증이 있는 증상, 외상으로 인한 온갖 병에 효능이 있다.

채취 및 제법

봄과 여름에 나무를 벌목해서 나오는 수지를 채취하여 햇볕에 말려서 사용한다.

복용법 3~10g을 사용한다.

약재의 기미와 성질

맛이 맵고 쓰며, 성질이 따뜻하다.

합환피(자귀나무)

자귀나무의 수피

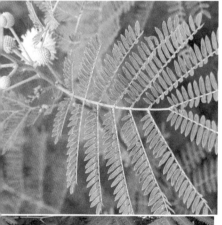

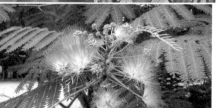

형태와 특징

높이 3~5m, 꽃은 6~7월에 피고, 꼬투리는 9~10월에 익으며, 길이 15cm, 5~6개의 종자가 있다.

주요성분 껍질에 Alkaloid, Tannin, Saponin이 있고, 그 외 Trihydroxyflavone, Acacic-acid, Albizziin, Saponin, Tannin 등이 함유되어 있다.

약리효능 효과 수피는 강장, 흥분, 이뇨, 구충, 진해, 진통, 살충 작용이 있으며 충독, 안오장, 창종, 늑막염, 타박상 등에 쓰인다.

채취 및 제법

여름과 가을에 껍질을 채취해 건조하여 사용한다.

복용법 5~15g을 사용한다.

약재의 기미와 성질 맛이 달고 성질이 평하다. 심신안정, 마음이 어둡고 가슴이 답답한 상태로 잠을 못자는 것, 폐부에 생긴 옹양, 국부적으로 일어나는 종창에 효능이 있다.

저령

단풍, 상수리, 떡갈나무의 기생하는 저령의 균핵

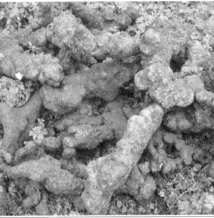

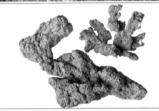

형태와 특징

균핵체는 가랑잎이 쌓인 땅 속에서 생김, 생강처럼 울퉁불퉁한 덩어리, 겉은 검은 밤색이다.

주요성분

수용성 다당류인 α-hydroxy-tetracosanoic acid, ergosterol, Biotin 등이 함유되어 있다.

약리효능 효과

이뇨, 혈압강하, 항암 작용이 있으며 부종, 설사, 소변이 혼탁한데, 대하 등에 약용한다.

복용사례

택사, 복령 등과 배합하여 소변이 잘 안나오는 것을 다스린다.

채취 및 제법 봄과 가을에 채취하여 말린다.

복용법 하루에 8~16g을 복용한다.

주의사항

증상이 없으면 쓰지 않는다.

정류

갈잎떨기나무 위성류의 어린(햇가지)가지

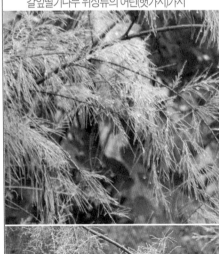

형태와 특징

키가 5~7m까지 자란다. 나뭇가지는 가늘고 길어지면서 밑으로 처진다.

주요성분

querietii monomethylether 등이 함유되어 있다.

약리효능 효과 풍습성 관절염, 소변량이 줄거나 잘 나오지 않거나 심지어 막혀서 전혀 나오지 않는 병. 외용 시에는 풍진으로 전신의 피부가 가려운 증상에 효능이 있다.

분포 집주변이나 정원에서 심기도 한다.

채취 및 제법

5~6월 꽃이 필 때 햇가지를 채취한 다음 절단해 응달에서 말린다.

복용법 3~9g. 외용 시에는 적량을 사용한다.

약재의 기미와 성질

맛이 달고 성질이 평하다.

정향

학명: Eugenia aromatica, E. caryophylata
이명: 송정향, 공정향, Lepidi semen

정향나무의 꽃봉오리를 말린 것

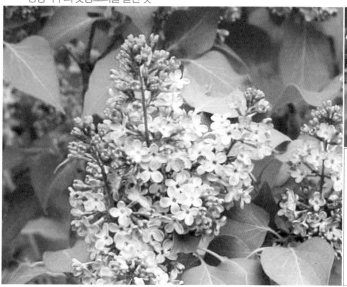
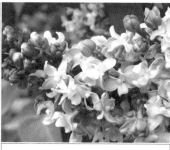
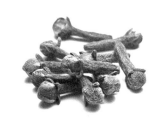

나무류 (산과 들에서 자라는 나무)

형태와 특징

높이 약 20m, 잎은 난형, 몰루카 섬 원산이며, 잔지바르가 세계적인 산지, 줄기는 매끈하며 잎은 타원형이다.

주요성분 꽃봉오리에는 Eugenol, Acetyl euggenol, Chavicol, Humulene, Epoxydihydrocaryophyllene 등이 함유되어 있다.

복용사례

인상, 생강 등과 배합하여 위장 기운이 부족하고 차가워 생기는 구토증을 다스린다.

약리효능 효과

건위, 억균 작용이 있으며 향이 좋아 서양요리에서 향신료로도 사용되고, 복부의 냉증, 구토, 식욕부진, 복통, 딸꾹질 등에 약용한다.

채취 및 제법

늦은 여름에 꽃봉오리가 풀색으로부터 분홍색으로 변할 때 따서 햇볕에 말린다.

복용법

하루 1~3g을 탕제, 가루약, 알약으로 먹는다.

주의사항

열이 있는 증상과 진액이 마르고 열이 왕성한 데는 쓰지 않는다.

373

■ 전문가의 한마디

맛은 맵고 성질은 따뜻하다. 비장, 위, 신장에 작용한다. 신장의 양기 부족으로 오는 무릎과 허리의 통증이나 시린감에 좋으며, 생식기가 차고 아픈데, 회충증 등에도 좋다.

약초로 활용하는 처방전

• 비를 따뜻하게 하는데 비에 냉기가 있어서 비기가 고르지 못한 것을 치료한다. 달여서 먹거나 가루 내어 먹어도 다 좋다.
• 위가 찬 것을 치료하는데 위를 따뜻하게 한다. 달여서 먹거나 가루를 내어 먹는다.

조협(쥐엄나무)

학명: Gleditsia japonica var. koraiensis
이명: 저아조, 조각, Gleditsiae fructus

조각자나무의 미성숙한 과실을 건조한 것

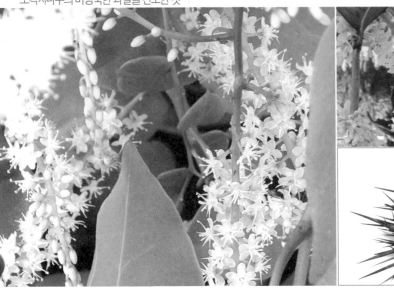
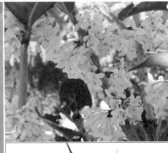
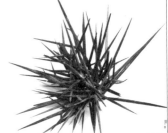

형태와 특징

높이 15~20m, 편평한 가시가 있고, 잎은 어긋나고 1~2회 깃꼴겹잎, 꽃은 6월에 연황색이다.

주요성분

Triterphene, Saponin, Tannin, Gledinin, Glekinin, Glediegenin, Gleditschiasaponin, Cerylalcohol, Nonacosane, Stigmasterol, Stigmasterol, Triacanthin 등이 함유되어 있다.

약리효능 효과

배농, 부종, 옹종, 위·십이지장궤양, 종창, 창종, 피부소양증 등의 피부 염증 등의 외상치료에 사용된다.

채취 및 제법

가을에 성숙한 과실을 채취하여 햇볕에 말려두고, 사용시 파쇄하여 사용한다.

복용법

1~1.5g, 외용 시에는 적량을 사용한다.
외용은 살갗에 생기는 외옹이 곪아 터진 뒤 오래도록 낫지 않아 부스럼이 되는 병에 효능이 있다.

■ 전문가의 한마디 ■

맛이 맵고 성질이 따뜻하며, 약간 독이 있다. 갑자기 정신을 잃고 넘어지면서 팔다리가 싸늘해지는 것, 중풍으로 입아귀가 경직되어 입이 열리지 않는 것, 기침으로 담이 몰려서 특정 부분의 순환, 소통을 방해하는 병에 효능이 있다.

약초로 활용하는 처방전

• 중풍으로 이를 악물고 정신을 차리지 못하는 것을 치료한다. 주염열매를 가루 내어 코에 불어넣어 주면 재채기를 하고 곧 깨어난다.
• 중풍으로 입이 비뚤어졌을 때 주염열매 가루를 식초에 개어 오른쪽이 비뚤어졌으면 왼쪽에 바르고 왼쪽이 비뚤어졌으면 오른쪽에 바르는데 마르면 갈아 붙인다.

종려나무(종려피)

학명: Trachycarpus fortunei
이명: 종판, 종골, 진종피, Trachycarpi Petiolus

사철푸른 키나무인 종려나무 수피 말린 것

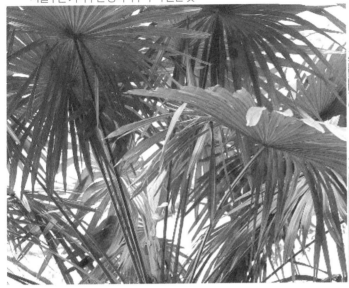
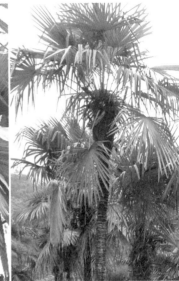

375

형태와 특징

종려피는 Trachycarpus fortunei 및 동속식물의 해묵은 줄기 겉 껍질과 섬유질을 제거한 수피를 약용한다.

주요성분

Tannin과 다량의 섬유소가 함유되어 있다.

약리효능 효과

종려피는 수렴, 지혈 작용이 있어 각종 출혈증에 사용된다.

복용사례

대계, 소계, 산치자, 모근 등과 배합하여 구토성 출혈을 다스린다.

채취 및 제법

가을에 섬유 모양의 입꼭지를 잘라 햇볕에서 말린다. 약제를 밀폐 한 가마 안에서 가열하여 태운다음 가루내어 사용한다.

복용법

하루 3~6g을 먹거나 하루 9~15g을 달여 먹는다.

주의사항

급성 출혈증이나 어혈이 있는 경우는 복용을 피해야 한다.

■ **전문가의 한마디** ■

맛은 쓰고 떫으며 성 질은 평하다. 간과 비 장에 작용한다. 피를 토하거나 코피가 나 거나 대변혈, 피오줌, 성기출혈, 외상성 출 혈, 설사, 옴 등에 사 용한다.

진피(물푸레나무)

학명: Fraxinus rhynchophylla, F. sieboldiana
이명: 진피, 백심목피, 물푸레껍질, Fraxini cortex

물푸레나무의 가지와 줄기껍질을 건조한 것

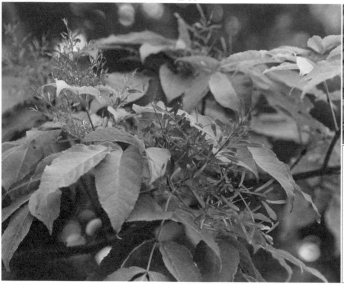

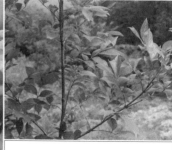

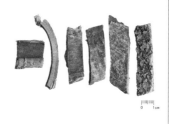

나무류 (산과 들에서 자라는 나무)

376

■ 전문가의 한마디 ■

맛은 쓰고 떫으며 성질은 차갑다. 간과 담, 대장에 작용한다. 뇨산증, 이질, 장염, 여성의 대하 등 습열이 원인이 되는 질환과 간담의 화로 눈에 염증이 생겨 붓고 아픈 경우, 눈에 예막이 생겨 잘 보이지 않는 경우 등에 광범위하게 사용한다.

형태와 특징

높이 10m, 잎은 마주나고, 홀수 1회깃꼴겹잎, 꽃은 5월에 피며, 열매는 사과로서 길이 2~4cm이다.

주요성분

Aesculin, Aesculetin, Esculin, α-Mannitol, Fraxin, Fraxetin, Tannin 등이 함유되어 있다.

약리효능 효과

장연동운동억제, 혈압상승, 항염, 이뇨, 혈액응고억제 작용이 있고, 요산증, 이질, 장염, 여성의 대하 등에 사용한다.

복용사례

백두옹, 황련, 황백 등과 배합하여 열성 이질로 변을 보고도 뒤가 무거운 증상을 다스린다.

채취 및 제법

봄과 가을에 채취하여 그늘에서 말린다.

복용법

6~12g을 복용한다.

주의사항

소화기가 허약한 사람은 복용을 피해야 한다.

약초로 활용하는 처방전

• 급성 대장염과 적리 때 물푸레나무껍질 30g을 달여 1일 15g을 2번 나눠 복용하면 된다.
• 물푸레나무껍질 20g을 달여 1일 3번 나눠 끼니 뒤에 복용하면 장운동을 원활하게 하고 염증을 제거해준다.

참죽나무(춘저)

갈잎큰키나무 참죽나무의 나무껍질과 뿌리껍질

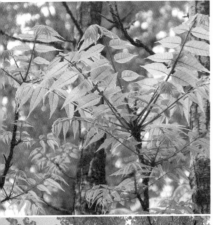

형태와 특징

나무껍질은 회갈색이고 세로로 갈라져 있다. 어린 가지에는 털이 없고 어긋난다.

주요성분 뿌리에 Toosendanin 등이 함유되어 있다.

약리효능 효과 원기가 약하여 대장을 다스리지 못하거나, 기침할 때 숨은 가쁘나 가래 끓는 소리가 없는 증상, 폐결핵으로 기침이 심할 때 피를 토하는 것에 효능이 있다.

분포 산비탈 성긴 숲에서 자생하거나 재배한다.

채취 및 제법

사시사철 채취가 가능한데, 채취 후에는 햇볕에 말린다.

복용법

6~12g. 외용 시에는 적량을 사용한다.

약재의 기미와 성질

맛이 쓰고 떫으며, 성질이 서늘하다.

측백나무

측백나무의 가지와 잎을 말린 것

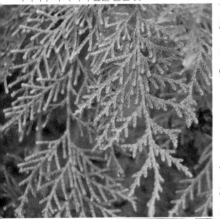

형태와 특징

측백나무 가지와 잎을 약용하고, 키는 작으며 수꽃은 둥글고, 황갈색으로 가지 끝에 1개 달린다.

주요성분 juniperic acid, thujone, mayurone, sabinic acid 등이 함유되어 있다.

약리효능 효과

각종 출혈증상(코피, 위장출혈, 피오줌, 부정자궁출혈, 산후출혈, 적리), 만성기관지염, 머리칼이 빠지는 데, 흰 머리카락에 사용한다.

복용사례 포황, 애엽 등과 배합하여 출혈증을 다스린다.

채취 및 제법 아무 때나 채취할 수 있으나 흔히 봄, 가을에 잎이 붙은 어린 가지를 잘라 그늘에서 말려서 이용한다.

복용법 하루에 6~12g을 복용한다.

주의사항 몸에 진액이 부족한 사람과 변비가 있는 사람은 복용을 피해야 한다.

치자나무

치자나무의 성숙한 과실을 건조한 것

학명: Gardenia jasminoides for. grandiflora
이명: 목단, 산치자, 황치자, Gardeniae fructus

나무류 (산과 들에서 자라는 나무)

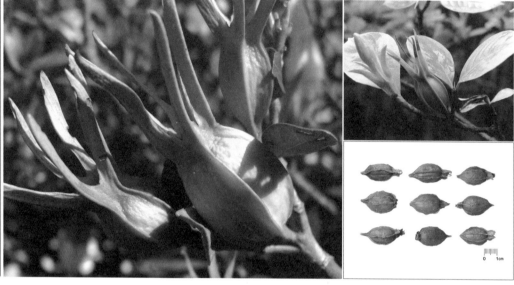

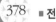
378

■ **전문가의 한마디** ■

맛은 쓰고 성질은 차 갑다. 심장과 간, 위, 폐, 삼초에 작용한다. 가슴이 답답하고 불 편하면서 잠이 잘 오 지 않고 뒤척이게 되 며 눈이 벌개지고 구 강과 인후에 염증이 생기기도 하는데, 치 자는 상초의 열을 내 려주어 이러한 증상 들을 개선시켜 준다.

약초로 활용하는 처방전

• 치자 8g, 인진호 22g, 대황 8g을 섞어 만들 어 황달 치료에 널리 써온 처방으로서 간염에 쓴다. 달여서 하루 3번에 나누어 복용한다.
• 가슴이 답답하고 잠을 못자는 데 치자 8g, 약전국 40g을 섞어 달여서 하루에 3번 나누어 복용한다.

형태와 특징

높이 1.5~2m, 잎은 대생, 꽃은 6~7월에 흰색, 열매는 긴 타원형으로 9월에 노란빛을 띤 붉은색으로 익는다.

주요성분 주성분은 색소인 Crocin과 Iridoid 배당체인 Genipin, Geniposide, Gardenoside이 있다.

약리효능 효과

가슴이 답답하고 잠이 안오는데, 눈충혈, 구강과 인후에 염증, 오줌이 잘 안 나오는데, 소갈, 황달, 코피, 오줌이나 대변에 피가 섞여 나오는 증상 등을 다스린다.

복용사례

담두시 등과 배합하여 가슴이 답답하고 잠을 못 이루는 증상을 다스린다.

채취 및 제법 여름과 가을에 잘 익은 열매를 채집하여 햇볕에 말린 후 약으로 하는데 생것을 쓰거나 볶아서 사용한다.

복용법 하루에 3~10g을 달여서 복용한다.

주의사항

식욕이 없이 속이 더부룩하면서 설사를 하는 사람은 복용을 피해야 한다.

침향

백목향의 수지가 함유된 목재

학명: Aquilariae agallocha
이명: 밀향, 침수향, Aquilariae resinatum lignum

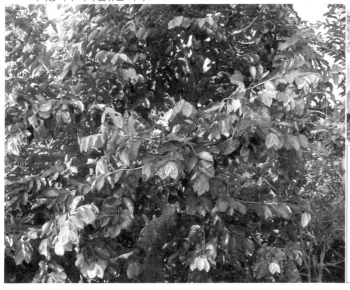
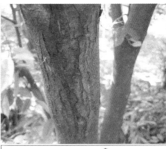
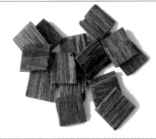

형태와 특징

줄기는 회갈색, 잎은 어긋나며 두껍고, 꽃은 황록색, 열매는 달걀
모양으로 딱딱하며, 종자는 흑갈색으로 난형이다.

주요성분

정유의 26%는 Benzyl acetone, P-Methoxybenzyl acetone, 11%
는 Terpen alcohol 이고, Hydrocinnamic acid 등이 함유되어 있
다.

복용사례 오약, 목향, 빈랑 등과 배합하여 가슴과 배가 그득하면서
아픈 것을 다스린다.

약리효능 효과

기침, 구토, 딸꾹질 및 배가 그득하고 아픈데, 변비, 소변이 뿌옇게
나오는데 약용한다.

채취 및 제법 일 년 중 아무 때나 채취하여 그늘에 말린다.

복용법 하루에 2~4g을 복용한다.

주의사항

진액이 없으면서 열이 있는 사람이나 허약한 사
람은 복용에 주의하여야 한다.

■ **전문가의 한마디** ■

맛은 맵고 쓰며 성질
은 따스하다. 신장과
비장, 위에 작용한다.
기침, 구토, 딸꾹질
등은 기가 순조롭게
아래로 내려가지 못
하고 위로 역상하여
생기는 증상들이므
로 침향이 역상한 기
운을 바로잡아 준다.

약초로 활용하는 처방전

• 명문의 화가 부족한 것을 보한다. 가루 내어
약에 넣어 쓰거나 물에 갈아 즙으로 먹는다.
• 진기를 잘 오르내리게 한다. 또한 여러 가지
기를 잘 보양하며 기를 위로는 머리까지 가게
하고 아래로는 발바닥까지 가게 한다. 사약으로
도 쓴다.

탱자나무(지각)

학명: Citrus aurantium
이명: 상각, 지각, Aurantii fructus

탱자나무의 익은 과실을 건조한 것

나무류 (산과 들에서 자라는 나무)

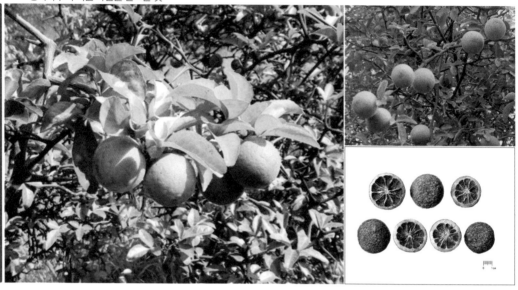

380

형태와 특징

잎은 어긋나고 두꺼우며, 잎자루에는 좁고 긴 날개가 있다. 꽃은 흰색으로 열매는 둥근 등황색이다.

주요성분

정유와 플라보노이드 배당체 등이 함유되어 있다.

약리효능 효과

자궁수축, 위장운동항진, 혈압상승, 강심, 이뇨 작용 등에 사용한다.

복용사례

산사, 맥아, 신곡 등과 배합하여 소화가 안되어 배가 그득하고 딸꾹질과 함께 구취가 나는 증상을 다스린다.

채취 및 제법

7~8월에 채취하여 가운데를 자르고 말린다.

복용법

하루에 4~12g을 복용한다.

주의사항

소화기가 약한 사람이나 임신부는 복용을 피해야 한다.

약초로 활용하는 처방전

• 몸이 붓고 숨이 찬 데 지각·도라지·적복령·귤피·뽕나무뿌리껍질·빈랑껍질·반하곡(약누룩)·차즈기씨·차즈기잎 각각 8g, 초과·감초 각각 4g, 생강 6g, 대조 4g을 달여서 하루에 3번 나누어 복용한다.

호박

식물의 수지가 흘러내려 탄화수소의 호박

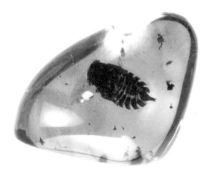

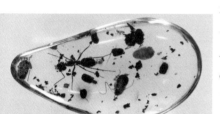

형태와 특징

불규칙한 덩어리모양이고 황색에서 종황색으로 띠면서 약간 투명하다.

주요성분 수지, volatile oils 외에 succoxyabietic acid, succinoabietinolic acid, 칼슘, 마그네슘, 알루미늄, 철, 구리, 주석, 니켈 등이다.

약리효능 효과

간질 ,이유 없이 제풀에 놀라 가슴이 두근거려 잠을 못자는 것, 소변에 피가 섞여 나오는 증상, 소변이 나오지 않는 병에 효능이 있다.

분포 갈탄이나 점토암 중에서 산출된다.

채취 및 제법 사석이나 석탄층에서 채취한 다음 잡질을 제거한다.

복용법 0.9~1.8g을 사용한다.

약재의 기미와 성질

맛이 달고 성질이 평하다.

화살나무(위모)

노박덩굴과 낙엽관목인 화살나무의 가지

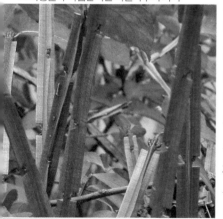

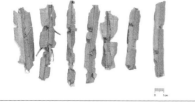

형태와 특징

높이 3m, 잔가지는 녹색, 오래된 줄기는 2~4줄의 코르크질 날개가 생긴다.

주요성분 β-Sitosterol, β-Sitosterone, Dulcitol, Friedelin, Nicotinamide, Stigmast-4-en-3, 6-dione(3,6-Diketone) 등이 함유되어 있다.

약리효능 효과 어혈제거, 혈액순환 촉진, 무월경과 산후복통, 손발 저리고 아픈 증상, 타박손상, 류머티스성 관절염 등에 사용한다.

채취 및 제법

우리나라 전국의 고산지대에 자생하며 어린가지와 잎을 제거하고 햇볕에 말린다.

복용법 5~9g을 사용한다.

약재의 기미와 성질 맛이 쓰고 성질이 차갑다. 월경이 있어야 할 시기에 월경이 없는 것, 출산 후에 어혈이 막아 복통이 있는 것에 효능이 있다.

황벽나무(황백)

황벽나무의 나무껍질

학명: Phelodendron amurense, P. molle, P. insulare
이명: 황벽, 황경피, 황백피, Phelodendri cortex

나무류 (산과 들에서 자라는 나무)

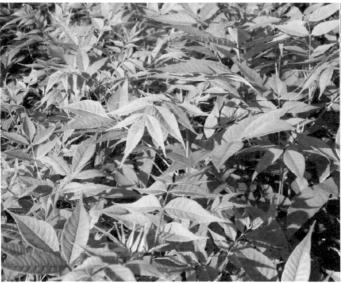
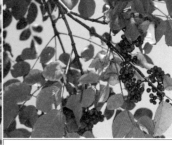
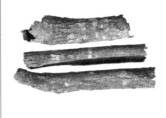

382

형태와 특징

높이 7~10m, 줄기 껍질은 연한 회색이나 코르크층이 발달, 내피는 노란색, 잎은 마주난다.

주요성분

berberine, palmatine 등이 함유되어 있다.

약리효능 효과

신장에 허열이 생겨서 식은땀과 유정, 다리에 힘이 없는데 사용한다. 외용제로 습진이나 소양증에도 사용한다.

복용사례

백두옹과 황연 등과 배합하여 설사, 복통과 배는 아픈데 막상 변은 안 나오는 증상을 다스린다.

채취 및 제법

한여름 전후에 채취하여 수피를 벗기고 잡질을 제거한 후 햇볕에 말려서 이용한다.

복용법

하루에 3~10g을 복용한다.

주의사항

소화기가 약해 설사를 할 때와 음식을 잘 먹지 못하는 사람은 복용을 피해야 한다.

■ 전문가의 한마디 ■

맛은 쓰고 성질은 차갑다. 신장과 대장, 방광에 작용한다. 설사와 이질, 방광의 습열로 인해 소변이 뿌옇게 나오는 것, 대하가 있는 것, 신장에 허열이 생겨서 식은땀이 흐르고 정액이 새며 다리가 약해지는 것 등을 다스린다.

회양목
늘푸른떨기나무 회양목의 줄기와 가지

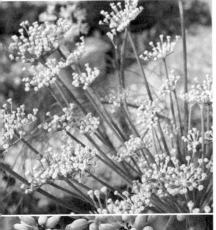

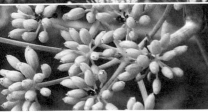

형태와 특징

높이가 7m정도 자란다. 줄기와 작은가지는 네모나고 겨울눈을 덮고 있는 비늘 바깥에는 털이 나 있다.

약리효능 효과

풍습에 의한 통증, 이가 아픈 증세, 주기적으로 나타나는 경우가 많은 복부의 격통에 효능이 있다.

분포

석회암지대에서 자생한다.

채취 및 제법

사시사철 채취가 가능한데, 채취 후 햇볕에 말려 사용한다.

복용법

9~12g을 복용한다.

약재의 기미와 성질

맛이 쓰고 성질이 평하다.

회화나무(괴각)
회화나무의 성숙한 과실을 건조한 것

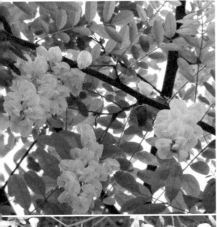

형태와 특징

연주상으로 길이 1~6cm, 지름 0.6~1cm정도로 표면은 황록색 또는 황갈색으로 쭈그러져 거칠다.

주요성분 과실에는 9종의 flavonoid 와 isoflavonoid가 함유되어 있으며 특히 어린 과실에는 rutin이 48%나 함유되어 있다.

약리효능 효과 대소변에 피가 나오는 것과 두통, 어지럼증을 다스린다.

복용사례 지유, 당귀, 방풍, 지각 등을 배합하여 하혈 증상을 다스린다.

채취 및 제법 겨울에 채취하여 건조하여 사용한다.

복용법 8~20g을 복용한다.

주의사항 소화기가 약한 이와 임신부는 피해야 한다. 쓰고 성질은 차며 간과 대장에 작용하여 열을 없애고 출혈증을 다스린다. 대소변에 피가 나오는 것과 두통, 어지럼증을 다스린다.

후박나무

학명: Magnolia officinalis, M. obovata
이명: 중피, 후피, 적박, 열박, Magnoliae cortex

후박나무의 줄기 또는 뿌리껍질을 말린 것

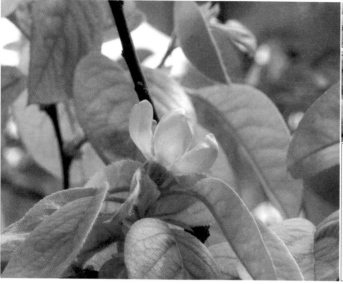
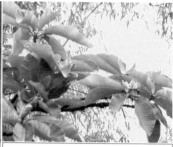
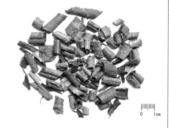

384

형태와 특징

높이 20m, 수피는 회백색, 잎은 새가지 끝에 모여 나며 꽃은 황백색으로 핀다. 열매는 긴 타원형, 홍자색으로 익는다.

주요성분

Magnolol, Honokinol, Machiol, α- 및 β-Eudesmol, α- 및 β-Pinene, Camphene, Limonene, Magnocur 등이 함유되어 있다.

약리효능 효과

항균 및 이뇨작용 등이 있고, 장과 위의 음식 적체, 기침이 나고 숨이 찬데, 헛배와 토하고 설사하는데 좋다.

복용사례

창출, 진피 등과 배합하여 복부가 더부룩하고 아픈 증상과 구토하고 설사하는 증상을 다스린다.

채취 및 제법

여름에 15~20년생 수피를 채취하여 생용하거나 생강즙과 같이 볶아서 사용한다.

주의사항

임신부에게는 주의하여 써야 한다. 택사, 초석, 한수석과는 함께 쓸 수 없는 약이다.

■ 전문가의 한마디 ■

맛은 맵고 쓰며 성질은 따뜻하다. 비장과 위, 대장에 작용한다. 기를 잘 돌게 하고 거꾸로 치솟은 기를 내려주며, 비위를 덥혀주고, 습을 없애며, 담을 삭이고 대소변을 잘 소통시킨다.

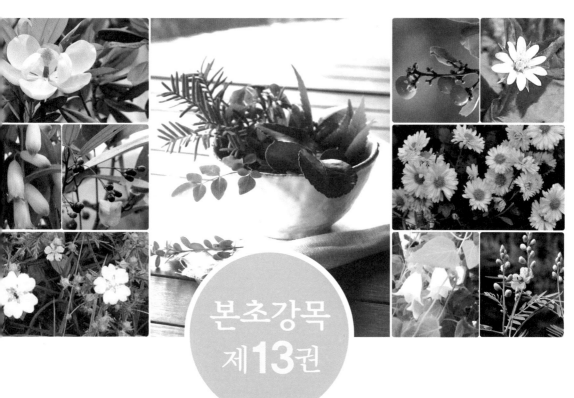

본초강목 제13권

충류

(약으로 사용하는 벌레)

봉밀(꿀)

양봉꿀벌 벌집 중에 저장된 당류물질이다.

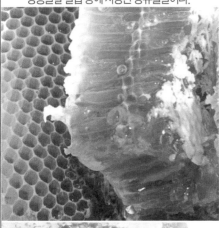

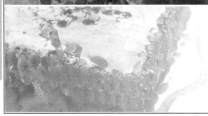

형태와 특징
중화밀봉과 유사하지만, 개체가 비교적 크고 여왕
벌의 몸길이가 16~17㎜이다.

채취 및 제법 여름과 가을에 벌집 안의 꿀을 꺼내 채
로 여과해 잡질을 제거하고 저장한다.

주요성분 밀봉은 전화당(과당과 포도당) 70~80%,
sucrose 2.6%, dextrin 1.4%, 광물질 등을 함유한다.

효능해설 비를 보하고, 폐의 기운을 원활히 해주며,
기침을 멈추게 한다.

약리효능 효과 비위허약, 장의 진액이 부족하여 대변
을 보기 어려운 것을 치료한다. 외용은 화상, 오래
된 창증, 겉에 생기는 여러 가지 외과 질환과 피부
질환에 사용한다.

복용법 15~50g. 외용 시에는 적량을 사용한다.

약재의 기미와 성질
맛이 달고 성질이 평하다.

밀랍(밀사)

벌집을 만들기 위해 꿀벌들이 분비하는 물질이다.

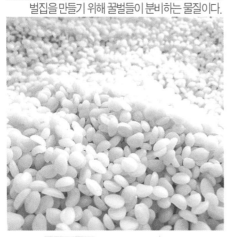

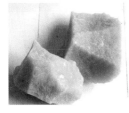

형태와 특징
누런 빛깔로 상온에서 단단하게 굳어지는 성질이
있다.

효능해설
밀랍은 이질로 나타나는 피고름이 섞인 설사를 치
료하고 중초를 보하며, 외상치료에 탁월하다. 또
식욕을 억제하고 항노화작용을 한다.

처방전
오랜 설사로 나타나는 흰 농을 치료하고 외상을 예
방한다. 임산부의 하혈이 멈추지 않고 통증이 있을
때 달걀크기의 밀랍을 3~5분정도 끓여 황주 500
㎖와 함께 복용하면 낫는다. 흰머리를 뽑은 후 모공
에 바르면 검은머리가 난다.

약재의 기미와 성질
맛이 달고 성질이 약간 따뜻하며, 독이 없다.

토봉방

땅속에 집을 짓는 땅벌의 집을 토봉방이다.

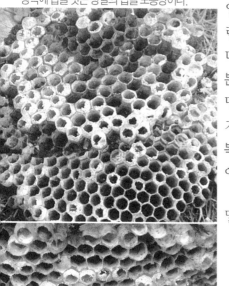

형태와 특징

말벌과에 속한 벌이다. 몸의 길이는 암컷이 1.6cm, 일벌이 1.2cm정도로 검은색이다. 등 쪽에 각각 누런색을 띤 백색의 얼룩무늬와 줄무늬가 그어져 있다.

분포

땅속에 집을 짓고 사는데, 우리나라, 중국, 일본 등지에 분포한다.

복용법

애벌레는 식용으로 먹는다.

말벌 중 무덤이나 노봉방은 땅위의 말벌 집이다.

노봉방(말벌벌집)

장수말벌의 건조된 벌집이다.

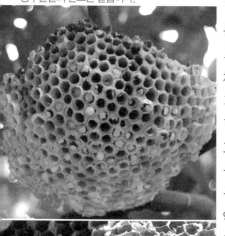

형태와 특징

암컷의 몸길이가 37~44mm이고 흑색을 띠며, 누런 빛깔의 얼룩무늬를 가지고 있다.

분포
벌집은 대형인데, 나무구멍이나 나무 위에 있고 벌은 성질이 매우 사납다.

채취 및 제법

가을에 채취해 햇볕에 말리고 뒤집어 벌을 떨어낸 다음 절단해 사용한다.

효능해설

풍사를 제거하고, 경련의 증상들을 진정시키는 효능이 있다.

약리효능 효과

관절의 동통, 편도선염 등을 치료한다.

복용법 2~4g. 외용 시에는 적량을 사용한다.

약재의 기미와 성질
맛이 달고 성질이 평하며, 독이 있다.

오배자

붉나무에 기생해서 생긴 혹 모양의 충영이다.

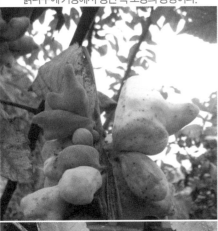

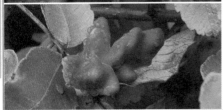

형태와 특징

불규칙한 주머니모양인데, 혹 같은 돌기와 뿔 모양의 가지가 있다.

채취 및 제법 9~10월에 채취해 끓는 물에 3~5분간 끓인 다음 햇볕에 말린다.

주요성분 tannin을 함유하는데, 이 중에 중요한 것은 penta-m-digalloyl-β-glucose이다.

효능해설 폐의 기운을 수렴하여 기침 등을 멈추고, 설사를 그치게 한다.

약리효능 효과

폐허구해, 기침이 심할 때 피를 토하는 것과 오랜 이질로 항문 및 직장 점막 또는 전층이 항문 밖으로 빠져 나오는 것에 효능이 있다.

복용법 5~10g을 사용한다.

약재의 기미와 성질

맛이 짜면서 성질이 평하다.

상표초(사마귀)

사마귀과의 곤충 사마귀, 큰사마귀 알집이다.

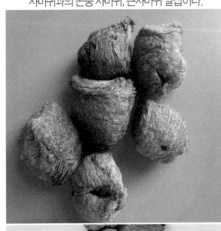

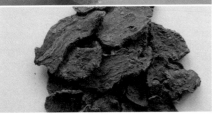

형태와 특징

뽕나무에 붙은 사마귀의 알둥지로 색상이 녹색 또는 황갈색을 띤다.

분포 각 지역의 풀밭에서 자생한다.

채취 및 제법 9월부터 다음해 2월 사이에 채취해 수지를 제거한다. 대바구니에 넣어 쪄서 충란을 죽인 다음 햇볕에 건조하면 된다.

주요성분 단백질, 지방.

효능해설 기를 밖으로 새지 않도록 하고 소변을 다스리고 신을 보하고 양기를 보하는 효능이 있다.

약리효능 효과 낮에 정액이 저절로 나오는 것과 성교할 때 너무 일찍 사정하거나 심지어 성교를 아직 하지 않았는데도 정액이 나오는 증상에 좋다.

복용법 6~12g을 사용한다.

약재의 기미와 성질 방광에 열이 있으면 복용을 삼가야 한다. 맛이 달고 짜며, 성질이 평하다.

잠(누에)

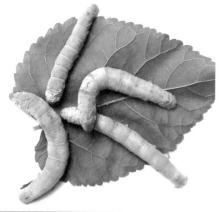

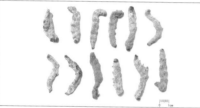

생태와 특징
몸통은 원통형으로 13개의 마디가 있고 머리, 가슴, 배 등 세 부분으로 나눠진다.
약초의 효능 풍을 없애고 진경 작용을 한다. 주로 간질경련, 중풍, 구안와사, 편두통, 인후종통, 연주창, 볼거리, 풍진, 부스럼 등을 치료한다.
약용부위 전충
채취시기 4번 허물을 벗은 누에에 접종을 한다. 접종한 누에는 죽는다. 죽은 누에를 수집하여 바람이 잘 통하는 곳에 말리거나 햇볕이 약한 곳에 말린다.
사용방법 말린 약제 3~10g에 물 600ml를 넣고 약한 불에서 반으로 줄 때까지 달여 하루 2~3회로 나누어 마신다.(분말은 1회1~2g복용), 일반적으로 볶은 것을 이용한다.
약재의 기미와 성질 맛은 맵고 짜다. 약성은 평하다. 간경, 폐경, 위경에 속한다.

청령(잠자리)

잠자리과의 곤충 된장잠자리의 건조한 전체이다.

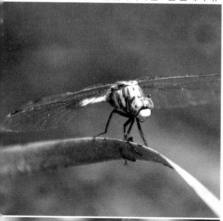

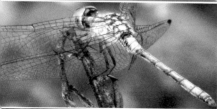

형태와 특징
몸체가 가늘고 길며, 날개가 길고 넓다. 등의 길이가 29~35mm이고 뒷날개의 길이는 38~41mm정도이다.
분포 비행능력이 강한데, 아주 적게 휴식을 한다.
채취 및 제법
여름과 가을에 잡아서 실로 꿰어 통풍이 잘되는 응달에서 건조시켜 사용한다.
효능해설
신을 보하고 정을 더하고 폐의 기운을 원활하게 하여 기침을 멎게 한다.
약리효능 효과
목구멍이 붓고 아픈 병, 백일해 등에 효과적이다.
복용법 3~8마리. 환제나 산제로 만들어 사용한다.
약재의 기미와 성질
맛이 달고 성질이 약간 차갑다.

반모

원청과의 곤충 참가뢰를 말린 것이다.

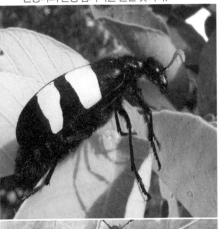

형태와 특징

건조한 참가뢰는 타원형이다.

분포 중부이남지역의 콩과식물 등에서 산출된다.

채취 및 제법 7~8월경에 가뢰를 채취해 날개와 다리를 제거하고 햇볕에 말려 사용한다.

주요성분 cantharidin, 등이 함유되어 있다.

효능해설 악성 종기, 간암, 식도암, 위암, 유방암, 안면 신경 마비 등에 쓴다.

약리효능 효과 반모의 물 우려낸 액체와 알콜 우려낸 액체, 아세톤 우려낸 액체, 칸타리딘 성분 등은 항암 작용을 나타낸다.

복용법 날개와 발을 떼버리고 찹쌀과 함께 볶아서 가루를 빻아 하루 0.03~0.06g을 쓴다. 환제를 만들어 먹기도 한다.

약재의 기미와 성질 맛이 맵고 성질이 따뜻하며, 큰 독이 있다. 폐경, 위경에 작용한다.

초지주

누두주과의 절지동물 대륙풀거미의 전체이다.

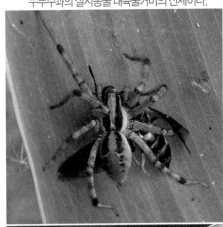

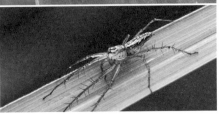

형태와 특징

암컷의 몸길이가 6~14㎜이고 수컷은 5~9㎜이다. 암컷의 머리와 가슴의 등은 옅은 갈색이다.

분포 초본식물에서 생활하고 논에서도 많이 출현한다.

채취 및 제법

여름에 잡아서 생으로 사용한다.

효능해설

해독작용을 한다.

약리효능 효과

외용은 정종으로 인한 농혈이 부패하여 오래되어도 낫지 않는 병에 좋다.

복용법 적량을 사용한다.

약재의 기미와 성질

맛이 짜며, 성질이 차갑다.

전갈

겸갈과 절지동물 전갈의 건조된 전체이다.

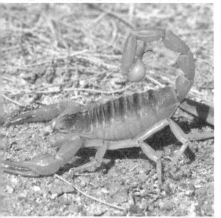

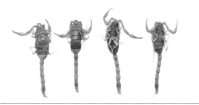

형태와 특징

성숙한 성체의 길이는 약 60㎜정도로 몸통 가장자리는 갈색, 꼬리는 황토색이다.

분포 돌 밑이나 돌 틈의 축축한 그늘에 서식한다.

채취 및 제법 봄에서 가을까지 잡아 깨끗한 물에 익사시킨 다음 염수가 든 솥에 넣고 끓이는데, 배부에 홈이 패고 복부가 찌그러들면 꺼내어 응달에서 말린다.

주요성분 buthotoxin 등이 포함되어 있다.

효능해설 발작 등의 증상을 진정시키는 효능임 경련의 증상들을 진정시키고 내풍을 치료한다.

약리효능 효과

중풍, 반신불수, 상처로 풍독사가 들어가 경련을 일으키는 병에 사용한다.

복용법 1~5g을 사용한다.

약재의 기미와 성질

맛이 맵고 성질이 평하면서 독이 있다.

수질(거머리)

의질과의 환형동물 거머리의 건조된 전체이다.

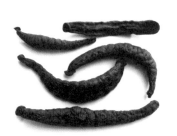

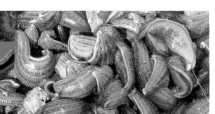

형태와 특징

몸의 길이가 30~50㎝정도이고 몸의 너비가 약 4~6㎜이다. 등은 황록색 또는 황갈색을 나타내고 황백색의 5개 세로무늬가 있다.

분포 논의 도랑에서 서식한다.

채취 및 제법 여름과 가을에 잡아 깨끗이 씻어 건초와 섞어서 햇볕에 말린다.

주요성분 신선한 거머리의 침샘에 hirudin이 함유되어 있다. 약재는 protein을 함유한다.

효능해설 어혈을 없애어 부인의 월경을 순조롭게 하게 하는 효능이 있다.

약리효능 효과 월경 출혈이 없으면서 나타나는 복통, 간경화에 사용한다.

복용법 1~2g을 사용한다.

약재의 기미와 성질

맛이 짜고 쓰며, 성질이 평하다. 독이 있다.

저게(메뚜기)

저계과의 곤충 메뚜기의 성충 전체를 건조한 것

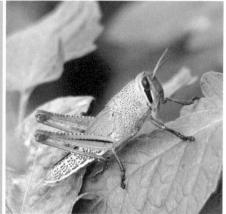

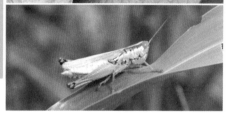

형태와 특징

몸길이는 13~22㎜이고 머리는 담회갈색이며, 머리와 가슴부분은 긴밀하게 붙어 있다.

분포 나뭇잎 위에서 무리지어 생활한다.

채취 및 제법 가을에 잡아서 끓는 물에 넣어 죽인 다음, 햇볕에 말리거나 불에 쬐어 말린다.

주요성분 단백질, 지질, 칼슘, 인, 철, 비타민 B1 B2, B3 등이 함유되어 있다.

효능해설 어혈을 없애어 몸 안에 뭉쳐있는 것을 풀어주는 효능과 해독작용을 한다.

약리효능 효과 월경이 있어야 할 시기에 월경이 없는 것. 외용은 옴벌레의 기생으로 생기는 전염성 피부병, 임파선결핵 등에 효능이 있다.

복용법 0.1-0.2g. 외용 시에는 적량을 사용한다.

약재의 기미와 성질

맛이 맵고 성질이 따뜻하며, 독이 있다.

책선(말매미)

말매미의 유충이 벗어놓은 건조한 껍질

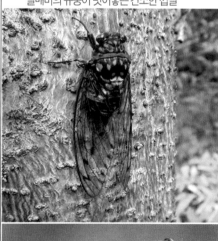

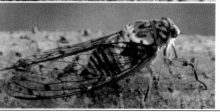

형태와 특징

몸은 굵고 튼튼하며, 길이가 45~48㎜이다. 검은색에 광택이 있으며, 금황색의 짧은 털로 덮여있다.

분포 비가 내린 뒤 땅속에서 유충이 땅위로 올라오 허물을 벗는다.

채취 및 제법 여름과 가을에 나무줄기나 땅에서 주운 채취한 다음, 잡질을 깨끗이 제거하고 햇볕에 바싹 말린다.

주요성분 대량의 갑각질이 있다.

효능해설 풍열사를 없애고 발작 등의 증상을 진정시키는 효능, 경련의 증상들을 진정시키는 효능 등이 있다.

약리효능 효과 풍열사로 인한 두통, 풍진으로 가려운 것을 치료한다.

복용법 5~10g을 사용한다.

약재의 기미와 성질 맛이 짜고 달면서 성질이 차갑다.

선퇴(검은매미)

선과(매미과)의 곤충 검은매미의 허물이다.

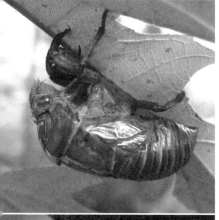

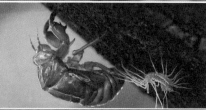

형태와 특징 땅속에서 나와 성충이 될 때 지상 30~60cm 높이에서 1차 탈피를 하고 수 일 후에 또 다시 90~150cm로 올라가 마지막 탈피한다.

분포 우리나라 전역에 분포한다.

채취 및 제법 비 온 뒤에 유충이 땅에서 나와 나무줄기를 약 1m정도 기어 올라가 껍질을 벗는다.

주요성분 단백질, 아미노산, 유기산.

효능해설

풍열사를 흩뜨리는 효능, 병에 대하여 발진의 배출을 순조롭게 하여 인후를 통하게 하는 효능이 있다.

약리효능 효과

외감 중 풍열이 인체로 침입한 증상, 목구멍이 아프고 목이 쉬는 병을 치료한다.

복용법 3~6g 전탕으로 한다.

약재의 기미와 성질 임산부는 삼가야 한다.맛이 달고 짜며, 성질이 서늘하다.

강랑(쇠똥구리)

쇠똥구리과에 속하는 곤충이다.

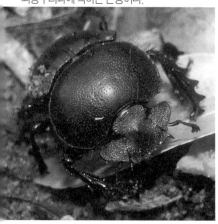

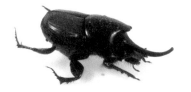

형태와 특징

몸길이는 16mm정도이고 타원형으로 편편하면서 검은 광택을 띤다. 여름철에 쇠똥이나 말똥 등을 둥글게 빚어 굴려서 자신의 굴속에 저장한다.

이명 길강, 추환, 추차객, 흑우아, 철갑장군, 야유장군 등으로 불린다.

효능해설

수족냉증, 치질, 봉루, 대소변불통, 탈항, 치질, 종기, 등창, 역양풍 등에 사용한다.

처방

적백이질, 흑우산: 강랑을 태워 빻은 다음 반전 또는 1전씩 소주와 함께 복용한다.

대장탈항: 강랑을 구워 가루로 만들어 빙편을 넣고 빻아 항문에 바르면 된다.

약재의 기미와 성질

맛이 짜고 성질이 차가우며, 독이 있다.

상천우(하늘소)

상천우(뽕나무하늘소)의 건조된 성충이다.

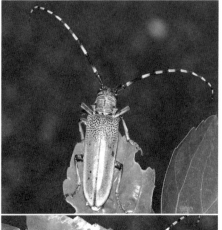

형태와 특징

몸 전체의 길이가 약 26~50㎜정도이고 전신에 솜털로 덮여 있다.

분포 대부분 밤에 활동하고 어린 나무껍질을 먹으며, 과수와 뽕나무에 해를 끼친다.

채취 및 제법 여름에 채취해 끓는 물에 넣어 죽인 다음 햇볕에 말린다.

효능해설

혈액순환을 촉진하여 어혈을 제거하는 하고 내풍을 치료하여 들뜬 신경을 가라앉히는 효능이 있다.

약리효능 효과

월경이 있어야 할 시기에 월경이 없는 것, 옹저기 사라지지 않는 증상에 사용한다.

복용법 5~10g. 외용 시에는 적량을 사용한다.

약재의 기미와 성질

맛이 달고 성질이 따뜻하다.

누고(땅강아지)

땅강아지과에 속하는 곤충이다.

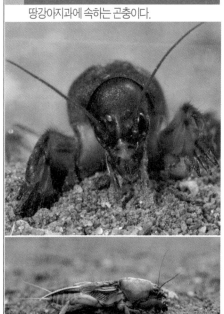

형태와 특징

몸길이는 약 29~31mm이고 다갈색 또는 흑갈색어 잔털이 많다. 머리는 원뿔꼴의 흑색이고 앞가슴과 등은 둥글며, 앞날개와 뒷날개가 있다.

이명 혜고, 천루, 누괵, 선고, 석서, 오서, 토구 등으로 불린다.

효능해설 난산, 창상, 악성종기, 식체, 수종, 대소변 불리, 임증, 임파선, 구창.

처방

대복수종: 누고를 익혀 매일 10개씩 먹는다.

소변불리: 큰 누고 2마리의 하체를 취해 물 1되어 담가 마신다. 잠시 후 소변을 볼 수 있다. 또는 누고의 하반부를 말려 갈아서 반전을 먹는다. 또는 생으로 갈아서 먹어도 된다.

약재의 기미와 성질

맛이 짜고 성질이 차가우며, 독이 없다.

자충(황지별)

지별(흙바퀴), 황지별의 암컷 충체를 건조한 것

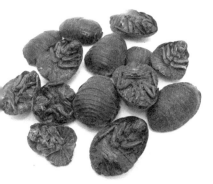

형태와 특징

지별은 납작한 난원형으로 길이가 1.3~3cm, 너비가 1.2~2.4cm정도 이다.

분포 전국에 분포한다.

채취 및 제법 여름철에 암컷을 잡아 뜨거운 물에 넣어 죽인 다음 햇볕에 말리거나 불에 쬐여 말린다.

효능해설 어혈을 깨트리고 몰아내는 효능, 끊어진 근육이나 뼈를 이어주는 효능이 있다.

약리효능 효과 어혈로 인해 월경이 막히는 증상, 뱃속에 덩어리가 생기는 것을 치료한다.

복용법 3~12g. 환이나 산제로 쓸 때는 1~2g을 사용한다.

부주 노약자, 임산부, 생리 중에는 처방에 신중해야 한다.

약재의 기미와 성질

맛이 짜고 성질이 차가우며, 약간 독이 있다.

섬서(뚜꺼비)

뚜꺼비의 내장을 제거하고 건조시킨 전체

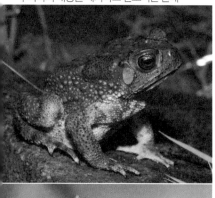

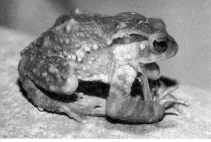

형태와 특징

전체의 길이가 60mm정도이고 암컷 중에서 가장 큰 것은 8mm정도이며, 머리가 크면서 넓다.

분포 낮에는 풀과 돌 아래나 땅속구멍에 숨었다가 황혼녘에 밖으로 나와 먹이를 잡아먹는다.

채취 및 제법 여름과 가을에 잡아서 내장을 제거하고 햇볕에 말린다.

효능해설 열독 병증을 열을 내리고 독을 없애는 방법으로 치료하고 소변을 잘 나오게 해서 부기를 없애는 효능이 있다.

약리효능 효과 악성 종기, 종기 또는 헌데의 독, 결절보다 더욱 융기된 것, 배가 더부룩하면서 불러 오르는 병, 만성기관지염에 효과가 있다.

복용법 0.5~1g을 사용한다.

약재의 기미와 성질

맛이 맵고 성질이 서늘하며, 독이 약간 있다.

우와(개구리)

양서동물 우와(개구리)의 전체이다.

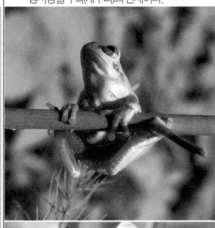

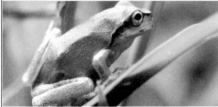

형태와 특징

작은 개구리의 일종인데, 몸길이가 약 35㎜이고 암컷은 44㎜까지 자란다.

분포

풀숲이나 관목 숲 사이에서 서식한다.

채취 및 제법

여름과 가을에 잡아 깨끗이 씻은 다음 생으로 사용한다.

효능해설

해독하고 인체 내의 기생충을 제거하는 효능이 있다.

약리효능 효과

습선을 치료한다.

복용법

적량을 사용한다.

약재의 기미와 성질

맛이 담담하고 성질이 평하다.

과두(올챙이)

개구리의 유생으로 몸이 둥글고 몸 전체가 검다.

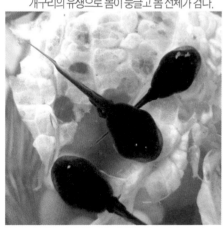

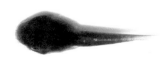

형태와 특징

머리는 크고 가는 꼬리가 있으며, 물속을 헤엄쳐 다닌다. 처음엔 발이 없지만, 자라면서 꼬리가 없어지고 네발이 생겨 개구리가 된다.

이명

활사, 활동, 현어, 현침, 수선자, 하마대 등으로 불린다.

주치

짓찧어 바르면 열창과 음종이 치료된다.

머리카락을 검게 물들인다. 파란 복숭아 껍질을 함께 빻아 진흙처럼 빚어 바르면 평생 동안 변하지 않는다.

약재의 기미와 성질

맛이 달고 성질이 평하며, 독이 없다.

오공 (지네)

절지동물 지네를 건조한 전체이다.

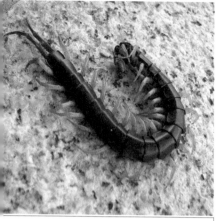

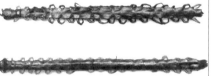

형태와 특징

전체의 몸길이가 11~14cm이고 체절이 21개가 있다. 분포 조습하고 어두운 곳에 서식하면서 곤충을 잡아먹는다.

채취 및 제법 여름에 잡아 끓는 물에 넣어 죽인 다음 대꼬챙이로 곧게 고정시켜 햇볕에 말린다.

주요성분 histamine형태의 물질, 용혈단백질, 지방유, cholesterol 등을 함유하고 있다.

효능해설 풍사를 제거하고 놀란 것을 그치게 하는 효능과 울체되어 뭉친 것을 풀어주는 효능이 있다.

약리효능 효과

중풍, 놀랐을 때에 발작하는 간질, 상처로 풍독사가 들어가 경련을 일으키는 병, 옹저가 곪아 터진 것 등에 효과가 있다.

약재의 기미와 성질

맛이 맵고 성질이 따뜻하며, 독이 있다.

마륙(노래기)

절지동물 배각류를 통틀어 이르는 말이다.

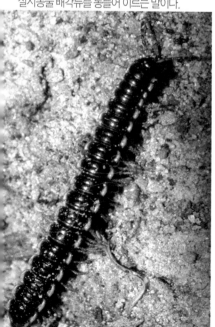

형태와 특징

몸은 원통형으로 길면서 발이 매우 많다. 건드리면 둥글게 말리고 몸에서 고약한 노린내가 풍긴다. 햇볕을 싫어해 습기가 많은 곳에 모여 산다. 식물유체를 분해하는 토양 동물로서 중요하다.

이명

백족, 백절, 천족, 마현, 마권, 도환충, 비현충, 공, 마견, 마축 등으로 불린다.

주치

복부가 돌처럼 딱딱한 증상, 용종을 파적하고 적취 제거, 백독, 한열로 답답하고 걸리는 증상, 협하창만 등을 치료한다.

학질을 예방한다.

약재의 기미와 성질

맛이 맵고 성질이 따뜻하며, 독이 있다.

지렁이

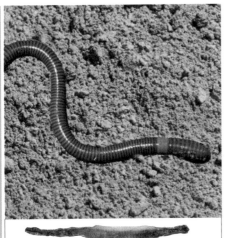

생태와 특징

길이는 100~150mm이다. 몸이 회자주색, 청황색 혹은 붉은 자주색이다. 몸에 마디가 있다.

효능

열을 내려주고, 진경작용, 경락을 잘 통하게 하고, 천식을 멎게 하고, 이뇨작용을 한다. 반신불수, 폐열, 천식기침, 수종, 고혈압 등을 치료한다.

약용부위 건조체

채취시기 봄부터 가을까지 채취하고 내장과 흙을 제거하여 깨끗이 씻어 햇볕에 말리거나 저온에 건조시킨다.

사용방법 말린 약제 5~10g에 물 600ml를 넣고 약한 불에서 반으로 줄 때까지 달여 하루 2~3회로 나누어 마신다. (분말은 1회1~2g복용한다)

약재의 기미와 성질 맛은 짜고 차가운 성질이 있다. 간경, 비경, 방광경에 속한다.

와우(달팽이)

파와과(달팽이과)의 연체동물 달팽이의 전체이다.

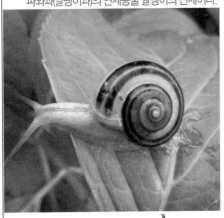

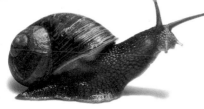

형태와 특징

달팽이 껍데기는 비교적 크고 원통모양이고 각질은 딱딱하면서 두껍다.

분포 조습하고 어두우며 부식질이 많은 곳에서 생활한다.

채취 및 제법 여름과 가을에 잡아 끓는 물에 넣어서 죽인 다음 햇볕에 말리거나, 신선한 상태로 사용한다. 건각을 모아서 깨끗이 씻은 다음 사용한다.

효능해설 소변을 잘 나오게 해서 부기를 없애는 것과 열독 병증을 열을 내리고 독을 없애는 효능이 있다.

약리효능 효과 소변량이 줄거나 잘 나오지 않거나 심지어 막혀서 전혀 나오지 않는 병에 효과가 있다.

복용법

5~15g을 사용한다.

약재의 기미와 성질

맛이 짜고 성질이 차갑다.

활유(민달팽이)

민달팽이과의 연체동물 민달팽이의 전체이다.

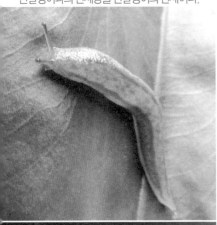

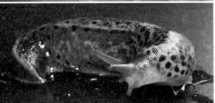

형태와 특징

몸길이 6~7cm로 껍데기가 없고 몸이 옅은 갈색에 밤색의 가로선이 있다.

분포 어둡고 조습한 온실이나, 움막 아래 혹은 주택 안에서 생활한다.

채취 및 제법 사시사철 채취할 수 있는데. 채취 후에 는 깨끗이 씻어 생으로 사용한다.

효능해설 풍을 제거하고 열을 없애는 효능과 옹저나 상처가 부은 것을 삭아 없어지게 하고 해독하는 효 능이 있다.

약리효능 효과 중풍, 근맥구련, 놀랐을 때에 발작하는 간질, 천식 등에 효과가 있다.

복용법

5~10개. 외용 시에는 적량을 사용한다.

약재의 기미와 성질

맛이 짜고 성질이 차갑다.

수민(소금쟁이)

소금쟁이과의 곤충 소금쟁이이다.

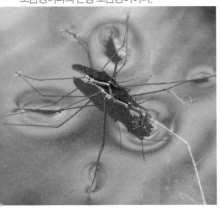

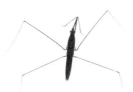

형태와 특징

떼를 지어 다니는데, 주로 연못이나 개울에 서식한 다. 몸이 가늘고 길이는 5mm이상이다. 몸빛은 흑색 이고 긴 발끝에 방수성 털이 있어서 물위에서 다닐 수 있다.

냄새

유독하다.

이명

수마이다.

주치

소갈을 치료하고 개와 닭을 죽인다.

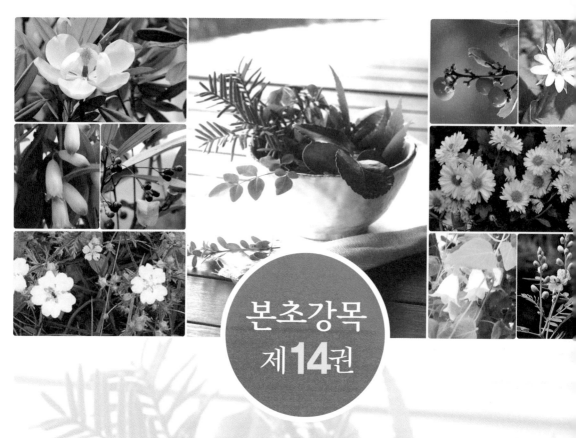

본초강목
제14권

린부

(비늘이 있는 동물)

천산갑

천산갑의 비늘 모양의 딱딱한 껍데기이다.

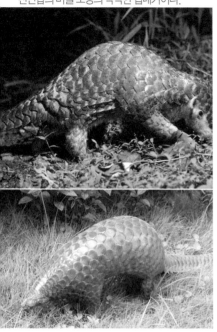

형태와 특징

전신이 좁고 길쭉하게 생겼다. 신체는 등 부분, 밖으로 드러난 사지, 기왓장처럼 포개지진다.

분포 작은 돌이 섞인 흙산의 진흙땅을 좋아한다.

채취 및 제법

사시사철 채취가 가능한데, 죽인 다음에 끓는 물에 적당히 담갔다가 비늘을 제거하고 햇볕에 말린다.

주요성분 비늘은 stearic acid, 아미노산 등이 함유되어 있다.

효능해설 경맥의 흐름을 원활히 하여 유즙의 분비를 용이하게 하는 효능, 종기를 없애고 곪은 곳을 째거나 따서 고름을 빼내는 효능이 있다.

약리효능 효과 살갗에 생기는 외옹이 곪아 터진 뒤 오래도록 낫지 않아 부스럼이 되는 병을 치료한다.

복용법 4.5~9g을 사용한다.

약재의 기미와 성질 맛이 짜고 성질이 약간 차갑다.

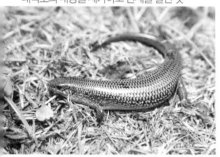

합계(도마뱀)

대벽호의 내장을 제거하고 전체를 말린 것

형태와 특징

전신의 몸길이가 12~16cm 정도이고 꼬리가 10~14.5cm이며, 등과 배가 납작하다.

분포 바위구멍이나 나무구멍에 서식한다.

채취 및 제법 사시사철 포획이 가능한데, 포획하면 배를 갈라 내장을 깨끗이 제거한 다음 대나무조각을 끼워 불에 훈제하듯 말린다.

주요성분 고기는 carnosine, choline, guanine, 단백질, 지방 등이 함유되어 있다.

효능해설

신을 보하고 인체의 양기를 강건하게 하는 효능, 폐를 따뜻하게 하여 기침을 그치게 하는 효능이 있다.

약리효능 효과 오랜 허로로 기침하고 천급에 이른 것과 신경쇠약에 사용한다.

복용법 3~6g. 대부분 환제나 산제로 만들어 사용한다.

약재의 기미와 성질 맛이 짜고 성질이 따뜻하다.

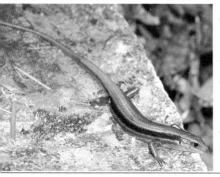

사태(홍점금사)

홍점금사(무자치)가 벗은 허물을 말린 것

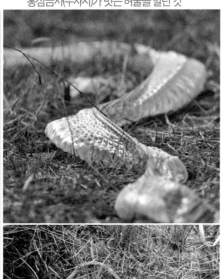

형태와 특징

전체 길이는 50~75㎝정도이다. 체형은 가늘고 길면서 머리가 약간 납작하고 꼬리는 둥글고 길다.

분포 물가 풀숲에서 서식하는 반수생이다.

채취 및 제법 사시사철 포획할 수 있는데, 포획 후에는 잡질을 제거하고 서늘한 응달에서 말린다.

주요성분

Collagen 등의 성분을 함유하고 있다.

효능해설

풍사를 제거 하고 놀란 것을 그치게 하는 효능이 있다.

약리효능 효과

팔다리가 펴지고 뒤틀어지는 것이 반복되면서 경련이 오는 것을 치료한다.

복용법 1.5~3g을 사용한다.

약재의 기미와 성질

맛이 짜고 달면서 성질이 평하다.

백화사

은환사 어린 뱀의 내장을 제거하고 말린 것

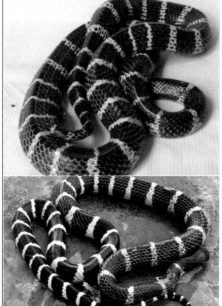

형태와 특징

성숙한 뱀의 전체 길이는 약 140㎝정도이다. 머리 부분은 타원형이고 앞에 홈니를 가지고 있다.

분포分布 평원과 구릉지의 물이 많은 곳에서 서식한다.

채취 및 제법 여름과 가을에 포획하는데, 포획한 후에는 내장을 제거하고 원형을 유지시키기 위해 대꼬챙이로 끼워 햇볕에 말린다.

주요성분 독액 choline esterase, 인에스테르화 효소 A, 투명질산 등의 효소가 함유되어 있다.

효능해설 풍사를 제거 하고, 락맥을 소통시켜 경련을 멈추게 하는 효능이 있다.

약리효능 효과 중풍으로 입과 눈이 한쪽으로 비뚤어지는 것, 반신불수 등을 치료한다.

복용법 3~4.5g을 사용한다.

약재의 기미와 성질

맛이 달고 짜며, 성질이 따뜻하다. 독이 있다.

복사

파충동물 복사의 내장을 제거하고 말린 것

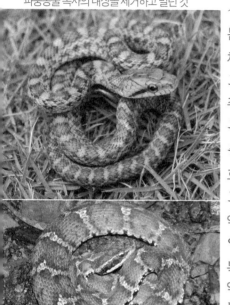

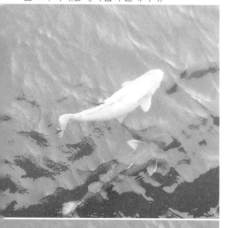

형태와 특징

성숙한 뱀의 전체 길이가 60㎝정이다. 머리는 보통 삼각형이고 입술은 둔한 원형이다.

분포 건조한 산비탈에 서식한다.

채취 및 제법 봄에서 가을까지 포획해 내장을 제거하고 둘둘 감아서 훈제 식으로 말린다.

주요성분

복사가루는 cholesterol, taurine, 지방. 복사 독은 출혈을 일으키는 일종의 독질을 함유하고 있다.

효능해설 풍사를 제거하고, 진통, 해독, 기를 보양하고, 산모의 젖이 잘 나오게 하는 효능이 있다.

약리효능 효과 풍습으로 인해 팔이 아픈 증상, 피부에 얕게 생긴 헌데에 효과가 있다.

복용법 1~3g을 사용한다.

약재의 기미와 성질

맛이 달고 성질이 따뜻하며, 독이 있다.

이어(잉어)

물고기 이어(잉어)의 담과 전체이다.

형태와 특징

몸은 길고 측면이 편평하면서 복부가 둥글게 생겼다. 머리는 넓적하고 입술은 무디며, 눈이 작다.

분포 강과 저수지 등의 저층과 수초가 많은 곳에 서식한다.

채취 및 제법 사시사철 채취가 가능하다.

주요성분 단백질, 지방 등이 함유되어 있다.

효능해설

담은 염증을 완화시키고 해독. 육질은 비를 건강하게 하고 기침을 멎게 하는 것에 효능이 있다.

약리효능 효과 담은 중이염. 각종 호흡곤란, 가슴과 배, 심지어 온몸이 붓는 질환에 효과적이다.

복용법 담은 외용으로 적량을 사용한다. 육질은 적량을 내복한다.

약재의 기미와 성질 담은 맛이 쓰고 성질이 차갑다. 육질은 맛이 달고 성질이 평하다.

준어(송어)

연어과에 속한 바닷물고기 송어이다.

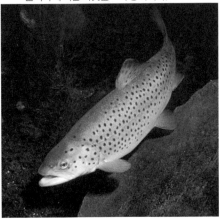

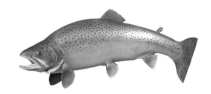

형태와 특징

몸은 연어보다 둥글고 작으며, 좌우가 납작하다. 등은 짙은 청색, 몸의 양옆은 은백색을 띤다. 바다에서 살다가 9~10월이 되면 강 상류로 거슬러 올라가 알을 낳는다.

이명

필어, 적안어 등으로 불린다.

약리효능 효과

난위화중(위를 따뜻하게 하고 중초를 평안하게 한다). 많이 먹을 때는 풍열이 나타날 수가 있고, 개선이 발병할 수도 있다.

약재의 기미와 성질

맛이 달고 성질이 따뜻하며, 독은 없다.

창어(병어)

병어과에 속한 바닷물고기 병어이다.

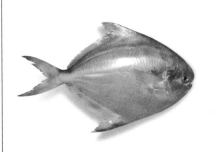

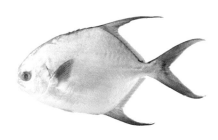

형태와 특징

몸길이는 약 60cm로 둥글넓적하고 등은 청색을 띤 은백색이며, 입과 눈이 매우 작다. 비늘은 떨어지기 쉽고 배지느러미가 없다.

이명

창, 창후어, 창서 등으로 불린다.

효능해설

사람을 건강하게 하며 기력을 보충한다.

약재의 기미와 성질

맛이 달고 성질이 평하며, 독은 없다. 알에는 독이 있고 설사가 나타난다.

즉어(붕어)

물고기 붕어의 비늘과 내장을 제거한 몸체이다.

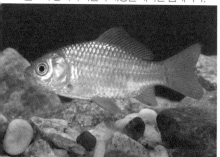

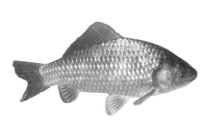

형태와 특징

몸 전체가 납작하면서 높고 복부가 둥글다. 머리는 작고 주둥이가 뭉뚝하다.

분포 수초가 자라는 얕은 호수나 연못에 서식한다.

채취 및 제법 사시사철 잡을 수 있는데, 잡았을 때는 비늘과 내장을 제거하고 신선한 상태로 사용한다.

주요성분 500g당 단백질 26g, 지방 2.4g, 탄수화물 0.2g, 회분 1.6g등을 함유하고 있다.

효능해설

속을 따뜻하게 하고 위를 편안하게 하고, 수기를 소통시켜 부스럼이나 종창을 삭히는 효능이 있다.

약리효능 효과

위가 받지 않아 음식물을 구토하는 것, 비위허약, 식욕부진 등을 치료한다.

복용법 1~2마리를 사용한다.

약재의 기미와 성질 맛이 달고 성질이 따뜻하다.

노어(농어)

농엇과에 속한 바닷물고기 농어이다.

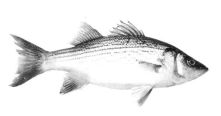

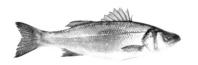

형태와 특징

몸이 옆으로 납작하면서 주둥이가 크다. 등은 검푸른 녹색이고 배는 은백색이다. 가을과 겨울에 강어귀에서 산란한 다음 다시 바다로 나간다.

이명

사새어로 불린다.

효능해설

오장을 보해 관절과 뼈를 이롭게 하고 위장을 평안하게 해준다. 많이 섭취할수록 사람에게 좋으며, 육포로 먹어도 괜찮다. 간과 신장을 보하고 태아를 안정시켜준다.

약재의 기미와 성질

맛이 달고 성질이 평하다. 독이 약간 있지만 중독되지 않는다.

석반어(우럭바리)

농엇과에 속한 바닷물고기 우럭바리이다.

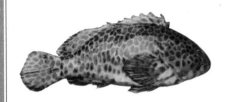

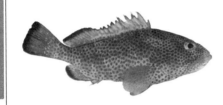

형태와 특징

몸길이가 30cm이상이고, 몸이 길쭉하다. 몸빛 홍색이고, 옆구리에 5줄의 진한 적색 띠와 작은 백색 얼룩무늬가 있다.

이명

고어로 불린다.

효능해설

독이 있기 때문에 잘못 먹을 때는 구토와 설사가 나타난다.

금어(금붕어)

이과(잉어과)의 물고기 금어의 전체이다.

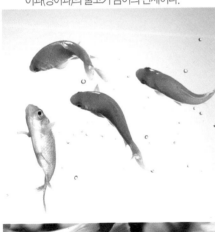

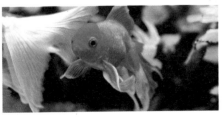

형태와 특징

바다망성어의 변종으로 품종이 비교적 많고 형태 역시 다양하다.

분포 수족관, 연못, 어항 등에서 생활한다.

채취 및 제법

내장을 제거하고 생용하거나 햇볕에 말린다.

주요성분 carotene을 함유하는데, 대부분 zeaxanthin, lutein 등이다.

효능해설 열을 식힘, 수를 원활하게 빼는 효능, 해독작용을 한다.

약리효능 효과

몸 안에 수습이 고여 얼굴과 눈, 팔다리, 가슴과 배, 심지어 온몸이 붓는 질환을 치료한다.

복용법 1~2조 사용한다.

약재의 기미와 성질

맛이 쓰고 야간 짜며. 독이 조금 있다.

니추(미꾸라지)

미꾸라지과의 물고기 미꾸라지 전체이다.

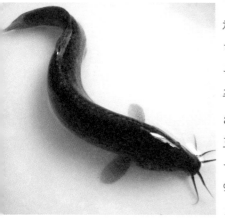

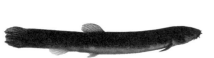

형태와 특징

몸길이가 20cm내외로 몸은 가늘고 길며, 몹시 미끄럽다.

채취 및 제법 가을에 미꾸라지 잡아 맑은 물에 담가 해를 토하게 한 다음, 햇볕에 바싹 말려 가루로 만들어 사용한다.

주요성분 lecitin, cytotoxin, aspartate, aminotransferase, 단백질, 지방 등이 함유되어 있다.

효능해설 비신을 보익하고, 수를 원활하게 빼는 효능, 해독작용을 한다.

약리효능 효과 주독, 갈증, 풍을 그치게 하고, 옹저나 상처가 부은 것을 삭아 없어지게 하는 것을 치료한다.

복용법

10g을 가루로 복용한다.

약재의 기미와 성질

맛이 달고 성질이 평하다.

하돈(복어)

복어목에 속한 바닷물고기들을 통틀어 이르는 말

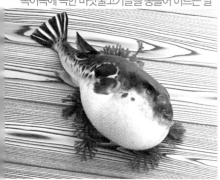

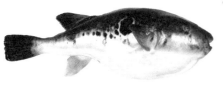

형태와 특징

몸이 통통하고 이가 날카로우며, 비늘이 없다. 적으로부터 공격을 받으면 공기를 들이마셔 배를 볼록하게 내민다. 고기의 맛은 좋지만, 내장에는 치명적인 독이 있다.

이명

후이, 호후 등으로 불린다.

효능해설

허함을 보충하고 습기를 제거한다. 허리와 다리를 튼튼하게 만들고 치질을 치료한다. 천연염화암모늄의 독을 제거하는 효능도 있다.

약재의 기미와 성질

맛이 달고 성질이 따뜻하며, 독은 없다.

오적어(오징어)

오징엇과에 속한 동물을 통틀어 이르는 말이다.

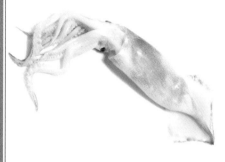

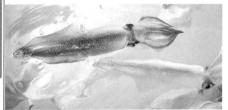

형태와 특징

몸은 머리, 몸통, 다리 등 3부분으로 되어 있다. 머리 부분에는 10개의 다리가 있고 빨판이 붙어 있다.

이명: 묵어라고 부른다.

효능해설 육질은 기를 보충하고 의지를 강화해주며 월경불순을 치료한다. 여성의 하혈, 대하, 폐경, 생식기염증으로 인한 부종과 통증을 치료한다.

처방 음낭습양(음낭이 습하고 가려운 병): 오적어와 포황으로 음낭을 두드린다.

야맹: 오적골 반근을 가루로 내어 노란밀랍 3량에 녹여 떡처럼 만든다. 돼지 간 2량을 준배해 대나무 칼로 틈을 벌여서 이 약을 넣고 묶는다. 이것을 쌀뜨물 반 컵에 넣고 끓여서 먹으면 치료된다.

약재의 기미와 성질

육질은 맛이 시고 성질이 평하며, 독이 없다. 뼈는 맛이 짜고 약간 따뜻하며, 독이 없다.

수모(해파리)

해파리강에 속한 250여 종의 플랑크톤성 동물

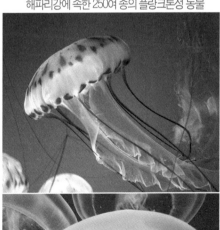

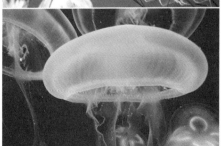

형태와 특징

몸은 한천질이고 헤엄치는 힘이 약해서 조류를 따라 움직인다. 플랑크톤을 먹지만 갑각류의 유생이나 어린 물고기도 먹는다. 갓 가장자리는 촉수가 늘어져 있고 그 곳에는 많은 자세포가 있다. 그 속에 있는 독침으로 먹이를 쏘아서 잡아먹는다.

이명

수모, 석경 등으로 불린다.

효능해설

여성 허로, 대하병, 소아풍병, 단독, 화상, 어독 등을 치료한다.

약재의 기미와 성질

맛이 짜고 성질이 따뜻하며, 독이 없다.

하(새우)

십각목 장미아목에 속한 2천여 종의 동물

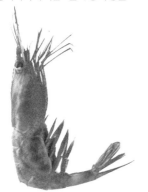

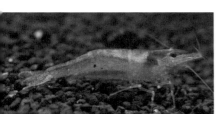

형태와 특징

몸은 원통형인 머리가슴 부분과 7마디로 된 배 부분으로 나눠져 있다. 배와 꼬리를 재빠르게 구부림으로써 뒤로 헤엄을 칠 수가 있다.

이명 속작하이다.

효능해설

소아부종은 새우를 빻아 붙이면 좋다. 법제하면 남성의 정력을 강화시킨다. 끓인 즙을 먹으면 풍담이 제거된다. 고약은 벌레에 물려 나타나는 피부병에 좋다. 기가 막혀 아랫배가 딱딱하면서 나타나는 심한 통증에 신선한 새우를 푸딩처럼 만들어 먹으면 된다. 신장의 기를 보하고 양을 강화시켜준다. 풍담을 제거한다.

약재의 기미와 성질

맛이 달고 성질이 따뜻하며, 약간 독이 있다.

포어

소금에 절여 말린 물고기를 말한다.

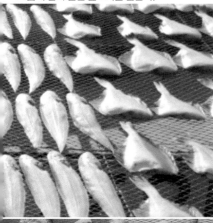

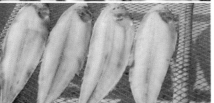

이명

고어, 소절어, 건어 등으로 불린다.

효능해설

육질은 낙상골절을 치료한다. 넘어져 어혈이 뭉치거나 사지의 혈리가 막힌 것을 치료한다. 여성이 혈붕으로 피가 멈추지 않는 것을 치료한다. 여성 악성빈혈의 치료하는데, 간에 손상이 있고 장에는 이롭다.

주치

삼씨, 파로 죽을 끓여 먹으면 젖이 돈다.

약재의 기미와 성질

육질은 맛이 맵고 성질이 따뜻하며, 독이 없다.

해마

해룡과(실고기)과의 물고기 대해마의 내장을 제거하고 말린 것이다.

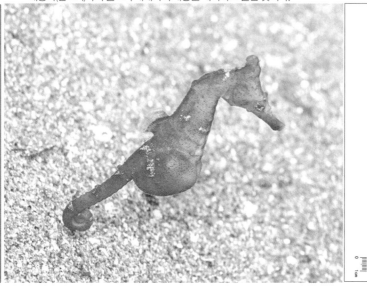

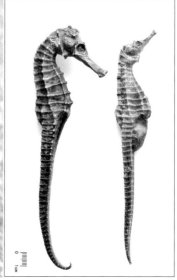

형태와 특징
몸 전체의 길이가 20~24㎝정도이다. 머리 부분의 갓은 비교적 낮고 꼬리에는 5개의 짧고 무딘 굵은 가시가 있다.

분포
근해의 해조가 무성한 수역에 서식하는데, 직립해서 유영한다.

채취 및 제법
사시사철 채취가 가능하며 내장을 제거하고 햇볕에 말려 사용한다.

주요성분
단백질, 지방, 다종의 아미노산을 함유한다.

효능해설
신을 보하고 인체의 양기를 강건하게 하는 효능, 뭉친 것을 풀어주어 부은 종기나 상처를 치료한다.

약리효능 효과　발기부전증, 소변이 저절로 나오는 병, 신이 허하여 호흡이 가쁜 병에 쓰인다.

복용법
3~9g. 외용 시에는 적량을 사용한다.

약재의 기미와 성질
맛이 달고 성질이 따뜻하다.

■ 전문가의 한마디 ■
성질은 평하고 따뜻하며 독이 없다. 난산에 쓴다. 부인이 난산할 때에 손에 이것을 쥐면 순산하게 된다. 해산할 무렵에 몸에 대고 있거나 손에 쥐고 있으면 좋다. 암컷과 수컷 한 쌍을 써야 한다.

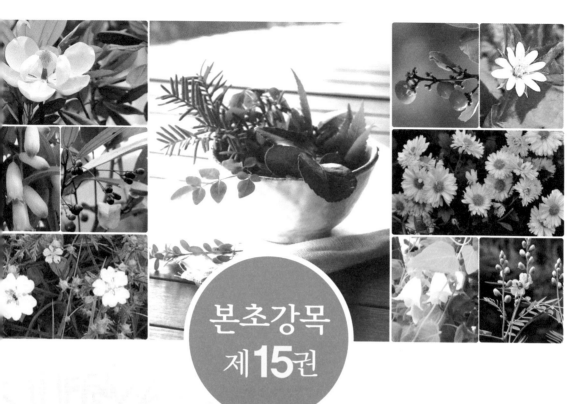

본초강목
제15권

개부

(사이에 끼어있는 것들)

수구

파충동물 황후수구의 배 껍질과 내장

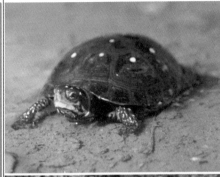

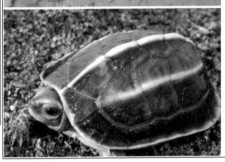

형태와 특징
머리 부분은 반들반들하고 비늘이 없으며 고막은 둥글다.
분포 구릉이나, 산간의 시내나, 도랑에서 생활한다.
채취 및 제법
여름과 가을에 잡아 배 껍질은 취해 근육을 제거하고 햇볕에 말려 사용한다.
주요성분 collagen, 아미노 산, 칼슘, 인.
효능해설 음액을 보충하고 신을 보하고 허열을 제거하는 효능이 있다.
약리효능 효과 음액이 손상되어 수가 화를 제압하지 못하는 데에서 생기는 발열 병, 간양이 항진되어 나타나는 두통 증상을 치료한다.
복용법 10~30g을 사용한다.
약재의 기미와 성질
맛이 달고 약간 짜며, 성질이 평하다.

대모

해구과(바다거북과)의 파충동물 대모의 등껍질

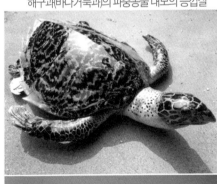

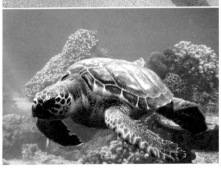

형태와 특징
모양은 거북과 비슷하지만 몸체가 훨씬 크고 길이가 약 170cm정도이다.
분포 열대해양에 서식한다.
채취 및 제법 잡은 후 거꾸로 매달아 놓고 끓인 식초를 뿌린 다음, 딱딱한 껍데기를 하나씩 벗겨 붙어 있는 잔육을 제거하고 깨끗이 씻는다.
효능해설 열독 병증을 열을 내리고 독을 없애는 방법으로 치료하는 효능이 있다.
약리효능 효과 열병으로 미쳐 날뛰는 증상, 종기가 나거나 종창으로 인한 통증을 치료한다.
복용법
3~9g. 환제나 산제로 만들어 많이 사용한다.
약재의 기미와 성질
맛이 달고 성질이 차갑다.

별갑(자라)

별과(자라과) 파충동물 자라의 등껍질이다.

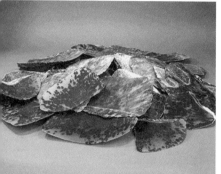

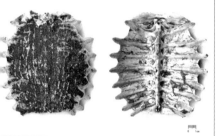

형태와 특징

몸 전체가 타원형이다. 머리는 뾰족하고 목이 굵으면서 길다.

분포 호수나 작은 강의 진흙과 모래 속에서 서식한다.

채취 및 제법 3~9월에 채취해 뚜껑달린 용기에 담고 1~2시간 끓인 다음 별갑을 꺼내고 붙어있는 잔육을 깨끗이 씻어 햇볕에 말린다.

주요성분 동물교, keratin, 요오드 질, 비타민D 등을 함유하고 있다.

효능해설 간기가 몰리거나 치밀어 오른 간양이 왕성한 것을 정상으로 회복시키고 내풍을 치료하는 효능이 있다.

약리효능 효과 허로병 때 뼛속이 후끈후끈 달아오르는 증, 음혈이 허해서 풍이 동하는 증상을 치료한다.

복용법 전탕 내복은 10~15g이다.

약재의 기미와 성질 맛이 짜고 성질이 평하다.

해(게)

갑각류 십각목에 속한 동물을 통틀어 이르는 말

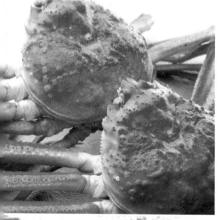

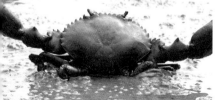

형태와 특징

몸이 납작하고 등과 배는 딱딱하며, 성장할 때 탈피를 한다. 헤모시아닌을 함유하고 혈액이 청흑색이다.

분포 바다 및 민물에서 산다.

이명 방해, 곽새, 웅왈랑, 웅왈박대 등으로 불린다.

효능해설 가슴사기, 열사통증, 괘벽, 얼굴이 붓기, 옻오름, 해독, 학질, 황달 등을 치료한다.

약리효능 효과 석해에는 해를 소존성으로 태워 가루로 내어 술로 개어 오동열매 크기로 빚는다. 백탕에 50알씩 먹는데, 하루 2번을 복용한다. 선어독 중독에는 해를 먹으면 즉시 해독된다.

독충에 물린 상처에는 해 껍데기를 소존성으로 불에 구워 가루로 만들어 꿀로 개어 환부에 바른다.

약재의 기미와 성질

맛이 짜고 성질이 차가우며, 약간 독이 있다.

모려

연체동물 참굴의 껍데기를 건조시킨 것

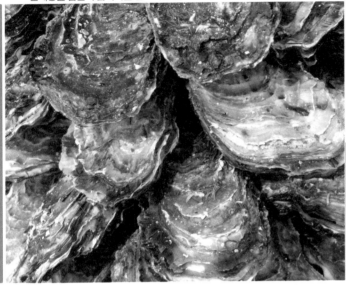

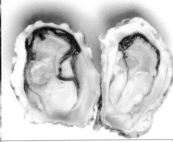

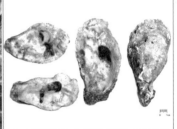

형태와 특징

왼쪽 껍데기는 바위 등에 부착하고 오른쪽 껍데기는 약간 작고 볼록할 정도로 작다.

분포

저조선 이하 수심이 수십 미터에 이르는 지역까지의 바위에서 고착생활을 한다.

채취 및 제법

사시사철 채취할 수 있는데, 채취한 다음에는 육질부분을 제거하고 껍데기만 햇볕에 말려 그대로 사용하거나 불에 구워서 쓴다.

주요성분

인산칼슘, 황산칼슘, 산화알루미늄 등을 함유하고 있다.

효능해설

음기를 기르고 양기를 잠기게 하는 효능, 잘 놀라는 것을 진정시키고 안정시키는 효능이 있다.

약리효능 효과 허로로 인해 가슴이 답답하고 열이 나는 증, 정액이 저절로 나오는 증상을 치료한다.

복용법 15~50g을 사용한다.

부주 위산결핍이나 변비일 때는 삼가야 한다.

■ 전문가의 한마디 ■

성질은 평하고(약간 차다고도 한다) 맛은 짜며 독이 없다. 대소장을 조여들게 하고 대소변이 지나치게 나가는 것과 식은땀을 멎게 하며 유정, 몽설, 적백대하를 치료하며 온학을 낫게 한다.

석결명

포과(전복과)의 연체동물인 큰 전복의 껍데기를 건조시킨 것이다.

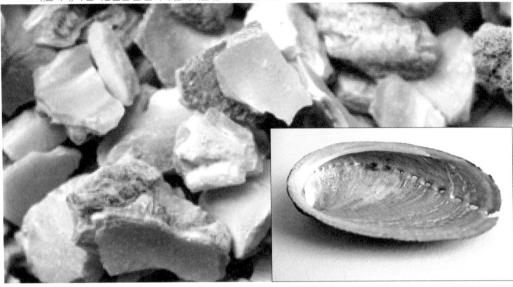

형태와 특징
껍데기는 크고 평면 나선형으로 갈색 또는 푸른빛을 띤 자갈색이다.

분포
조간대 및 저조선 부근에 생활하는데, 바위의 아래나 틈 사이에 붙어 있다.

채취 및 제법
손질해서 깨끗이 씻어 서늘한 곳에서 말린다.

주요성분
탄산칼슘과 소량의 유기질을 함유하고 있다.

효능해설
음허로 간양이 상승한 것을 치료하는 효능과 눈을 밝게 한다.

약리효능 효과
머리와 눈이 어지러운 것, 고혈압, 백내장 등을 치료한다.

복용법
9~30g. 전탕 또는 혼제나 산제로 복용한다. 외용 시에는 적량을 가루로 만들어 정제하고 점안한다.

■ 전문가의 한마디 ■

성질은 차갑고, 맛은 짜다.

파쇄하여 생용하거나 불려서 사용한다. 불린 석결명은 한량한 성질이 감소되고 수삽하는 능력이 강해지므로, 평간하고 간을 수렴하는 효능으로 골증열, 청맹, 내장, 외상으로 인한 출혈 등에 사용할 수 있게 된다.

진주

조개, 대합, 전복 등의 조가비나 살 속에 생긴 구슬

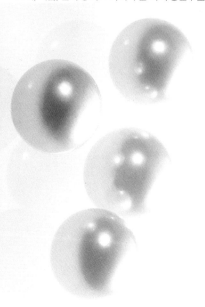

이명

진주, 방주 등으로 불린다.

효능해설

가슴을 진정시켜준다. 눈을 밝게 하고 얼굴에 바르면 윤기가 흘러 안색이 좋아 보인다. 손발에 바르고 귀에 넣으면 귀가 먹은 것이 낫는다.

약리효능 효과

혼백진정에는 콩알크기의 진주를 가루로 내어 꿀 1 큰 술과 함께 하루 3번 복용한다. 산에 진주가루 1 냥을 술과 함께 복용하면 순산한다.

태아가 뱃속에서 죽는 경우는 진주가루 2냥을 술과 함께 복용하면 바로 나온다.

반두증상에는 진주 7알을 가루로 내여 물과 함께 복용한다.

약재의 기미와 성질

맛이 짜고 달며, 성질이 차갑다. 독이 없다.

해합

연체동물 일본경합의 껍데기를 건조시킨 것

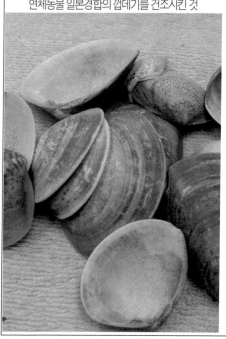

형태와 특징

조개껍질은 타원형에 가깝고 단단하며 두껍다. 길이는 대체적으로 높이보다 길고 너비의 약 2배가 된다.

분포 조간대중구에 서식한다.

채취 및 제법

봄과 가을에 채취해 육질을 제거하고 깨끗이 씻어 껍질을 가루로 만들어 생으로 사용하거나 불에 구워서 쓴다.

효능해설 탁담, 어혈 등으로 인해 응어리가 형성된 것을 풀어주는 효능이 있다.

약리효능 효과 기침할 때 숨은 가쁘나 가래 끓는 소리가 없는 증상, 가슴부위의 그득한 통증을 치료한다.

복용법 10~15g을 사용한다.

약재의 기미와 성질

맛이 쓰고 성질이 평하다.

문합

연체동물 대합의 껍데기를 건조시킨 것

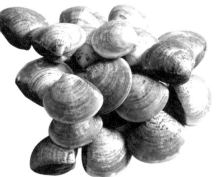

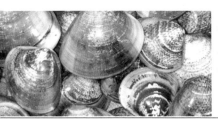

형태와 특징

조개껍질은 딱딱하고 두꺼우며, 등의 가장자리는 뿔 모양을 나타낸다.

분포 썰물선 이하 천해의 모래로 된 해저에서 생활한다.

채취 및 제법

봄에서 가을까지 잡아 살을 제거하고 껍데기를 취해서 깨끗이 씻어 햇볕에 말린다.

효능해설 탁담, 어혈 등으로 인해 응어리가 형성된 것을 풀어주는 효능이 있다.

약리효능 효과

기침할 때 숨은 가쁘나 가래 끓는 소리가 없는 증상을 치료한다.

복용법 10~15g을 사용한다..

약재의 기미와 성질

맛이 짜고 성질이 차갑다.

합리(바지락)

바지락의 껍데기를 건조시킨 것

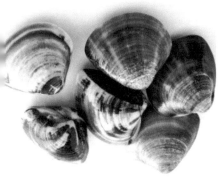

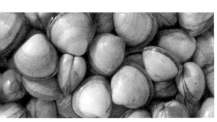

형태와 특징

조개껍질은 삼각형이고 높이가 길이의 3/4이며, 길이는 너비의 2배이다.

분포 조간대의 중, 하구 및 천해의 모래해저에서 생활한다.

채취 및 제법 사시사철 잡을 수 있으며 연하고 무른 살을 제거하고 햇볕에 말린다.

주요성분

조개껍데기 경단백, 탄산칼슘 등을 함유하고 있다.

효능해설 사열이 폐에 쌓여 진액이 말라 생긴 열담을 치료하는 효능이 있다.

약리효능 효과 가래가 많으며, 기침 증상이 나타나는 병, 십이지장 궤양을 치료한다.

복용법 50~100g을 사용한다.

약재의 기미와 성질

맛이 짜고 성질이 서늘하다.

괴합

바닷조개로 꼬막이라고도 한다.

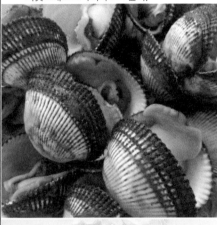

형태와 특징

껍데기는 길이가 5cm, 너비가 3.5cm가량이다. 몸은 둥근 부채 모양이고 껍데기에는 30~34개의 좁은 홈이 패여 있다. 그 위에 마디모양의 작은 돌기가 있다. 모래나 진흙 속에 사는데, 9~10월에 알을 낳는다.

이명

괴육, 감 등으로 불린다.

효능해설

육질은 각기병을 치료하고 이질과 혈변을 치료한다.

약재의 기미와 성질

맛이 달고 성질이 평하며, 독이 없다.

패자(조개)

판새류 속한 뼈가 없는 동물을 통틀어 이르는 말

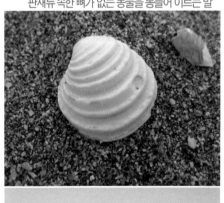

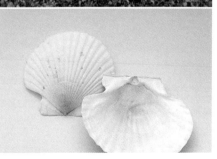

형태와 특징

민물과 바닷물에 살며 석회질 성분으로 된 단단한 조가비로 몸을 싸고 있다.

이명 패치, 백패, 해파 등으로 불린다.

효능해설 목예와 융병호전을 치료하고 수도를 이롭게 한다. 귀신에 홀린 것과 고독을 제거한다. 복통과 하혈을 치료한다. 한열왕래와 피부사기를 제거하여 발한을 촉진하며, 결열을 풀어준다.

처방 눈이 침침하고 아픈 증상: 패자 1냥을 불에 구워 곱게 가루로 낸 다음 소량의 용뇌를 넣어 눈에 찍어 넣으면 된다.

식중독: 패자 1개를 입에 머금고 있으면 독을 토해 낸다.

약재의 기미와 성질

맛이 짜고 성질이 평하며, 독이 있다.

자패

연체동물 아문수패 껍데기를 건조시킨 것이다.

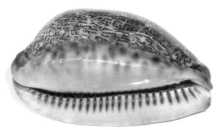

형태와 특징

껍데기의 길이가 8~9cm로 타원형이고 견질이며, 속을 감싸는 사기 질로 덮여 있다.

분포 조간대 부근의 산호초와 바위의 해저에서 산다.

채취 및 제법 5~7월에 잡아서 육질을 버리고 깨끗이 씻어 햇볕에 말린다.

주요성분 탄산칼슘, 소량의 마그네슘, 철, 규산염 등이다.

효능해설 열을 식히고 정신을 안정시키는 것과 눈을 밝게 하는 효능이 있다.

약리효능 효과 열이 심하여 피부가 붉게 달아오르는 증상, 이유 없이 제풀에 놀라 가슴이 두근거려 불안한 병증을 치료한다.

복용법 10~15g을 사용한다.

약재의 기미와 성질

맛이 짜고 성질이 평하다.

해라

연체동물 피뿔소라의 껍데기를 건조시킨 것

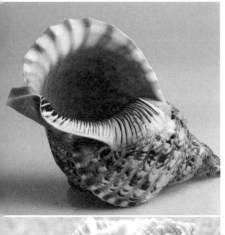

형태와 특징

소라껍질은 크고 각질이 매우 딱딱하고 두껍다.

분포 조하대 수십여 미터에 이르는 곳의 부드러운 모래나 많은 진흙이 있는 해저에서 생활한다.

채취 및 제법

살은 채취해 식용으로 쓰고 껍질은 햇볕에 말린 후 생으로 사용하거나 불에 구워서 사용한다.

주요성분 탄산칼슘.

효능해설

담을 삭히고 적취된 것을 없애는 효능이 있다.

약리효능 효과 위통, 임파결결핵, 몸의 근맥이 오그라들고 땅겨 마음대로 펴고 굽히지 못하는 것을 치료한다.

복용법 15~50g을 사용한다.

약재의 기미와 성질

맛이 짜고 성질이 평하다.

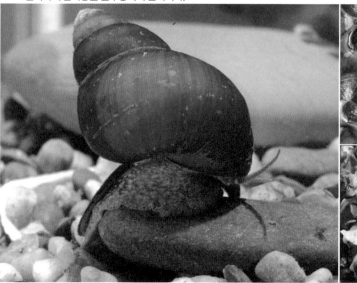 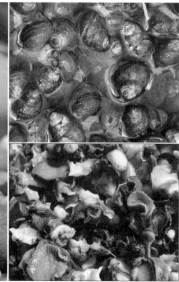

420

■ 전문가의 한마디 ■

성미는 달고 짜고 차가우며 독이 없다. 귀경은 간경, 비경, 방광경에 작용한다.

형태와 특징

논우렁이 껍질은 비교적 크고 원기둥형이며, 껍질은 딱딱하면서 얇다.

분포

수초가 무성한 호수나 저수지, 연못이나 논 등에서 서식한다.

채취 및 제법

봄에서 가을까지 잡아 맑은 물에 깨끗이 씻은 다음 신선한 생으로 사용한다.

주요성분

섭취할 수 있는 부분 100g당 물 81g, 단백질 10.7g, 지방 1.2g, 탄수화물 4g 및 비타민 등이 함유한다.

효능해설

열을 식힘, 수를 원활하게 빼고 갈증을 없애는 효능이 있다.

약리효능 효과

소변이 붉고 시원하지 못한 증상, 치질, 중이염 등을 치료한다.

복용법

3~5개를 사용한다.

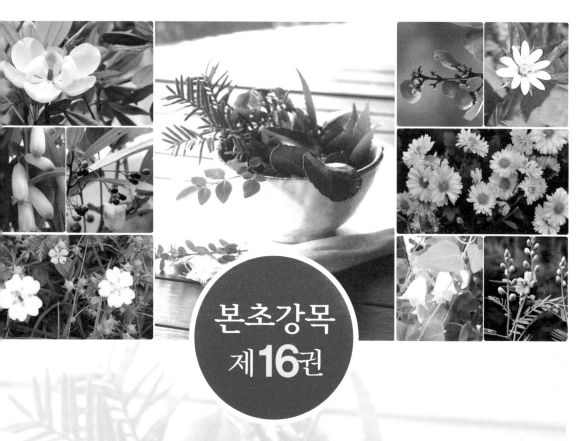

본초강목
제16권

금부

(약으로 사용하는 새와 날짐승)

안(기러기)

압과의 새 회색기러기의 지방이다.

급 (약으로 사용하는 새와 날짐승)

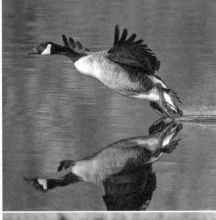

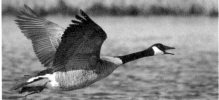

형태와 특징

몸의 크기와 색상은 암수 모두 회갈색을 띠는데, 몸 길이가 50~55㎝정도이다.

분포 낮에는 강가에서 멀리 떨어진 넓은 모래톱에서 무리지어 있고 이른 새벽이나 해질 무렵에 먹이를 찾으러 나온다.

효능해설 근육을 이완시키고 경락을 소통시키는 효능, 기를 보하고 해독한다.

약리효능 효과

기혈부족, 몸의 근맥이 오그라들고 땅겨 마음대로 펴고 굽히지 못하는 것, 신허탈정, 신허로 머리가 빠지는 것을 치료한다.

복용법

5~10g을 사용한다.

약재의 기미와 성질

맛이 달고 성질이 따뜻하다.

목(집오리)

압과의 새 집오리의 피다.

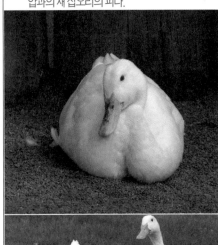

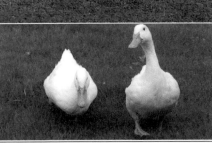

형태와 특징

집오리는 녹두홍을 길들여 집에서 사육한 것으로 지금까지 많은 품종이 나왔다.

분포

무리지어 서식하면서 물에서 헤엄치기를 좋아한다.

채취 및 제법

필요할 때 잡아서 고기를 취한다.

효능해설

열을 식히는 효능이 있다.

약리효능 효과

중풍을 치료한다.

복용법

5~10g을 사용한다.

약재의 기미와 성질

맛이 짜고 성질이 서늘하다.

닭

치과(꿩과)의 새 오골계의 내장을 제거한 육질

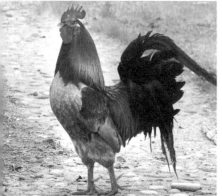

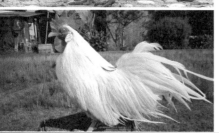

형태와 특징

몸은 작은 것이 특징으로 품종이 매우 많은데, 털 색깔이 백색, 흑색, 잡색 등 다양하다.

분포 야채, 동물성단백질 등을 혼합한 사료를 먹이면서 사육한다.

채취 및 제법 사시사철 언제든지 잡아서 뼈와 육질만 구리항아리에 넣고 황주를 적당량 부어 밀봉한 다음 바삭하게 져낸다.

주요성분 단백질, 아미노산, 다종의 미량원소 등이다.

효능해설

간과 신을 보함, 기와 혈을 보함, 허열을 제거한다.

약리효능 효과 정액이 저절로 나오거나 조루가 함께 있는 증상을 치료한다.

복용법 50~100g을 사용한다.

약재의 기미와 성질

맛이 달고 성질이 평하다.

치(꿩)

치과(꿩과)의 새 환경치의 내장을 제거한 육질

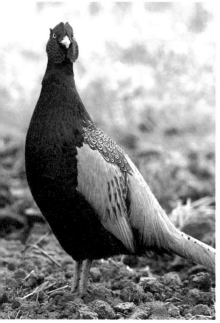

형태와 특징

수컷의 몸길이가 80~90cm인데, 꼬리부분이 40~50cm를 차지한다.

분포 풀숲이나 황량한 언덕에 서식한다.

채취 및 제법 사시사철 잡아서 털과 내장을 제거하고 고기를 얻어 사용한다.

주요성분 고기는 단백질, 지방, 칼슘, 철, 마그네슘, 인, 비타민A, B1, B2, C 혼합물이다.

효능해설

비위를 보해서 기허증을 치료하고 비를 따뜻하게 하여 설사를 멎게 하는 효능이 있다.

약리효능 효과 비허로 인한 설사, 비신허한으로 소화가 잘 되지 않아 멀건 설사를 하는 병을 치료한다.

복용법 30~50g을 사용한다.

약재의 기미와 성질

맛이 달고 시며, 성질이 따뜻하다.

작(참새)

참샛과에 딸린 새인 참새이다.

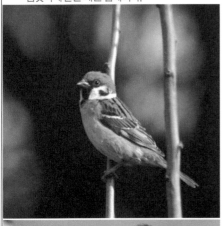

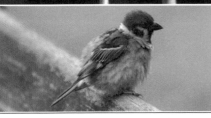

형태와 특징

인가 부근과 가을의 논밭에서 가장 흔하게 볼 수 있다. 몸 빛깔은 다갈색이고 부리는 검으며, 배는 회갈색이다. 몸길이는 14㎝정도이다.

이명 비박조, 희작, 건작 등으로 불린다.

효능해설

육질은 석림을 치료하고 결열을 제거한다. 달군 돌을 재에 뿌리면 재가 흩어지는데, 이것을 웅작이라고 한다. 이것은 소갈증을 치료하고 풍한을 제거하며, 대소변을 이롭게 해준다. 사지의 번열을 제거하고 흉부의 적취를 없애준다. 여성은 섭취를 삼가야 한다. 겨울철 화장실 옆에 작을 묻어두면 유행병과 온역을 예방할 수 있다.

약재의 기미와 성질

육질은 맛이 달고 성질이 차가우며, 독이 없다.

연(제비)

연과의 새 금요연의 집이다.

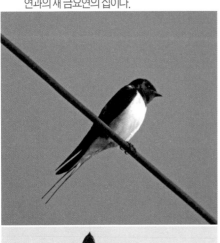

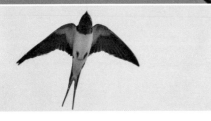

형태와 특징

여름철새의 일종으로 봄에 오고 가을에 떠난다. 몸길이가 18㎝로 집제비와 비슷한데, 등은 남흑색이고 허리부분에 율황색의 가로띠가 뚜렷하다.

분포 산간 마을 부근에 서식 분포한다.

채취 및 제법 쓰임이 있을 때마다 잡는다.

효능해설

열독 병증을 열을 내리고 독을 없애는 효능이 있다.

약리효능 효과 발작적으로 목안에서 가래끓는 소리가 나는 효증, 주기적으로 일어나는 호흡곤란의 천증을 치료한다.

복용법

외용 시에는 적량을 사용한다.

약재의 기미와 성질

맛이 짜고 비리며, 성질이 차갑다.

포각조 (뻐꾸기)

새 대두견(뻐꾸기)의 내장을 제거한 육질

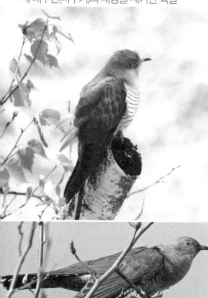

형태와 특징

몸길이가 약 30㎝인데, 몸체는 비둘기와 비슷한데, 상체는 암회색이고 허리부분과 꼬리의 뒤덮인 깃은 남색으로 물들어 있다.

분포 물이 있는 개활임지에서 서식한다.

채취 및 제법

봄에서 가을까지 잡는데, 내장을 제거하고 불에 그슬려 성질을 보존해 가루로 만든다.

효능해설

통변, 기침을 멎게 하는 효능이 있다.

약리효능 효과

임파절결핵, 장의 진액이 부족하여 대변을 보기 어려운 것, 백일해를 치료한다.

복용법 3~5g을 사용한다.

약재의 기미와 성질

맛이 달고 성질이 평하다.

딱목조(딱다구리)

딱다구리의 깃털과 내장을 제거한 전체

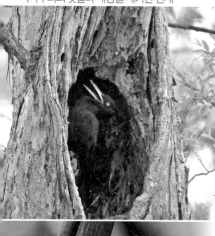

형태와 특징

머리끝에서 목 부분까지는 짙은 홍색이고 등 부분과 양쪽 어깨는 흑색이다.

분포 수충과 산림사이에 서식하면서 곤충을 먹이로 한다.

채취 및 제법

잡은 후 깃털과 내장을 제거하고 생용하거나, 불에 그슬려 가루로 만들어 사용한다.

효능해설 양기를 기르고 허한 것을 보익하는 효능, 옹저나 상처가 부은 것을 삭아 없어지게 하고 통증을 없애는 효능이 있다.

약리효능 효과 폐결핵, 소아가 비위의 기능장애로 여위는 증상을 치료한다.

복용법 1마리를 사용한다.

약재의 기미와 성질

맛이 달고 시며, 성질이 평하다.

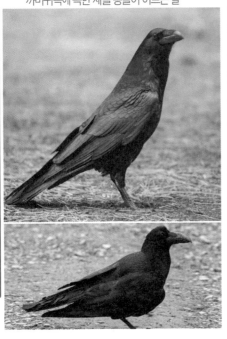

오아(까마귀)

까마귀속에 속한 새를 통틀어 이르는 말

급부 (약으로 사용하는 새와 날짐승)

형태와 특징

몸빛은 대개 검고 울음소리가 흉하며, 식성은 잡식성이다. 번식기는 2~3월이다.

이명

아오, 로아, 여, 비거, 초오, 대조아 등으로 불린다.

효능해설

육질은 허약체질과 기침을 멎게 하고 골증과 허로를 치료한다. 암풍간질, 오로칠상, 각혈, 기침 등을 치료하고 충을 제거한다.

처방

오로칠상, 각혈과 기침: 오아 1마리, 괄루양 1개, 백반 소량을 오아 뱃속에 넣어 봉한 다음 끓여서 4첩으로 나눠 마시면 된다.

약재의 기미와 성질

육잘은 맛이 시고 떫으며, 성질이 평하다. 독이 없다.

회작(까치)

희작(까치)의 깃털과 내장을 제거한 전체

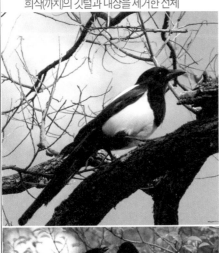

형태와 특징

몸길이가 약 45㎝, 날개길이가 19~22㎝, 꽁지 길이가 약 26㎝정도로 까마귀보다 조금 작다.

분포 평원, 산지, 숲 주변, 마을 등지의 큰 나무 위어 둥지를 튼다.

채취 및 제법

잡아서 깃털과 내장을 제거하고 고기를 얻어 생용을 한다.

효능해설 열을 식힘, 울체되어 뭉친 것을 풀어줌, 허한 것을 보하는 효능이 있다.

약리효능 효과 소변이 잘 나오지 않으면서 아프고 결석이 섞여 나오는 병증, 신체가 허약하여 발생하는 미열을 뜻하는 병증을 치료한다.

복용법 증세에 따라 적당한 양을 복용한다.

약재의 기미와 성질

맛이 달고 성질이 차갑다.

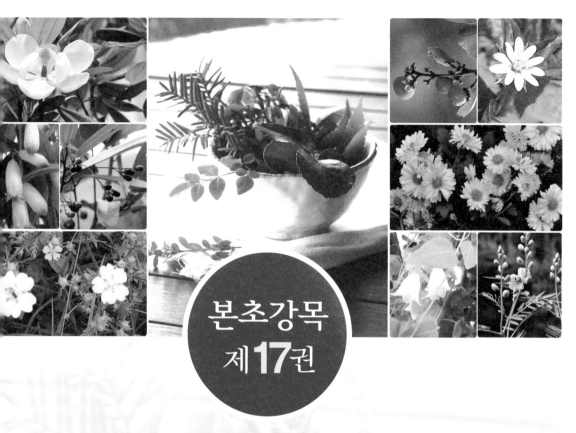

본초강목
제17권

수부

(약으로 사용하는 가축과 짐승)

시(돼지)

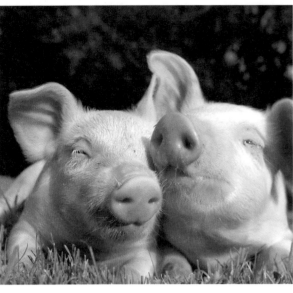

돈육

효능해설

열로 대변이 막히고, 혈맥이 약하고, 근육과 뼈가 허약한 것을 치료한다. 약 기운을 제거하고 풍을 움직이기 때문에 장기적인 섭취는 금물이다.

약리효능 효과

체내의 수은중독과 광물성 약 중독을 치료한다. 살이 빨리 찌는 것은 비계가 많기 때문이다.

약재의 기미와 성질

맛이 쓰고 성질이 서늘하며, 독이 약간 있다. 열을 내려주는 효능이 있다.

돈방고

효능해설

피부를 부드럽고 좋게 만들어주기 때문에 손에 바르면 손등이 트지 않는다. 다양한 악성 부스럼과 옹저를 치료하고 벌레까지 죽인다. 이것을 졸이면 다양한 고약재료가 된다.

약리효능 효과

반묘와 원청의 독을 풀어준다. 음력 섣달 해일에 도축한 것을 사용하는데, 이때 물이 들어가지 않으면 장기간 보관해도 변하지 않는다.(본초)

황달, 곡달, 주달, 누런 땀이 나서 옷이 물드는 것과 여로달 등 5가지 달증을 치료하며, 태반을 쉽게 나오게 해서 출산이 순조롭다.

돈혈

약리효능 효과

배꼽 아래에서 움직이는 분돈기와 체외에서 침입한 나쁜 기운이 있을 때 쓴다.

구(개)

견과의 포유동물 개의 골격이다.

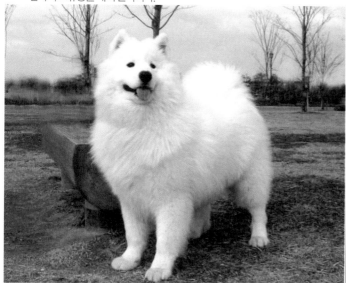

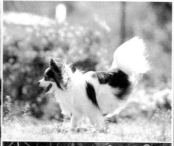

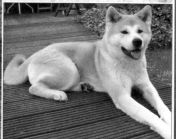

형태와 특징

대체적으로 몸집이 작은 가축인데, 어깨 높이가 8~90㎝, 몸무게가 0.4~120㎏, 털이 긴 것과 짧은 것이 있고 빛깔과 무늬도 천차지만별이다.

분포 각지에서 가축으로 기른다.

채취 및 제법

죽인 다음 껍질을 벗기고 배를 갈라 내장을 제거한다. 그 다음 골격에 붙어있는 근육을 발라내고 통풍이 잘 되는 응달에 매달아 건조시켜 사용한다.

주요성분 collagen, 지방, 무기물 등이다.

효능해설

풍습을 제거하는 효능, 혈의 운행을 활발히 하여 새살이 돋아나게 하는 효능이 있다.

약리효능 효과

풍습성관절통, 허리와 대퇴부위가 시리고 연약해짐을 치료한다.

복용법

산제에는 6~9g, 술에는 30~60g을 사용한다.

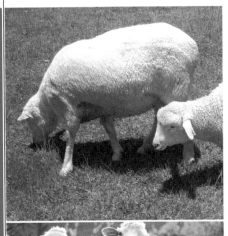

양유

효능해설
심폐를 다스리고 소갈을 멈춘다.(본초)

약재의 기미와 성질
맛이 달고 성질이 따뜻하며, 독이 없다.

우(소)

우황 우과(소과)의 포유동물 소의 담낭, 담관, 간관의 결석이다.

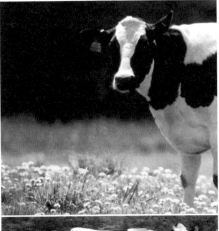

형태와 특징
소는 집에서기르는 대형가축으로 체격이 크고 튼튼하다. 머리는 크고 이마가 넓다.

분포 성격이 온순하고 식물성 사료를 먹는다.

채취 및 제법
소를 도살할 때 담낭, 담관, 간관(쓸개즙을 운반하는 기관) 속의 결석을 꺼내어 면으로 싼 다음 응달의 서늘한 곳에 보관한다.

주요성분 담산, 담홍소 등이 있다.

효능해설 내풍을 치료하고 담을 삭힌다.

약리효능 효과
외감성 급성 열병으로 열이 심해 정신이 혼미하거나 정신을 잃은 것을 치료한다.

복용법 0.3~0.8g을 사용한다.
약재의 기미와 성질
맛이 쓰고 성질이 차갑다.

우육(牛肉, 쇠고기)

약리효능 효과 비위나, 구토나, 설사를 멈추거나, 소갈과 몸 안에 수습이 고여 얼굴과 눈, 팔다리, 가슴과 배, 심지어 온몸이 붓는 질환 등을 치료한다. 또한 힘줄과 뼈, 허리와 다리 등을 튼튼하게 한다.
약재의 기미와 성질
맛이 달고 성질이 평하며(따뜻하다고도 함) 독이 없다.(독이 약간 있다고도 함)

우두제(牛頭蹄)

약리효능 효과 풍열을 내린다.

우뇌(牛腦, 소골)

약리효능 효과 소갈과 풍현을 치료한다.

우오장(牛五藏)

약리효능 효과 사람의 5장병을 치료해준다.
○ 간은 눈을 밝게 하고 이질을 치료해준다.
○ 염통은 건망증을 치료해준다.
○ 지라는 치질을 치료해준다.
○ 허파는 기침을 치료해준다.
○ 콩팥은 신을 보한다.

우두(양)

약리효능 효과 민간에서는 양이라고도 부르는데, 5장을 보하고 비위를 도우며, 소갈을 멈추게 한다.

우백엽(牛百葉)

약리효능 효과 천엽이라고도 하는데, 열기와 수기를 제거하고 숙취를 풀어주며, 이질을 치료한다.

우담(牛膽)

약리효능 효과 맛이 쓰고 성질이 몹시 차며, 독이 없다. 눈을 밝게 하고 소갈을 멈추게 한다.(본초)

우비(牛鼻)

약리효능 효과 소갈을 멈추게 해주는 젖이 나오게 한다.

우구중연(牛口中涎)

약리효능 효과 음식물이 들어가면 토하는 병과 구토, 목이 잠기는 것을 치료한다.

우구중치초

약리효능 효과 재채기를 주로 치료한다.

우골(牛骨)

약리효능 효과 성질이 따뜻하면서 독이 없다. 다양한 출혈에 쓰는데, 약성의 효과를 위해 태워서 쓴다.

아교

마과의 포유동물 야려의 가죽을 가공한 것이다.

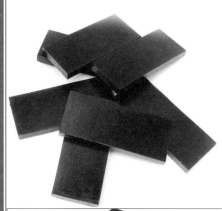

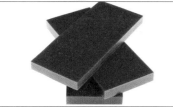

형태와 특징

몸은 노새와 비슷하지만, 머리가 비교적 짧고 넓은 것이 특징이다.

분포 초원에서 서식한다.

채취 및 제법

사시사철 잡을 수 있는데, 잡은 후에는 가죽을 벗겨 물에 담가 부드럽게 한 다음, 털과 오물을 깨끗이 제거하고 작은 덩어리로 만든다. 이것을 끓인 물을 농축해 응고시켜 사용한다.

효능해설 폐를 보하고 음을 보하고 진액을 생겨나게 한다.

약리효능 효과 음허에 의한 기침, 기침이 심할 때 피를 토하는 증상을 치료한다.

복용법 10~25g을 사용한다.

약재의 기미와 성질

맛이 달고 성질이 따뜻하다.

432

상(코끼리)

상과(코끼리과)의 포유동물 아시아코끼리의 가죽

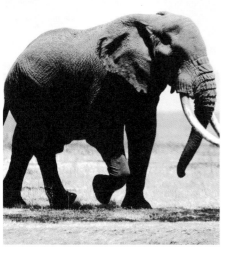

형태와 특징

몸체가 거대한데, 체중이 약 4.5t, 어깨 높이가 2.5~3m정도로 아프리카 코끼리보다 약간 적다.

분포 열대와 아열대 또는 복합형 기후의 계곡과 나무가 드문 초원지대에서 서식한다.

채취 및 제법 사시사철 어느 때나 잡아서 껍질을 벗겨 육질과 유지를 제거한 다음 깨끗이 씻어 조각내어 햇볕에 말려 사용한다.

주요성분 단백질 등이 함유되어 있다.

효능해설 지혈, 육이 생기게 하고 부스럼을 없애는 효능이 있다.

약리효능 효과 외상출혈, 쇠붙이 등에 의해서 상처가 난 병, 궤양을 치료한다.

복용법 5~10g을 사용한다.

약재의 기미와 성질

맛이 떫고 성질이 서늘하다.

녹용

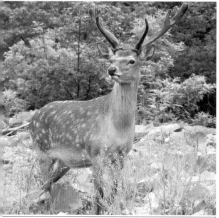

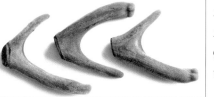

효능해설

허로로 인해 몸이 여위거나, 팔다리와 허리, 등뼈의 통증을 치료한다. 남성의 신기가 허랭해 다리와 무릎에 힘이 떨어지는 것을 보해준다.

채취 및 제법

음력 5월경에 뿔이 갓 돋아 굳어지지 않은 것을 잘라 불에 그슬려 쓰는데, 모양이 작은 가지처럼 뻗지 않는 것이 최상품이다. 가지처럼 된 녹용은 연하면서 혈기가 원활하지 못해 말안장처럼 가닥 난 것보다 효능이 떨어진다.

졸인 젖을 바른 다음 불에 그슬려 솜털을 제거하고 약간 구워서 쓴다.

코로 냄새를 맡지 말아야 한다. 왜냐하면 녹용에는 작은 벌레가 있기 때문이다.

약재의 기미와 성질 맛이 달고 시면서(쓰면서 맵다고도 함) 성질이 따뜻하며, 독이 없다.

433

녹각

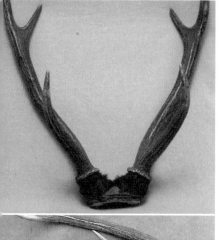

효능해설

옹저와 창종 등을 치료하고 좋지 못한 피나, 중악과 주병으로 가슴과 배에 통증이 나타나거나, 뼈가 부러져 생긴 절상이나, 허리나 등뼈에 나타나는 통증을 치료한다.

채취 및 제법

나이가 많은 사슴의 뿔일수록 굳고 좋기 때문에 약제로는 최상품이다. 동지에 양기가 처음 생겼을 때 누렁이의 뿔이 떨어지고, 하지에 음기가 처음 생겼을 때 사슴의 뿔이 떨어진다. 음양의 기가 바뀌면서 이런 현상이 나타나는데, 이것을 무시한 사람들은 아무 것이나 약제로 쓴다는 자체가 매우 경솔한 행동인 것이다. 식초에 달인 다음 썰어서 쓰거나, 누렇게 구워서 쓰거나, 태워서 가루로 쓴다.

약재의 기미와 성질

맛이 짜고 성질이 따뜻하며, 독이 없다.

녹혈

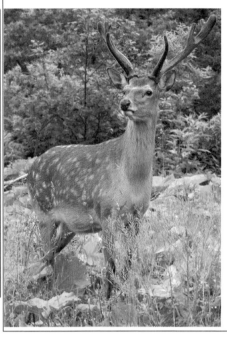

효능해설

허한 것을 보하고 요통을 멈추게 하며, 폐위로 인해 나타나는 토혈과 붕루와 대하 등을 치료한다.

옛날 어떤 사람이 사냥을 갔다가 길을 잃고 헤매던 중 배가 고프고 목이 말랐다. 그래서 사슴을 잡아 피를 마셨는데, 배가 고프고 목이 마르던 증상이 곧 바로 사라지면서 기혈이 평상시보다 더 좋아졌다. 다른 사람도 이것을 알고 사슴의 양쪽 뿔 사이를 찔러 피를 내어 술에 타서 마셨는데, 효능이 매우 좋았다고 한다.

녹육

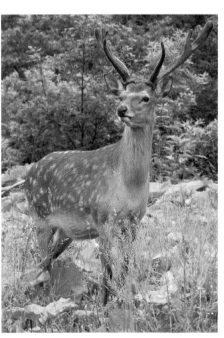

효능해설

허로로 인해 여윈 것을 보하고 5장을 튼튼하게 하며, 기력을 돕고 혈맥을 고르게 해준다.

채취 및 제법 산짐승 가운데 유일하게 노루와 사슴고기를 생것으로 섭취할 수 있는데, 먹을 때 노리거나 비리지 않기 때문이다. 또한 12지와 8괘에 속하지도 않으며, 사람에게 유익하고 생명에 아무런 해로움이 없다. 이밖에 소, 양, 개, 닭고기 등도 원기를 보하고 살과 피부를 건강하게 만들어주지만, 한참 후에 나빠지기 때문에 적게 섭취하는 것이 좋다.

약리효능 효과

사람의 신체를 보할 때 사슴의 몸통이 산짐승들 중에서 가장 좋다. 고기를 말리거나, 삶거나, 쪄서 술과 함께 섭취하면 된다.

약재의 기미와 성질

맛이 달고 성질이 따뜻하며, 독이 없다.

수달(해달)

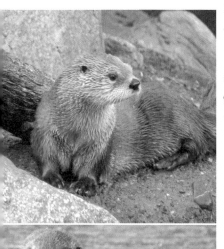

효능해설

물고기를 먹고 중독되거나, 물고기 뼈로 상처가 생겼거나, 목에 가시가 걸려 내려가지 않는 것을 치료한다.

○ 해달은 수달을 닮았고 크기가 개와 비슷한데, 털이 물에 젖지 않는다.(본초)

약재의 기미와 성질

맛이 짜고 독이 없다.

황서(족제비)

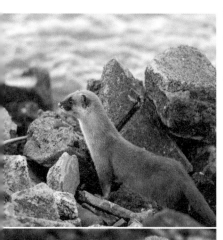

약리효능 효과

이것이 바로 서랑인데, 고기를 말려 가루로 만들어 누창이 장기간 아물지 않을 때, 환부에 붙이면 곧바로 낫는다.

○ 4개의 발은 산기가 치밀어 솟아오를 때 태워서 먹는다.(속방)

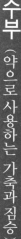

언서(두더지)

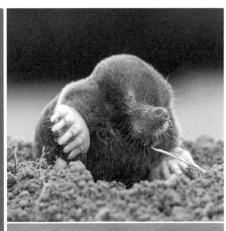

형태와 특징

생김새는 쥐와 비슷하고 살이 쪘으며, 기름기가 많고 털색깔이 검다. 주둥이와 코 부분이 뾰족하고 다리가 짧으며. 힘이 장사다. 꼬리로도 다니는데, 길이는 1치정도 된다. 눈이 몹시 작고 목이 짧다.

이명 다른 이름으로 분서라고도 부른다.

효능해설

옹저나 다양한 누창으로 인해 살이 파이는 누창, 악창, 옴, 음부가 허는 병증 등으로 헤진 것, 혈맥의 순황이 원활하지 못해 나타나는 옹저 등을 치료한다. 어린이에게 먹이면 회충을 죽인다.

채취 및 제법

음력 5월에 잡아서 말린 다음 구워서 쓴다.

약재의 기미와 성질

맛이 짜고 성질이 따뜻하며, 독이 없다.

위(고슴도치)

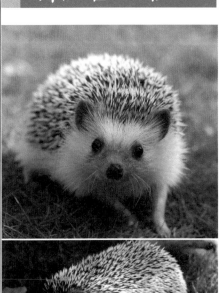

형태와 특징

모양이 오소리와 비슷한데, 다리가 짧고 가시가 많다.

분포 밭이나 들판 등에서 서식하는데, 사시사철 가리지 않고 잡아서 활용하면 된다.

효능해설

5가지 치질이나, 성병의 일종인 음식창으로 5가지 색깔을 띤 핏물이 나오거나, 치질 때 뒤로 새빨간 피가 나오는 것으로 피를 쏟거나, 복통 등을 치료하고 하복부 통증와 적 등을 삭혀준다.

채취 및 제법

약으로는 태워서 가루로 만들거나, 누렇게 굽거나, 까맣게 되도록 닦거나, 물에 삶아서 쓰는데, 술과 함께 섞어 쓰면 좋다.(입문)

약재의 기미와 성질 맛이 쓰고 성질이 평하다.(맛이 달다고도 하고 독이 있다고도 함)

본초강목 찾아보기

약초 찾아보기

㉮

가래나무…336

가려륵(가자)…335

가시오갈피나무…367

가지…278

갈근…210

갈매나무(서리)…336

감수…145

감초…70

강랑(쇠똥구리)…393

강석…52

강황…115

개암나무(진자)…303

건강…279

건칠(옻나무진)…369

검실(가시연(꽃)밥)…301

견우자(나팔꽃 씨앗)…211

결명자…146

계관화(맨드라미)…148

고과(여주)…280

고량강…116

고본…117

고삼(도둑놈의 지팡이)…71

고채(씀바귀. 고들빼기)…278

곡정초…148

곤포(다시마)…241

골쇄보(넉줄고사리)…249

과두(올챙이)…396

과루인(하눌타리)…212

과체(참외꼭지…)331

곽향(배초향)…118

관동화(머위)…147

관중…72

괴합(꼬막)…418

교맥(메밀)…260

구(개)…429

구기자(지골피)…338

구등(조구등)…213

구맥(패랭이꽃)…149

구미초…150

구인(지렁이)…398

구자(부추씨)…285

구척(고비고사리)…73

국화…151

권백(바위손)…256

귀구…150

귤…303

금귤…306

금앵자…339

금어(금붕어)…406

금은화(인동덩굴)…214

길경(도라지)…74

㉯

나복자(무우씨앗)…280

낙석등(마삭줄)…216

낭독…152

낭미초…152

낭미초…260

낭탕근…153

노감석…52

노근(갈대뿌리)…144

노봉방(말벌벌집)…387

노어(농어)…405

노회(알로에)…340

녹각…433

녹나무(장뇌)…341

녹두…259

녹용…433

녹육…434

녹혈…434

뇌환…342

누고(땅강아지)…394

누로(뻐국채)…153

느릅나무…342

니추…407

㉠

다래(미후도)…306

단삼(참배암차즈기)…75

단향…343

닭…423

담반…53

담죽엽(조릿대잎)…154

당광나무(여정자)…344

당귀…119

대계(엉겅퀴)…155

대극…156

대두시…262

대맥…262

대모…412

대백부…216

대산(마늘)…281

대자석…53

대조(대추)…307

대청…158

대황화…158

도두…263

도미…263

독활(땅두릅)…76

동과(동아)…282

동백나무…344

동청(구리녹)…54

두충…264

두충…345

등심초(골풀)…157

딱목조(딱다구리)…425

ⓜ

마두령(쥐방울덩굴)…215

마란…120

마륙(노래기)…397

마름(능실)…308

마린자(타래붓꽃)…159

마발…255

마자인(화마인, 삼씨)…261

마전자…218

마치현(쇠비름)…283

마편초…159

마황근(마황)…160

만타라…162

말리근…120

망초…54

맥람채(왕불류행, 장구채)…181

맥문동…161

맥아(엿기름)…265

멀구슬나무(천련자)…346

멧대추나무(산조인)…347

명아주…284

모간…162

모려…414

모형…348

목(집오리)…422

목과(모과)…310

목근(무궁화)…350

목단(모란)…121

목면…348

목별자…218

목부용…349

목숙…284

목이버섯…285

목적(속새)…163

몰약…349

무화과…308

문합…417

민백미뿌리(백전)…86

밀랍(밀사)…386

ⓗ

박소…55

박태기나무(자형)…350

박하…122

반모…390

반변련…166

반하(끼무릇)…164

발계(청미래덩굴)…217

밤(율자)…311

방기(댕댕이덩굴)…219

방풍…77

배…311

배풍등(백영)…221

백개자(갓의 씨앗)…286

백과(은행씨)…327

백급(자란)…78

백노사(천연 염화암모늄)…61

백두구…123

백두옹(할미꽃)…79

백렴(가위톱)…220

백모근(띠뿌리)…80

백미(백미꽃)…81

백반…67

백석영…55

백선피…82

백작약(함박꽃)…133

백지(구릿대)…124
백질려(남가새)…189
백출(삽주)…83
백편두(까치콩)…266
백합(참나리)…287
백화사…402
버드나무(유피)…351
별갑(자라)…413
보골지…125
복령…353
복분자…222
복사…403
복숭아(도인)…312
봉밀(꿀)…386
봉선화…166
봉아술(아출)…126
부석…56
부소맥(밀쭉정이)…267
부자(바꽃)…165
부평(개구리밥)…242
붕사…56
비석…57
비자(비자나무)…313
비파엽(비파나무 잎)…314
비해(도꼬로마)…223
빈랑(빈랑나무 종자)…315

사
사간(범 부채)…167
사과(평과)…316

사과락(수세미오이)…291
사군자…224
사당…316
사매(뱀딸기)…226
사삼(더덕)…84
사상자…127
사인(축사밀의 씨)…128
사태(홍점금사)…402
사함…168
사함석…57
산내…130
산두근(새모래덩굴)…225
산사…317
산수유…358
산장(꽈리)…168
산호…58
삼나무…352
삼칠근…85
상(코끼리)…432
상기행(뽕나무 겨우살이)…359
상륙(자리공)…169
상백피(뽕나무껍질)…354
상사자(상사나무)…360
상산…170
상수리(상실)…319
상심자(뽕나무열매)…355
상엽(뽕나무잎)…356
상지(뽕나무가지)…357
상천우(뽕나무하늘소)…394
상표초(사마귀)…388

생강…289
서여(마, 산약)…290
서장경…86
석결명…415
석고…58
석곡…250
석룡예…169
석류…319
석반어(우럭바리)…406
석산…87
석위…251
석잠풀(초석잠)…130
석종유(종유석)…59
석호유(중대가리풀)…252
석회…59
선모…88
선복화(금불초)…171
선퇴(검은매미)…393
섬서(뚜꺼비)…395
세신(족도리풀)…89
소나무…360
속단…172
속수자…174
쇄양…90
수구…412
수근(미나리)…291
수달(해달)…435
수모(해파리)…408
수민(소금쟁이)…399
수박(서과)…320

수선화···87

수질(거머리)···391

순비기나무(만형자)···361

승마···91

시(돼지)···428

시체(감꼭지)···302

시호(뫼미나리)···92

식염···60

신곡···268

신이(자목련 꽃봉오리)···362

아

아교···432

아마···270

아위···363

안(기러기)···422

안식향···364

압척초(닭의장풀)···174

애엽(쑥)···173

앵두(앵도)···320

앵속각(속각, 아편)···269

야국(구절초, 들국화)···176

양(조)···270

양···430

양기석···60

양매···321

양제(참소리쟁이)···244

양척촉···176

어성초(약모밀)···292

언서(두더지)···436

여로(박새)···175

여지···321

연(제비)···424

연교(개나리)···177

연미···178

연뿌리(연우)···323

연자육(연꽃종자)···322

연호색···93

영실(찔레꽃)···226

영춘화···178

오갈피나무···366

오공(지네)···397

오동자(벽오동씨앗)···352

오두···179

오렌지(등)···323

오렴매(거지덩굴)···228

오매(매실)···309

오미자···227

오배자···388

오수유···324

오아(까마귀)···426

오약···368

오적어(오징어)···408

옥···61

옥미수(옥수수수염)···271

옥잠화···180

옥죽(둥굴레)···94

올방개(오우)···324

와거(상추)···293

와송···256

와우(달팽이)···398

완두···272

왕과근···228

용규(까마중)···180

용뇌향(빙편, 용뇌수)···370

용담···96

용안육···325

우(소)···430

우방자(우엉)···182

우슬···183

우여량···62

우와(개구리)···396

우황···430

욱리인(산앵도)···363

운모(돌비늘)···62

운실···184

울금···131

웅황(석웅황)···63

원지···96

원화···184

월계화···230

위(고슴도치)···436

위령선···230

유기노초···190

유동(기름오동나무)···340

유자···326

유채···293

유향나무···371

유황(석유황)···63

육계(계수나무)···337

육두구…131
육종용…95
율초(환삼덩굴)…229
음양곽(삼지구엽초)…97
의이인(율무)…273
이어(잉어)…403
익모초…185
익지자…129
인삼…98
인진쑥…186
임금…326

자

자고(소귀나물)…328
자두(이자)…328
자삼(주목나무)…102
자석…64
자석영(자줏빛 수정)…64
자소엽(소엽, 차조기)…132
자완(개미취)…188
자위(능소화)…232
자작나무(화)…351
자초(지치)…99
자충(황지별)…395
자패419
자화지정(호제비꽃)…187
작(참새)…424
잠(누에)389
잠두(누에콩)…272
장홍화…190

저게(메뚜기)392
저근(모시풀)191
저령372
적소두(팥)274
적작약134
전갈391
전라420
전호(바디나물)100
정력자(다닥냉이)192
정류372
정향373
제채(냉이)394
조협(쥐엄나무)374
종려나무(종려피)375
주사(단사)65
죽순394
준어(송어)404
즉어(붕어)405
지구자(헛개나무)329
지모101
지부자(댑싸리씨)193
지유(오이풀)102
지의초257
지황194
진교103
진주 416
진피(귤껍질)304
진피(물푸레나무)376

차

차엽…330
차전자(질경이)…195
참죽나무(춘저)…377
창어(병어)…404
창이자(도꼬마리)…196
창포…243
책선(말매미)…392
천궁…135
천리광…232
천마…104
천명정(담배풀씨)…191
천문동…231
천산갑…401
천초근(꼭두서니)…233
청대…198
청령(잠자리)…389
청몽석…65
청상자(개맨드라미)…197
청풍등…234
청피…305
청호(사철쑥)…199
초장초…253
초지주…390
측백나무…377
치(꿩)…423
치자나무…378
침향…379

442

타

택란(쉽싸리)···136
택사···245
탱자나무(지각)···380
토복령(청미래덩굴뿌리)···235
토봉방···387
토사자(새삼씨)···236
통초···237

파

파극천(호자나무뿌리)···105
파채(시금치)···295
파초근(바나나)···198
패(피)···276
패란(벌등골나무)···137
패모···106
패자(조개)···418
패장초···200
편축(마디풀)···201
포각조(뻐꾸기)···425
포공영(민들레)···296
포도···330
포어···409
피마자···202
필발···138

하

하(새우)···409
하고초···203
하돈(복어)···407

하수오···238
합계(도마뱀)···401
합등자···234
합리(바지락)···417
합환피(자귀나무껍질)···371
해(게)···413
해금사(고사리포자)···204
해동피(엄나무)···365
해라···419
해마···410
해백···288
해우(알로카시아)···202
해조···246
해합···416
행인(살구씨)···318
행채···244
향부자···139
향유···140
향포(부들꽃가루)···247
현(비름)···295
현구자(산딸기)···239
현명분···66
현삼···107
협엽중루···206
형개···141
형삼릉(매자기)···142
호나복(당근)···297
호도···332
호로(조롱박)···297
호로파···205

호박···381
호유···298
호이초···252
호장···207
호황련···108
홍화···208
화살나무(위모)···381
화유석(화예석)···67
화탄모···206
활석(곱돌)···68
활유(민달팽이)···399
황고(오이)···298
황금···109
황기(단너삼)···110
황련···111
황벽나무(황백)···382
황서(족제비)···435
황정(층층둥굴레)···113
회양목···383
회작(까치)···426
회향···299
회화나무(괴각)···383
후박···112
후박나무···384
후추(호초)···333
흑대두···276
흑지마(호마자)···275